診療画像技術学
Ⅰ 診療画像機器

〈編 者〉
五十嵐　均・福士　政広・森　浩一・西尾　誠二

〈著 者〉
五十嵐　均・宮崎　茂・下瀬川　正幸・
根岸　徹・門間　正彦・小倉　敏裕・
八木　一夫・田部井　俊明・佐藤　伸雄

医療科学社

著者と執筆分担一覧 (執筆順)

五十嵐　　均（群馬県立県民健康科学大学　診療放射線学部診療放射線学科）
　　　　　　第1章，第8章1
宮崎　　　茂（東邦大学医療センター大森病院中央放射線部）
　　　　　　第2章，第3章
下瀬川　正幸（群馬県立県民健康科学大学　診療放射線学部診療放射線学科）
　　　　　　第4章
根岸　　　徹（群馬県立県民健康科学大学　診療放射線学部診療放射線学科）
　　　　　　第5章
門間　　正彦（茨城県立医療大学保健医療学部放射線技術学科）
　　　　　　第6章，第8章1，第12章
小倉　　敏裕（群馬県立県民健康科学大学　診療放射線学部診療放射線学科）
　　　　　　第7章
八木　　一夫（首都大学東京保健福祉学部　放射線学科）
　　　　　　第9章
島野　　俊彰（東芝メディカルシステムズ株式会社　営業推進部）
　　　　　　第10章
田部井　俊明（アロカ株式会社メディカルシステム技術部）
　　　　　　第11章
佐藤　　伸雄（元WI大学病院放射線技師学校）
　　　　　　第13章

序

　明治28年（1985年）11月8日，ドイツのヴェルツブルグ大学物理学教室のウイルヘルム・コンラッド・レントゲン博士によりX線が発見され，その後の放射線診断装置の発展は人類の健康に多大な貢献を果たしてきた。

　この間の百十数年，放射線診断機器の開発者および関係者の並々ならぬ努力の下に現在の高性能で安全な機器が供されている。今後ともさらなる開発と進展が綿々と続けられるであろう。

　さて，放射線診断機器を取り扱う医療従事者やそれらを目指す学生にとって，X線装置，X線CT装置，MRI装置および超音波装置など，いわゆる画像診断機器の基礎，応用および最新情報を容易に理解することは難しい。

　そこで，本書は長年診療放射線技師教育に携わってきた教員を中心に長年の経験と事例を下にわかりやすく，かつ丁寧に執筆した。

　本書は，「第1章　総説」「第2章　X線装置」「第3章　X線高電圧装置」「第4章　映像装置」「第5章　X線検査システム」「第6章　関連機器」「第7章　X線CT装置」「第8章　デジタルラジオグラフィ装置」「第9章　磁気共鳴画像診断装置」「第10章　超音波画像診断装置」「第11章　骨密度測定装置」「第12章　無散瞳眼底カメラ」「第13章　医用機器の安全と性能評価」から構成されている。

　診療画像機器学は，画像診断機器の基礎から応用，そして最新情報まで広範な内容を含んでおり，それらのすべてを理解することは容易でない。しかし，本書は特に現在診療に使用されている機器を中心にわかりやすくまとめたものである。診療放射線技師を志す学生はもとより，医科学生，医療放射線の現場に従事する医師，診療放射線技師およびその他多くの医療技術者の手引き書，参考書，あるいは教科書として利用していただければ，筆者らの望外の喜びである。

　また，できるだけ懇切丁寧に分かりやすく説明したつもりであるが，実際に脱稿してみると不要な箇所あるいは不備な所など多々あったかとも思われるので，今後，読者各位の御批判，御叱正を得て加筆，修正するなどし，今後ともより良い本に仕上げて行きたいと願っております。

　おわりに，本書の出版に多大のご尽力をいただいた医療科学社の関係者に厚く感謝申し上げる次第である。

平成20年10月吉日
編者代表　福士　政広

診療画像技術学 Ⅰ 診療画像機器〈目　次〉

第1章　総説 ……………………… 1

1. 放射線技術学と診療画像機器学 ……………… 1
2. X線装置の発展 …………………………… 2

第2章　X線源装置 ……………… 5

1. 診断用X線管の構造と特性 ………………… 5
   - 1.1 固定陽極X線管・5
   - 1.2 回転陽極X線管・6
   - 1.3 格子制御形（三極）X線管・9
   - 1.4 軟部組織撮影用X線管・10
   - 1.5 立体撮影形X線管・12
   - 1.6 実効焦点と実焦点・13
   - 1.7 集束電極と焦点・13
   - 1.8 X線管電流特性・14
   - 1.9 焦点外X線・18
   - 1.10 X線管のX線放射強度分布・19
2. 診断用X線管の性能特性 …………………… 21
   - 2.1 焦点寸法の測定・21
     - 2.1.1 スリットカメラ法による焦点寸法の測定・22
     - 2.1.2 ピンホールカメラ法による焦点寸法の測定・22
     - 2.1.3 解像力法による焦点寸法の測定・22
   - 2.2 許容負荷・26
     - 2.2.1 短時間許容負荷・26
     - 2.2.2 長時間負荷・31
     - 2.2.3 混合負荷・32

2.3　焦点荒れ・35
　　2.4　X線管定格・35
3. **X線源装置** ・36
　　3.1　X線管装置・36
　　3.2　X線可動絞り・36
　　3.3　X線源装置のろ過・38

第3章　X線高電圧装置 ・41

1. **X線写真撮影と診断用X線装置** ・41
　　1.1　X線撮影と撮影条件・41
　　1.2　診断用X線装置の構成と規格・42
2. **変圧器式高電圧発生装置** ・46
　　2.1　X線用高電圧変圧器・47
　　2.2　X線管フィラメント加熱変圧器・48
　　2.3　高電圧用シリコン整流器・49
　　2.4　高電圧切換器・49
　　2.5　X線用高電圧ケーブル・49
　　2.6　絶縁油・50
　　2.7　自己整流X線装置・50
　　　　2.7.1　概要・50
　　　　2.7.2　特徴・51
　　2.8　2ピーク形X線高電圧装置・52
　　　　2.8.1　概要・52
　　　　2.8.2　基本動作・52
　　　　2.8.3　X線制御装置・53
　　2.9　三相X線装置・58
　　　　2.9.1　概要・58
　　　　2.9.2　三相装置の特徴・58
　　　　2.9.3　三相X線装置の基本動作回路・58
　　　　2.9.4　6ピーク形X線高電圧装置・60

2.9.5　12ピーク形X線高電圧装置・60

2.9.6　テトロード管による二次側制御方式・62

3. **インバータ式X線高電圧装置** ……………………………………・66

3.1　**インバータ式X線高電圧装置の特徴**・66

3.2　**インバータ式X線高電圧装置の基本原理**・68

3.2.1　インバータの基本動作・68

3.2.2　方形波インバータ式X線高電圧装置・69

3.2.3　共振形インバータ式X線高電圧装置・72

4. **コンデンサ式X線高電圧装置** ……………………………………・77

4.1　特徴・77

4.2　基本原理・78

4.3　高電圧充電回路・78

4.4　撮影時間・80

4.5　管電流時間積（mAs）とX線量の関係・80

5. **自動露出制御装置** ………………………………………………・82

5.1　X線検出器・83

5.2　ホトタイマの動作原理・84

5.3　ホトタイマの特性・85

5.3.1　被写体厚特性・85

5.3.2　管電圧特性・87

5.3.3　採光野・88

5.3.4　ホトタイマの性能・89

6. **電源設備** …………………………………………………………・91

第4章　映像装置 …………………………………・95

1. **概要** ………………………………………………………………・95

1.1　直接撮影・95

1.2　間接撮影・95

1.2.1　ミラーカメラ間接撮影装置・95

1.2.2　I.I.間接撮影装置・96

1.3　透視・96
2. I.I.-TVシステム……………………………………・96
　2.1　I.I.・97
　　2.1.1　構造と原理・97
　　2.1.2　特性・98
　2.2　光学系・100
　2.3　TVカメラ・101
　　2.3.1　撮像管・101
　　2.3.2　CCDカメラ・102
　2.4　画像表示装置・104
　　2.4.1　CRTディスプレイ・104
　　2.4.2　液晶ディスプレイ・105

第5章　X線検査システム ……………………・109

1. X線撮影システム ……………………………………・109
　1.1　一般撮影装置・109
　1.2　断層撮影装置・110
　1.3　乳房用X線装置・111
　　1.3.1　X線源装置・111
　　1.3.2　乳房支持台・113
　　1.3.3　画像受像システム・116
　1.4　歯科用X線装置・118
　1.5　間接撮影システム・119
　1.6　X線装置システムの品質保証・120
2. X線TVシステム ……………………………………・120
　2.1　消化器撮影システム・120
　2.2　集団検診（消化管）システム・121
　2.3　循環器検査システム・121
　2.4　血管造影IVRシステム・122

第6章　関連機器 ･････････････････････････････ 123

1. カセッテ ･･････････････････････････････････ 123
    1.1 構造・123
    1.2 試験方法・123
2. 増感紙 ････････････････････････････････････ 124
    2.1 構造と種類・124
    2.2 蛍光物質の種類・127
3. 散乱X線除去用グリッド ････････････････････ 128
    3.1 構造と種類・128
    3.2 性能・130
        3.2.1 幾何学的性能・130
        3.2.2 物理的性能・130
        3.2.3 使用上の注意点・132
4. X線機械装置 ･･････････････････････････････ 133
    4.1 保持装置の種類と構成・133
    4.2 撮影台の種類と構成・135

第7章　X線CT装置 ････････････････････････ 139

1. X線CTの原理 ････････････････････････････ 139
    1.1 画像再構成・139
    1.2 画素・140
    1.3 アイソトロピックボクセル・142
    1.4 CT値・142
    1.5 ウインドウ処理・144
    1.6 スライス厚・144
    1.7 部分体積効果（パーシャルボリューム効果）・144
    1.8 補正再構成処理・145

1.9 三次元画像構築・148
　1.9.1 ボリュームレンダリング法・148
　1.9.2 サーフェスレンダリング法・148
　1.9.3 仮想内視鏡・149
2. システムの構成と特徴 ………………………………・150
　2.1 走査（スキャン）方式・150
　2.2 ヘリカルスキャン・150
　2.3 装置構成・153
　2.4 Multi detector-row CT（MDCT）・154
　2.5 ピッチ・156
3. システムの性能 …………………………………………・156
　3.1 性能評価・156
　3.2 時間分解能・159
　3.3 線量評価・160
　3.4 アーチファクト・160

第8章　デジタルラジオグラフィ装置……・165

1. CR（コンピューテッド・ラジオグラフィ）装置 ……・165
　1.1 構成・165
　1.2 イメージングプレート（IP）・166
　　1.2.1 輝尽発光・166
　　1.2.2 発光特性・166
　1.3 動作原理・167
　　1.3.1 IP情報の読み取り（機械的な流れ）・167
　　1.3.2 画像形成の流れ168・
　1.4 自動感度調整機構・169
　　1.4.1 分割認識・169
　　1.4.2 照射野認識・170
　　1.4.3 ヒストグラム解析およびS値，L値の計算・171

- 1.5 画像処理・172
  - 1.5.1 階調処理・172
  - 1.5.2 周波数処理・173
  - 1.5.3 ダイナミックレンジ圧縮処理（DR圧縮処理）・176
  - 1.5.4 マルチ周波数処理・179
- 1.6 画像調整の実践例・182
  - 1.6.1 実践例1・184
  - 1.6.2 実践例2・188
  - 1.6.3 実践例3・192
  - 1.6.4 乳房石灰化強調処理例（Pattern Enhancement Processing Mammography：PEM）・196
  - 1.6.5 グリッド除去処理（Grid Pattern Removal：GPR）・198
  - 1.6.6 ノイズ抑制処理（Flexible Noise Control：FNC）・198
2. DF（ディジタル・フルオログラフィ）システムの構成と特徴・・・202
   - 2.1 DSA（ディジタル・サブトラクション・アンギオグラフィ）の動作原理・202
   - 2.2 アーチファクト・205
   - 2.3 ポストプロセス処理・205
   - 2.4 時間フィルタ処理・205
   - 2.5 空間フィルタ処理・206
3. FPD（フラットパネルディテクタ）システム・・・・・・・・・206
   - 3.1 画像検出方式・206
   - 3.2 直接変換TFT読み出し方式FPD・208
   - 3.3 間接変換TFT読み出し方式FPD・208
   - 3.4 間接変換CCD読み出し方式のFPD・210
   - 3.5 画像形成過程・210

第9章 磁気共鳴画像診断装置・・・・・・213

1. MRIの基本構成・・・・・・・・・・・・・・・・・・・213
   - 1.1 MRI装置のシステム概要・213
   - 1.2 MRIの機器開発と装置・213

2. MRI装置 ………………………………………………… 215
　2.1　主磁石と磁場強度・215
　2.2　超電導磁石方式・216
　2.3　常電導磁石方式・219
　2.4　永久磁石方式・221
　2.5　高周波送信器部・225
　2.6　傾斜磁場コイル・225
　2.7　MRIの信号受信・227
　2.8　水平磁場方式と垂直磁場方式によるMRI信号の送受信・229

第10章　超音波画像診断装置 …………・235

1. 動作原理 ………………………………………………… 235
　1.1　超音波の物理特性・235
　1.2　基本原理・238
2. システムの構成 ………………………………………… 242
　2.1　プローブの構造と種類・242
　2.2　走査方式の種類・244
　2.3　距離分解能・245
　2.4　方位分解能・245
3. 画像の基礎 ……………………………………………… 246
　3.1　Bモード方式・246
　3.2　Mモード方式・248
　3.3　Dモード方式・248
　3.4　画像の特徴・251
　3.5　検査目的・251
　3.6　検査の特徴（他のモダリティとの比較）・251
　3.7　検査計画・252
　3.8　アーチファクト・252

第11章　骨密度測定装置 255

1. **動作原理** 255
   1.1　はじめに・255
   1.2　基本原理・255
2. **システムの構成** 258
   2.1　装置の分類・258
   2.2　システムの構成・258
3. **検査方法** 259
   3.1　検査の目的・259
   3.2　検査の特徴・260
   3.3　検査方法・260
      3.3.1　腰椎の検査・260
      3.3.2　橈骨（とうこつ）の検査・262
   3.4　検査結果のスコア化・263
4. **精度管理** 264
   4.1　日常的精度管理・264
   4.2　定期的精度管理・264
5. **その他の骨密度測定装置** 264
   5.1　末梢骨用定量的CT装置（peripheral quantitative CT：pQCT）・265
   5.2　超音波骨評価装置（quantitative ultra sound：QUS）・265
   5.3　その他の装置・266

第12章　無散瞳眼底カメラ 269

1. **動作原理** 269
2. **システムの構成** 269
3. **撮影法** 270

第13章　医用機器の安全と性能評価 …・273

1. 安　全 ……………………………………………・273

  1.1　電気的安全・273

    1.1.1　電撃に対する保護の形式による分類・273

    1.1.2　電撃に対する保護の程度による分類・273

    1.1.3　接地の形式・274

    1.1.4　クラスⅠ機器の漏れ電流・275

  1.2　機械的安全・276

    1.2.1　性能・276

    1.2.2　撮影用Ｘ線装置・278

    1.2.3　Ｘ線高電圧装置，Ｘ線源装置，Ｘ線機械装置の性能と安全基準・279

    1.2.4　乳房撮影装置および乳房撮影定位装置の安全・279

  1.3　CTの安全・280

    1.3.1　目的・280

    1.3.2　CT動作条件・280

    1.3.3　CT線量指数（CTDI）・280

    1.3.4　被ばくの観点からのCTピッチ係数・281

    1.3.5　線量測定結果の記載・281

    1.3.6　ガントリおよび患者支持器（天板）および緊急停止機構・282

    1.3.7　総ろ過・282

    1.3.8　過度のＸ線に対する対策・282

    1.3.9　連続漏れ電流および患者測定電流・282

    1.3.10　電磁両立性（electromagnetic compatibility：EMC）・282

  1.4　磁気共鳴画像診断装置・283

    1.4.1　機器の操作モードと使用者への注意の喚起・283

    1.4.2　高dB/dt値に対する保護・283

    1.4.3　比吸収率（SAR）の上限値・284

    1.4.4　その他の取扱説明書・284

    1.4.5　使用者側への注意・285

    1.4.6　電磁両立性（個別規格）・285

1.5 放射線の安全・285
   1.5.1 線質・285
   1.5.2 透視用X線装置・285
2. 保　　全 ……………………………………………・286
  2.1 品質維持の評価および日常試験方法・286
  2.2 CT装置の不変性試験・286
    2.2.1 CTDI・287
    2.2.2 ノイズ・平均CT値・均一性・287
    2.2.3 スライス厚・283
  2.3 画像表示装置の不変性試験・289
    2.3.1 適用範囲・289
    2.3.2 試験画像・289
  2.4 フィルム・増感紙の密着および相対感度の不変性試験・291
    2.4.1 密着試験・291
    2.4.2 感度比較試験・292

第1章　総説

1．放射線技術学と診療画像機器学

　明治28年（1895年）11月8日，ドイツのヴェルツブルグ大学物理学教室のウイルヘルム・コンラート・レントゲン博士によりX線が発見され医学・物理界に大きな波紋が投げかけられた。

　日本でもドイツに留学中，レントゲン博士に直接指導を受けた第三高等学校の村岡範馳博士らが電源設備のある島津製作所と共同研究にかかった。そのときのスタッフは村岡博士，糟谷助手，島津源蔵，島津源吉であった。初めてゆえ，電源，真空管，写真乾板，被写体の選択などに今では想像もつかない苦労があったが，明治29年（1896年）10月10日，X線が発見されてからわずか数か月で撮影に成功している（図1）。この記念すべき日が診療放射線技術学のルーツであるといっても過言ではない。

　以来，X線の医学利用は数多くの発見と技術革新を経て用途に適した先端的な放射線医療装置となり開発され，放射線技術学もその影響を受けながら体系化されてきた。

　一般に専門職養成においては，学問の体系に基づく教育が必要であり，確固たる学問基盤の上に立って初めて，専門職としての自律性や科学的知識に基づく質の高い実践が実現できるといえる。放射線技術学は他の学問に比べてまだ学問の歴史が浅く後発学問であり，診療放射線技師の実践を裏付ける学問体系の構築は始まったばかりであり，学問体系化の流れのなかで放射線医療機器の開発とそれに伴う新しい技術が学問分野を広げ主導してきた。

　例えば一例として故障の対処方法を考えてみる。過去において，先人たちは簡単な故障は配線図を見ながら現場で対処していた。午後になるとハンダ付けの臭いが撮影室に漂っていた。もちろん対応できない故障はメーカーに依頼し対応していた。しかし，現在はX線装置もIC回路化され，煩雑化されているために，ユーザーが現場で装置の修理をすることはほとんど不可能となってきている。また，PL法，修理業許可制度などの法規制が定められたことにより，機器の保守管理が患者に対する医療の品質保証の一環として捉えられ，有効性と安全性の確保が注目されてきている。これらの理由により最初からメーカー・サービスに依頼して対処しているのがほとんどである。このような環境において，これからの診療放射線技師は故障にどのように対応していけばよいのであろうか。「故障したら修理する技術」ではなく，故障の原因と現象を的確にサービスの人に報告できるための技術を身につけなければならないと思う。メーカーの支社・支店もない地方ではサービス派遣料も割高となるために，的確な報告が二度手間をなくし費用効果にもつながる。

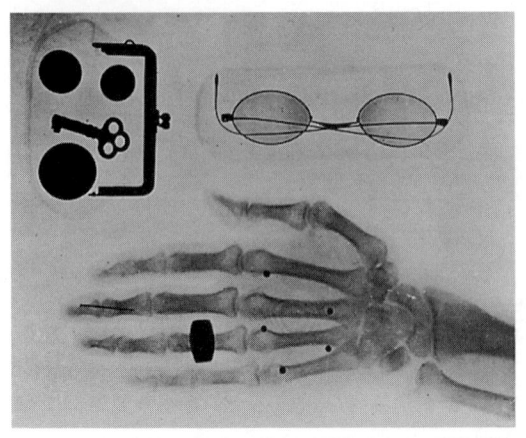

図1 明治29年に撮影されたX線写真。財布,眼鏡は村岡博士,手は糟谷助手
(「島津製作所の歩み」より)

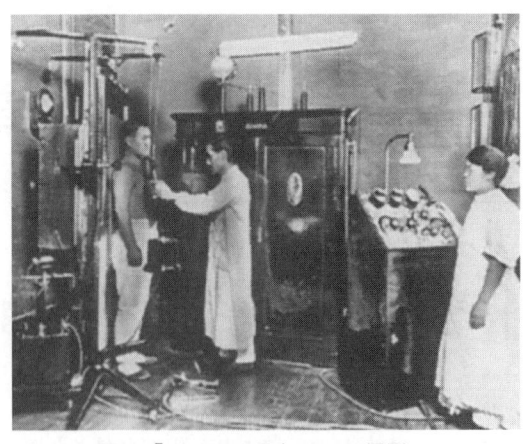

図2 「ダイアナ号」による撮影
(「島津製作所の歩み」より)

2. X線装置の発展

　大発見の後,それを実用化するまでには有効性についてのさまざまな基礎実験,検証などが必要であり,医療用X線装置も例外ではなかった。実用期に移るに際して,まず問題となったのは電力供給である。装置には連続的に大きな一次電流を必要とするが,今日のように日本全国どこでも容易に安定した電力の受給が得られる時代ではなく,確保が難しかったために,電源に電池を使用した。その後,明治30年代になると送電線から直接直流電源が得られるようになり,実用期の幕開けとなる。1907年,スノック(H.C. Snook)が変圧器を使用して高電圧発生器を開発,機械的整流装置の開発などの影響を受け,1918年,島津(島津製作所)より感応コイルに代えて交流変圧器を使用した機械的全波整流式エックス線装置「ダイアナ号」(図2)が発表され,海外からも高い評価を受けた。整流管が用いられるようになったのは1930年代である。

　一方,X線管(球)はレントゲン博士が用いたクルックス管,ガスX線管(球)(1915年,藤井鉄也ら,国産初。図3),熱陰極X線管が発明された(1913年,クーリッジ〔W.D. Coolidge〕発明。日本では1920年国産化に成功)。そして現在の主流となっている回転陽極管の源は1927年オランダのボーワーズにより考案され,日本では1937年に完成している。その後改良が加えられ,現在の回転陽極管と差異のないものが戦前に完成した。X線装置および附属関連機器の研究開発も盛んに行われ,1932年蛍光板,完全防電撃防X線型装置の開発も盛んに行われた。深部治療用装置も1922年に島津より発売,1939年には東芝(東京芝浦電気)よりX線管球とフィルムを連動させ機械的な方法による裁面撮影装置(X線断層撮影装置)が開発され,1956年円軌道断層装置,1959年多層断層撮影装置,1964年三つ葉運動などの多軌道断層装置へと開発された。

　そして,第二次世界大戦により冬の時期を迎えるが,やがて廃墟のなかから戦後が立ち上がる。

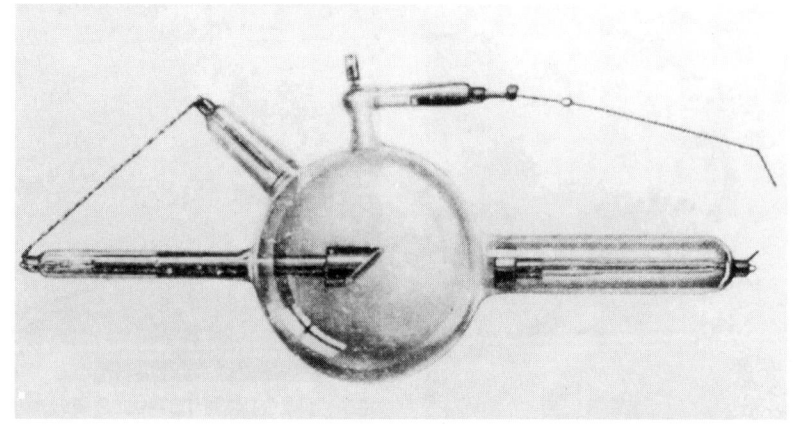

図3　国産第1号のギバX線管
（東芝メディカル株式会社「21世紀よりの懸け橋」より）

　戦後，電力事情や肺結核の蔓延などの理由によりコンデンサー式X線装置による集団検診用のX線装置が中心に盛んに開発され，世界でコンデンサー式は日本のお家芸といわれた所以となる。その後エレクトロニクス技術の医学応用により次々にX線装置が開発され，1955年には東芝よりI.I.（イメージインテンシファイア）が初めて開発され，X線透視装置の応用に試みられる。この開発は暗室から明室への画期的な応用となり，X線テレビジョン装置に応用され，1961年島津よりわが国初のX線テレビを用いた遠隔操作式回転透視台が発表され，胃や腸などの臓器検査が中心に行われたが，脳卒中，心臓疾患などの検査にも応用され循環器撮影用X線装置幕開けにつながり，1967年には三相12パルスの循環器診断装置も登場し，1/1000secの短時間撮影も可能となる。このように高度成長時代のなかで社会状況と人々の健康に対するニーズは日々変化し，X線装置もこれに応え高精度の装置が次々と登場し，広く普及し，医療に関する知識・技術も目覚ましい進歩を遂げた。

　そして，1972年にCT（computed tomography）がAnnual Congress of the British Institute of Radiologyに紹介される。これは，1968年にイギリスのEMI中央研究所においてハンスフィールド（G.N. Hounsfield）が研究に着手してから4年後である。日本では1975年にEMI社製MK-1型が東京女子医大をはじめ全国に34台導入された（図4）。これは頭部専用装置であり，交通事故による頭部外傷の検査に威力を発揮し，延命効果に寄与するとの理由で損保協会が自賠責の運用資金を寄付したことによる大量受注である。CT装置は人体各部のX線の吸収値をコンピュータにより処理し，画像を再構成するものであり，今までのX線画像とは一線を画し，画期的な発明であり，ひいては放射線医学に大きな影響を与えた。

　CT装置はその後，国内各社による開発がなされ，画像診断学の中心的存在となる。東芝は世界で初めてシフト機構とオフセットディテクタ方式によるヘリカルCTを開発し，1986年アメリカで，1987年ヨーロッパで特許を取得する（図5）。

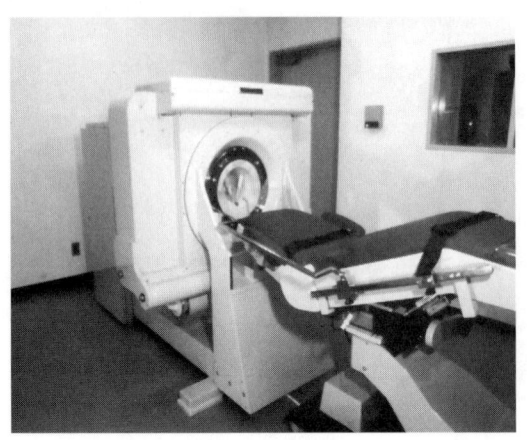

図4　EMI装置

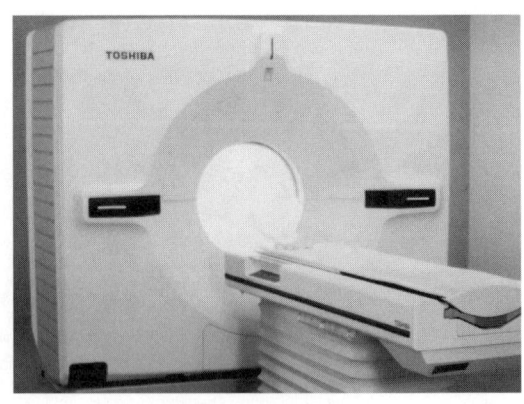

図5　X線CT装置TCT-900S後のヘリカルの開発マシン
（東芝メディカル株式会社「21世紀よりの懸け橋」より）

　コンピュータ技術の応用は，その後に続くMRI（磁気共鳴断層画像），DSA（デジタルラジオグラフィ），CR（コンピューテッドラジオグラフィ）の開発につながる。

　CRは1977年，富士写真（富士写真フイルム株式会社）が輝尽性蛍光体であるバリウムフロロハイド化合物（BaFX：Eu^{2+}，X = Cl，Br，I）を開発し，この物質を使用したIP（イメージングプレート）による画像のデジタル化に成功し，1983年にFCR101装置40台を発売する。

　DSAは1980年代に循環器用X線装置の分野を中心に付加され，その後のCCDカメラ，FPD（X線平面検出器）の開発へとつながり，IVR（インターベンショナルラジオロジー）の発展に大きく貢献した。

　このように診療放射線技術学は最先端の科学技術を駆使して人間に対してアプローチする学問であり，医療機器の進歩とともに歩んできた。

第2章　X線源装置

1. 診断用X線管の構造と特性

1.1　固定陽極X線管[1), 2)]

　陽極が固定されたX線管を固定陽極X線管（stationary anode X-ray tube）という。このX線管は公称陽極入力［最大入力］（nominal anode input）[*1]が大きなX線管でも3.2kW，最大陽極熱容量［陽極蓄積熱容量］（maximum anode heat capacity）[*2]が34kJ（48kHU）程度と小さいため，主に可搬形X線装置，歯科用X線装置および可搬形透視・撮影X線装置などに使用されている。図1は固定陽極X線管の概観を示したもので，陽極（anode）と陰極（cathode）およびガラスバルブなどからなる。

1）陽極

　ビーム状の電子を加速する正の電圧を印加する電極で，ターゲットを含むものを陽極という。陽極のほとんどは銅で構成され，電子の衝突する面にタングステン板が埋め込まれている。このタングステン板をターゲット（target）といい，ターゲットは収束された高速電子が衝突しX線を発生させる場所である。発生するX線強度はターゲットの金属の原子番号に比例するため，ターゲットの材料としては原子番号の大きなものが用いられる。また，ターゲット面は高速電子が衝突し高温になるため，熱伝導が良く融点が高く蒸気圧の低い金属が有利になるなどの理由からタングステン（W：原子番号74，融点3422℃，蒸気圧4.27Pa at 3680K）が用いられる[3)]。図2は固定陽極X線管の陽極とターゲットの概観を示したものである。

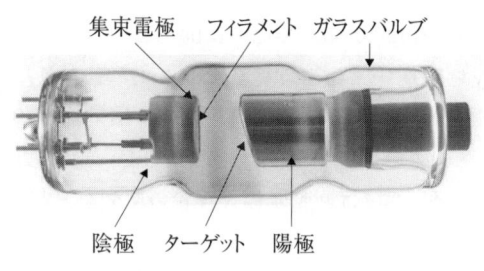

図1　固定陽極X線管の概観

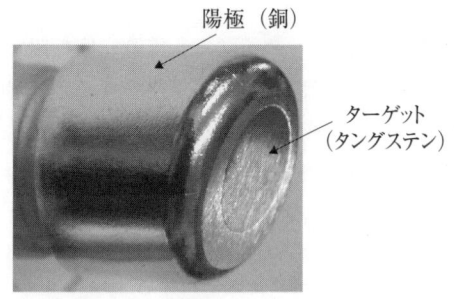

図2　陽極およびターゲットの概観

---

*1　公称陽極入力：陽極入力の最大許容値（JIS Z 4704）。
*2　最大陽極熱容量：許容される陽極熱量の最大値（JIS Z 4704）。

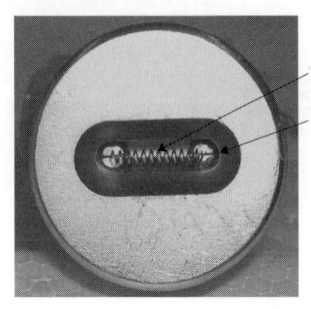
図3 固定陽極管の陰極（集束電極）

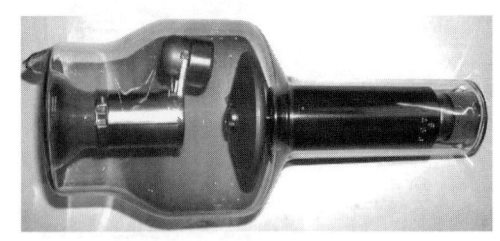
図4 回転陽極X線管の概観

2) 陰極

陰極は熱電子を放出する電極をいい，タングステン*3フィラメント，集束電極（focusing cup），ステム（導入線）などから構成される。フィラメントは，コイル状に巻かれたものが線状に収束電極のなかに取り付けられたもので，一端は集束電極に接続され同電位で使用される。フィラメントのコイル径，長さなどは焦点の大きさによって異なる。集束電極の材料には，高温でガス放出の少ない高純度の鉄，ニッケルなどが用いられる。図3は陰極の構造を示したものである。

3) ガラスバルブ

X線管内は高電圧が加えられかつ高温に熱せられることから，それに十分耐えられるシリコンを主成分としたホウケイ酸硬質ガラス（融点700℃）が用いられている。ガラスがバルブの材料として使用される理由としては，①加工が容易であること，②金属との融着および封入が可能なこと，③電気絶縁耐力が大きいこと，④管内真空度を10^{-7}mmHg程度に保てること，⑤X線の吸収が少ないこと，⑥高温の絶縁油に対する化学的耐性が高く機械的強度が大きいこと，などがあげられる。

1.2 回転陽極X線管[4]

陽極が回転するタイプのX線管を回転陽極X線管（rotating anode X-ray tube）という。陽極が回転することで，高速電子が衝突する面を増大させ，衝突面が常に冷却された面と入れ替わり，発生した熱はターゲット全体に拡散するため，固定陽極X線管に比べ短時間負荷では，実効焦点の単位面積あたりのX線負荷を大きく取ることができる。したがって，ターゲットの入力が一定ならば，固定陽極X線管に比べ焦点を小さくすることが可能となる。図4は回転陽極X線管の概観を，図5は構造を示したものである。

1) 陽極

陽極はターゲットのほかに回転させるためのロータ（陽極回転子），アノードシャフト（陽極軸）ベアリングなどから構成される。陽極は内部にある2個のベアリングとアノードシャフトによって

---

*3 タングステン：ρ；19250kg/m³，融点；3422℃

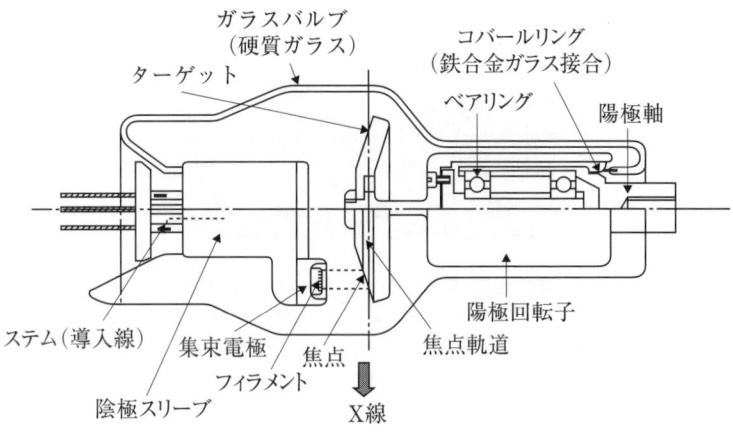

図5 回転陽極X線管の構造

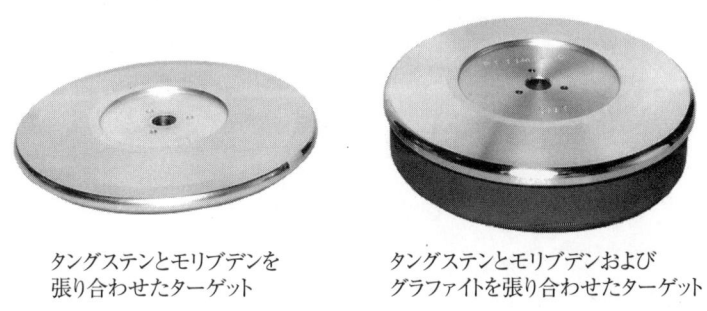

タングステンとモリブデンを　　タングステンとモリブデンおよび
張り合わせたターゲット　　　　グラファイトを張り合わせたターゲット

図6 ターゲットの概観
資料提供：東芝電子管デバイス株式会社

支えられ，その先端に傘状のタングステン板が取り付けられ，モリブデンの支軸によって回転子に固定されている。

　ターゲットは，電子衝撃による焦点荒れを防ぐ目的でタングステンにレニウム（Re）[*4]あるいは鉄（Fe）を添加した合金が使用されている。また，放熱を高める目的でターゲットの裏側やアノードシャフトに黒化処理が施されているものもある。また，ターゲットの熱容量の増大を図る目的で，タングステンとモリブデン（Mo）[*5]を張り合わせたものが使用され，さらに大きな熱容量を得るために，これらにグラファイトを張り合わせたターゲットも実用化されている[5), 6)]。図6はW-Moターゲット（左）とそれにグラファイトを張り合わせたターゲット（右）の概観図である。ターゲット

---

*4　レニウム（Re）：ρ；21020kg/m^3，融点；3186℃
*5　モリブデン（Mo）：ρ；10280kg/m^3，融点；2623℃

8　診療画像技術学　I　診療画像機器

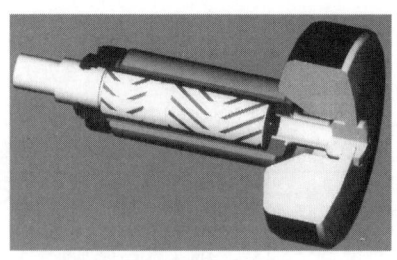

図7　液体金属潤滑軸受けを用いた陽極の模型（タングステン-モリブデンターゲットにグラファイトの張り合わせ）
資料提供：東芝電子管デバイス株式会社

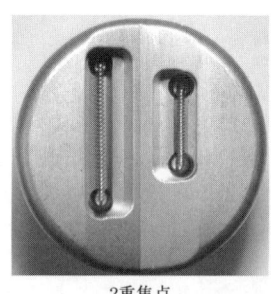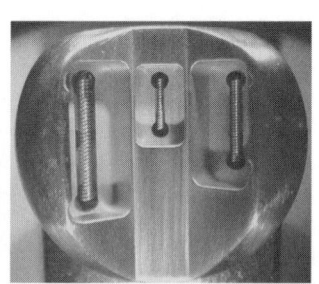

2重焦点　　　　　　　　3重焦点

図8　陰極の構造

の直径は，一般撮影および消化管撮影などで使用されるもので74〜100mmΦ，循環器撮影やX線CTなどに使用される大容量管では132〜140mmΦ程度である。

　ロータ（rotor：陽極回転子）は銅と鉄で作られ，X線管外部に取り付けられたステータ（stator）によって誘導電動機の原理で陽極回転子が回転する。ベアリングは真空中（10^{-7} Torr程度）で3000〜9000rpmの高速で回転するため，固体潤滑剤をコーティングしたボールベアリングが用いられる場合が多い。近年では液体金属潤滑を用いた滑り軸受けを使用したX線管も製造され，循環器およびCT用の大容量X線管などに使用されている。図7は滑り軸受けを使用したX線管の断面図の概要を示したものである[7]。

2）陰極

　陰極はタングステンフィラメント，集束電極，スリーブなどから構成される。フィラメントは一般的には大，小焦点用に2個設けられているが，現在では鮮鋭な画像を得るため透視を小焦点で，撮影を中，大焦点で行う3重焦点をもつX線管も実用化され市販されている。図8は2重焦点と3重焦点の陰極の構造を示したものである。

3）ガラスバルブ・金属外囲器

　ガラスバルブの材料としては前述した固定陽極X線管と同じであるが，最大陽極熱容量の大きい

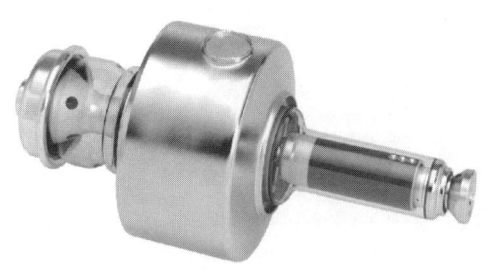

図9 メタルX線管の概観
　　資料提供：東芝電子管デバイス株式会社

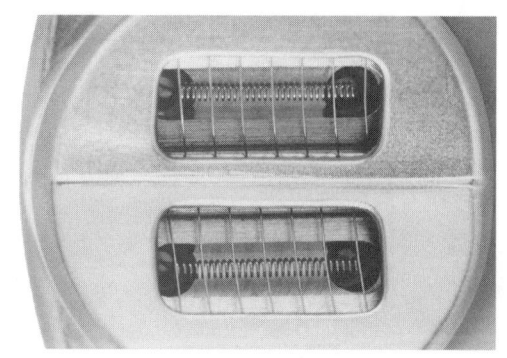

図10 格子制御形X線管の陰極の構造

　大容量X線管は，ターゲットが大きく陽極重量が重くなるため，よりバルブの機械的強度が要求される。こうした理由から近年，大容量X線管は，バルブの強度を向上させた金属外囲器のX線管（メタルX線管）に移行されるようになった。金属外囲器X線管の特徴は強度のほかに，ガラスバルブX線管ではタングステンの蒸発によりガラス内面に蒸着したタングステンにより絶縁劣化（短寿命）を生じるが，金属外囲器X線管ではこうした絶縁劣化を防止できることも大きな理由である。また，金属外囲器X線管はターゲットから発生した二次電子が金属部分を通じアースに流れるため，焦点外X線を低減できる利点がある。欠点として，金属外囲器X線管は，X線管の一部にガラスが用いられていることから，ガラスと金属の溶接技術が必要とされる。また，金属外囲器X線管は金属外囲器に余分な管電流が流れるためガラス管と比較した場合，放電する機会は多くなることが考えられる。金属外囲器X線管は陰極からの電流が陽極と金属外囲器に分かれて流れるため，陽極を流れる電流は陰極電流より10％程度少なくなる。したがって，実際の管電流は陽極電流と中性点電流を加えた電流が管電流値になる。図9は循環器撮影に用いられている金属外囲器のX線管の概観である。
　X線管電流とは，X線管のターゲットに入射する電子ビームの電流をいう。管電流は一般的に陽極側で測定するが，金属外囲器X線管の場合には陰極回路に流れる電流を管電流とする（JIS Z 4704）。

1.3　格子制御形（三極）X線管

　通常のX線管は陽極と陰極の二極管であるが，格子制御形（三極）X線管（grid-controlled X-ray tube）は，陽極と陰極の間に格子（グリッド）もしくは格子に相当する電極をもつX線管をいう[8]。格子制御形X線管はフィラメント電位に対し，格子に負の電位を加えることで陽極に電圧が印加されても，熱電子は阻止され管電流は遮断される。格子電圧がフィラメント電位と同電位の場合，二極管と同様となり管電流は流れる。このようにして格子電圧を制御することでX線の照射や遮断をすることができる。図10は格子制御形X線管の陰極の構造を示したものである。

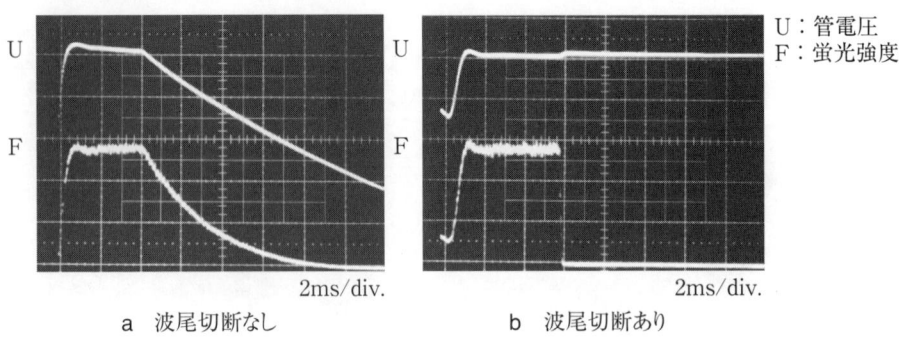

図11 パルス透視時の管電圧・蛍光強度波形
管電圧100kV，管電流50mA，パルス幅6.3ms

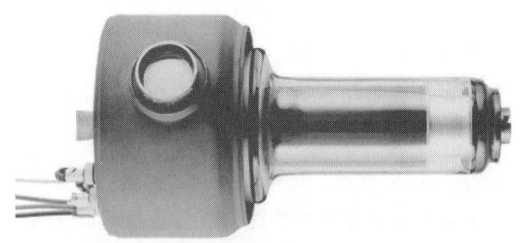

図12 マンモグラフィ用X線管の概観
資料提供：東芝電子管デバイス株式会社

　格子制御形X線管は格子のため，その電界により熱電子の流れが阻止されることから，一般のX線管に比べ熱電子放射（thermionic emission）特性が悪い。また，熱電子放射特性は格子密度に影響を受け，焦点の電子分布が不均一になるという欠点が生じる。格子電圧は公称最高管電圧（最高使用管電圧）125kVのX線管装置で－2500V程度である。格子制御形X線管は，二次側でX線制御が容易に行えるという利点があるが，熱電子放射特性が悪いため高X線出力を得るX線管には不向きで主にコンデンサ式X線高電圧装置のX線管として用いられている。しかし現在では，熱電子放射特性の向上を図るため，格子なし（グリッドレス）の格子制御形X線管が開発され，循環器撮影用X線装置などで，パルス透視時に波尾切断のできる格子制御形X線管として使用されている。グリッドレスX線管の集束電極には，－2000V～－3000Vの負の電圧を加え管電流を遮断している。図11は同一のインバータ式X線高電圧装置による通常のX線管によるパルス透視と格子制御形X線管でパルス透視の波尾切断を行ったときの管電圧・蛍光強度の各波形である。波尾切断を行うことで，X線質の軟線領域の被ばくをなくすことが可能となる[9]。

1.4 軟部組織撮影用X線管

　X線吸収差の少ない乳房のような軟部組織のX線撮影では，コントラストのついた画像を得るために，管電圧30kV前後の軟X線を用いる。一般撮影に使用する通常のX線管を使用し，管電圧

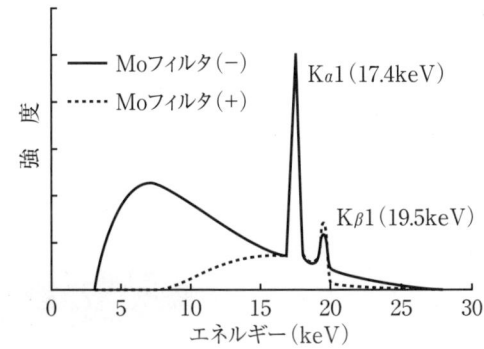

図13　0.03mm厚のモリブデンフィルタ透過前と後のX線スペクトル

30kV前後の低い管電圧で撮影した場合，X線管の固有ろ過が大きいため，放射されたX線は硬X線質となりコントラスト不足のX線写真となる。また，管電圧が低いため熱電子放射特性により管電流を多く流せないなどの問題を生じる。こうした問題を改善するために軟部組織撮影用X線管が開発された[10]。マンモグラフィ用X線管はX線管装置と被写体との干渉防止のため，陰極側を短縮したX線管構造（陰極接地）にするため，金属外囲器X線管が用いられている。図12は金属外囲器の軟部組織撮影用X線管の概観である。

1）X線管放射口

放射口には固有ろ過を小さくするためベリリウム板が使用されている。ベリリウム（Be）の原子番号は4で，X線吸収の最も少ない金属である。したがって，ベリリウムを放射口に用いたX線管は，多くの軟X線を放射するため皮膚線量も多大なものとなる。したがってJIS（日本工業規格）では，不要なX線に対する防護から，X線装置の総ろ過をモリブデンターゲットを使用した公称最高管電圧が50kVを超えない乳房用X線装置では0.03mmMoのエッジフィルタによるろ過以上に，モリブデン以外のターゲットの場合は0.5mmAl当量以上になるように規定している[11]。

2）モリブデンターゲット

一般撮影用X線管のターゲットにはタングステンが用いられるが，軟部組織撮影用X線管のターゲットにはモリブデンを使用したX線管が多く用いられている。モリブデン（原子番号：42，融点：2622℃）のX線発生効率は，タングステンの0.57倍程度であるが，特性X線を利用することで効果的な撮影が行える。

特性X線は高速電子の運動エネルギーがターゲット物質原子のK，Lなどの軌道電子に与えられることで発生する。モリブデンのK殻の励起エネルギーは20keVで，これ以上の加速電圧で熱電子をターゲットに衝突させればK$_\alpha$（17.4keV），K$_\beta$（19.6keV）の特性X線が発生する。X線管放射口にベリリウム窓を用いモリブデンフィルタを付加した場合，20keV以上のエネルギーのX線はモリブデンK吸収端の選択吸収により，20keV以下のX線はモリブデンL吸収端の（尾部の）吸収（波長の3乗に比例）により，結果としてフィルタを透過してくるX線は，17〜20keVの範囲のエネルギーを持

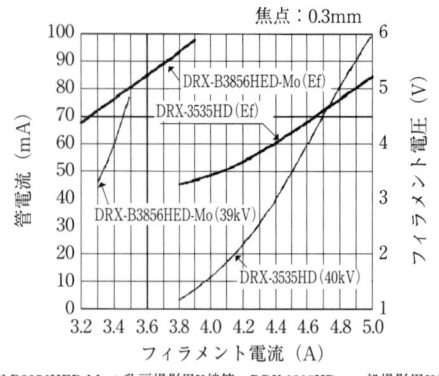

DRX-B3856HED-Mo：乳房撮影用X線管，DRX-3535HD：一般撮影用X線管

図14　フィラメント・管電流特性
　　　資料提供：東芝電子管デバイス株式会社

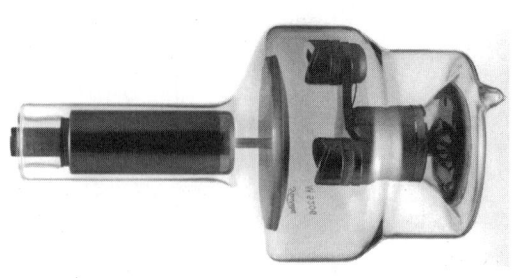

図15　立体撮影形X線管の概観

ったX線のみとなる[12]。臨床で使用される管電圧は25〜30kVで，付加フィルタは0.03mmMoが使用されている。図13はモリブデンターゲットに付加フィルタ0.03mmのモリブデンフィルタの有無における管電圧28kVで測定したときのX線スペクトルである。近年，ターゲットおよびフィルタにロジウム（Rh：原子番号45）が用いられ臨床の撮影に使用されている。

3）熱電子放射特性

　軟部組織撮影用X線管は30kV前後の管電圧を使用する。一般撮影用のX線管を管電圧30kV程度で使用した場合，空間電荷制限領域の特性によってフィラメントの加熱を上げても管電流は増加しない。これは陰極の電子放射量の問題ではなく，電子と電界の強さで決まるためである。したがって，軟部組織撮影用X線管は，陽極-陰極間距離を一般のX線管より短くし電界の強さを大きくしている。一般撮影用のX線管の電極間距離は15mm前後であるのに対し，軟部組織用のX線管の電極間距離は5mm程度と短い。このため，最高使用管電圧は49kVに制限される。図14は焦点寸法0.3mmの軟部組織撮影用X線管（39kV）と一般撮影用X線管（40kV）のフィラメント・管電流特性を比較したものである。これから電極間距離によって特性が大きく変化することがわかる。

1.5　立体撮影形X線管

　立体撮影型X線管（stereo X-ray tube）は，間隔を隔てた2個以上の焦点をもち，2つの焦点を切り替えて同一被写体を撮影した像を用いて立体像を得る撮影法に用いるX線管をいう[8]。撮影の原理は，ある2点（瞳孔間距離：6〜7cm）からそれぞれX線を照射し同一被写体をそれぞれ別々のX線撮影を行い，別々に撮影された画像を2枚一組として裸眼または立体観察装置で合成し立体像で観察する。ステレオ撮影は複雑に絡み合った血管などを立体視することで診断を有利に行うことができる。微小病変などの場合は微小焦点をもった拡大立体撮影形X線管が使用され，拡大立体撮影が行われる。

　焦点位置を移動させる機構には，機械的に行うものと電子的に焦点を切り替えるものがある。機械的に行うものは，X線管容器内でX線管を中心位置から±15°回転させ，焦点位置を25mm移動

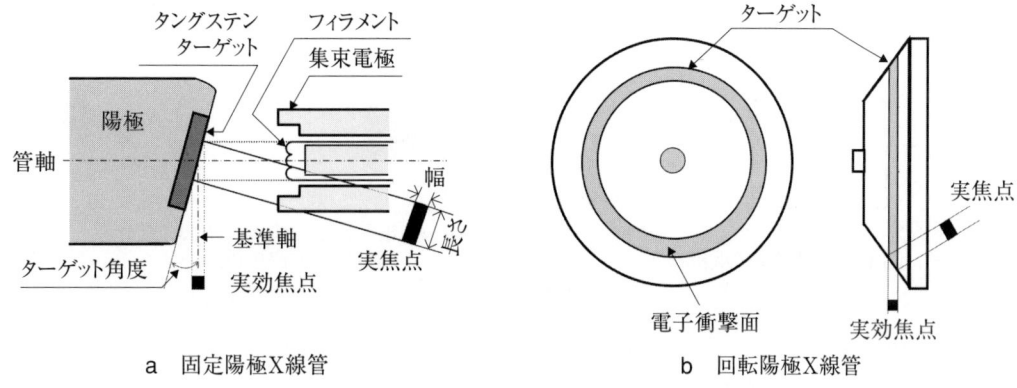

a 固定陽極X線管　　　　b 回転陽極X線管

図16　実焦点と実効焦点の関係

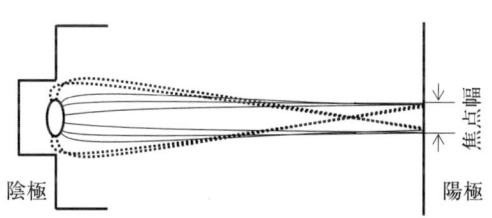

図17　X線管の電子軌道

させる方式のものがあるが，高速で繰り返し撮影するのに限界が生じるため，今では電子制御で焦点を切り替える格子制御形X線管が用いられている．格子制御形X線管は多重焦点形で，格子（グリッド）は左右の焦点の切り替えに使用される[13],[14]．左右の焦点間隔は，25～35mmのものがある．図15に立体撮影形X線管の概観を示す．

1.6　実効焦点と実焦点

高速電子がターゲットに衝突すると，衝突した面からX線が発生するが，この衝突した面を実焦点（actual focal spot）といい，その形は長方形になる．実効焦点（effective focal spot）は基準面（reference plane）に対して実焦点を垂直投影したもので，一般的に焦点と呼ばれている．基準軸（reference axis）はX線管軸に垂直で実焦点の中心を通る線のことで，基準面は基準軸に垂直な面をいう．実焦点面と基準軸とがなす角度をターゲット角度（target angle）という[8]．図16aは固定陽極X線管の実焦点と実効焦点の関係を，図16bは回転陽極X線管の実焦点と実効焦点の関係を示したものである．

1.7　集束電極と焦点[15],[16]

フィラメントから放出された熱電子は高速に加速され，ターゲット面に衝突しX線を発生させるが，熱電子は図17のように陰極の集束電極によって収束され，ターゲット面に焦点を作る．ターゲ

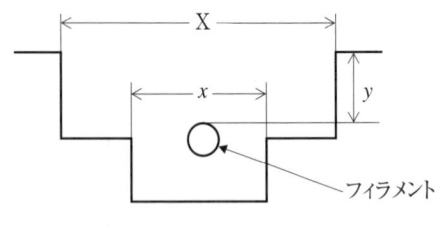

図18 集束電極の断面

図19 管電圧による焦点サイズの変化（ピンホール写真）管電流250mA

ット面に比較的近いところで発生した熱電子で形成される焦点を正焦点，フィラメントの側方からの熱電子で形成される焦点を副焦点という。

　焦点の大きさ（主に幅方向）は集束電極の構造，電極間距離およびフィラメントの大きさによって決められる。図18は集束電極の断面を表したもので，焦点の幅はフィラメントの深さを変えることで変化する。フィラメントの位置が深くなるほど絞り効果が大きく，正焦点は小さくなるが副焦点は大きくなる。正焦点と副焦点を一致させるにはフィラメントの深さを適当に選択することで可能となる。ある焦点の大きさについては，正焦点と副焦点を一致させるフィラメントの深さがあるが，種々の焦点寸法について正焦点，副焦点を一致させるには，電極溝の幅Xおよびxとフィラメントの深さyを焦点寸法によりそれぞれ変える必要がある（図18）。

　実効焦点の大きさはX線管負荷により変化する。比較的小さい管電流では管電圧が変化しても焦点の大きさはあまり変わらないが，低い管電圧で大きな管電流ほど焦点が大きくなる。この理由は，加速電圧が低く電子密度が多くなると，電子同士のクーロン斥力により互いに反発しあうためである。このように，電子密度が大きくなってクーロン斥力により焦点寸法が変化する現象をブルーミング効果（blooming effect）という。図19は実効焦点0.6mmのX線管を用い，管電流250mAにおける管電圧変化による焦点寸法の変化をピンホールカメラで測定したものである。管電圧を75kVから40kVに変えた場合，実効焦点寸法は約1.4倍変化する。

1.8　X線管電流特性

　X線管の管電流特性において，固定陽極X線管のように比較的大きな焦点で少ない管電流で使用する場合は，飽和電流領域で動作し管電圧を変えてもほとんど管電流は変わない特性をもっている。現在使用されている回転陽極X線管のように焦点が小さく，最大使用管電流の大きなX線管では，管電流によってはほとんど空間電荷領域で動作しているものもある。図20は固定陽極X線管と回転陽極X線管の管電流特性を示す。固定陽極X線管の管電流は，フィラメント電流3.8Aにおいて管電圧を40～110kVまで変化させた場合，18～24mA変動するのに対し，回転陽極X線管ではフィラメント電流4.8Aで管電圧を40～100kV変化させた場合200～400mA管電流が変化することがわかる。

1）X線管v-i特性

　電子管には陰極に対し陽極を正電位にしたとき陽極電流が流れるが，逆の極性の場合は流れないという性質（整流作用）がある。

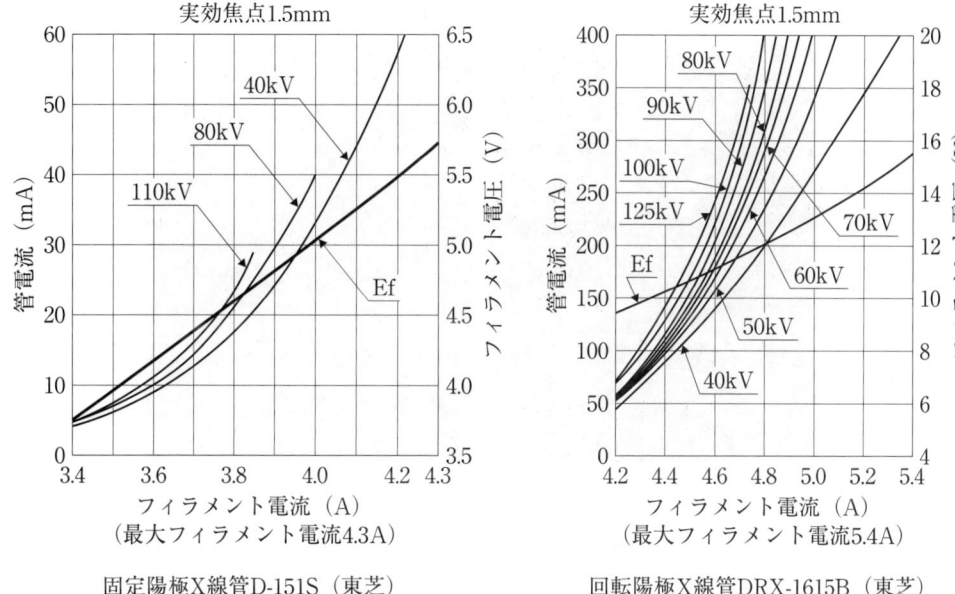

図20　固定陽極X線管と回転陽極X線管の管電流特性
資料提供：東芝電子管デバイス株式会社

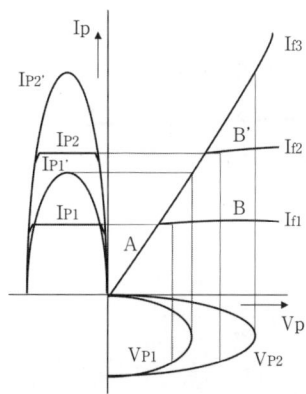

図21　X線管v-i特性と管電流波形の関係

　図21はX線管v-i特性と管電流波形を示したものである。管電圧がV_{P1}の場合，X線管フィラメント電流がI_{f1}では，管電流（I_P）はA領域において管電圧の上昇とともに3/2乗に比例して流れる。この領域を空間電荷制限領域という。さらに管電圧（V_{P1}）が高くなっても，B領域になると管電流は変化しなくなるため，管電流波形はI_{P1}のような矩形波となる。この領域を温度制限領域という。管電圧がV_{P1}であっても加熱電流をI_{f2}まで増した場合，管電流波形（I_{P1}）は管電圧の3/2乗に比例して流れるため，管電流波形は$I_{P1'}$のように正弦波の波形となる。

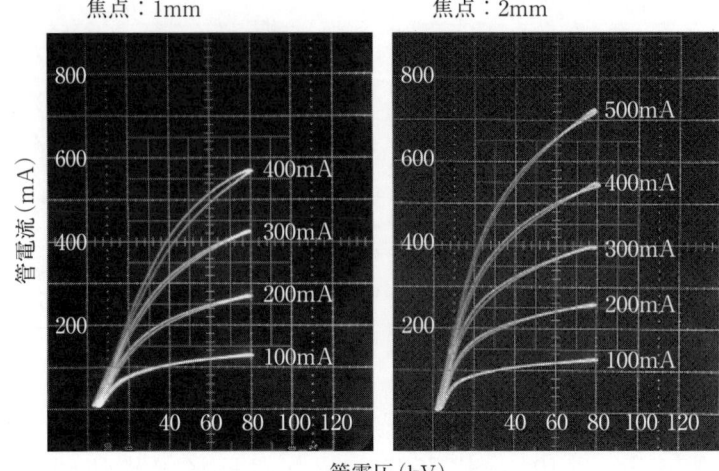

図22　X線管v-i特性
管電圧80kV，最大陽極熱容量200kHU

　Aの領域はX線管フィラメントの温度に関係なく管電圧に依存して流れる。したがって，この領域はフィラメントで放出された熱電子の一部が管電圧によって陽極に達し管電流として流れ，残りの熱電子はフィラメントの前面付近の空間に漂っている状態になる。この熱電子を空間電荷（space charge）という。また，この熱電子（空間電荷）は陰極に対しても負の電位となるため，フィラメントからの熱電子の放射を抑制する作用があるため，フィラメント温度を高くしても空間電荷によって熱電子放射量は一定となり，このとき流れる管電流を空間電荷電流という。
　管電圧-電流特性（v-i）では，空間電荷電流I_p（A）と陽極-陰極間電圧V_p（V）には，

$$I_P = K\left(\frac{V_P^{3/2}}{d^2}\right)$$ の関係がある。

　　K：定数，d：陽極-陰極間距離〔m〕

　この式から，空間電荷電流は管電圧の3/2乗に比例し，電極間距離の2乗に反比例することがわかる[16),17)]。図21においてB領域では管電流が流れなく一定の値（矩形波）となるが，このときの管電流を飽和電流という。この領域ではフィラメントから放射された熱電子をすべて陽極に引き寄せた状態で管電流が流れているため，フィラメント電流をI_{f2}まで流し熱電子を増大することで飽和電流はB'まで高くなる。このように飽和領域（B，B'領域）では熱電子の量で管電流が決まることになる。

2）焦点サイズと管電流特性
　実効焦点の大きさは電極構造と電極間距離によって決まる。小焦点ほど電極溝幅を狭くし絞り効

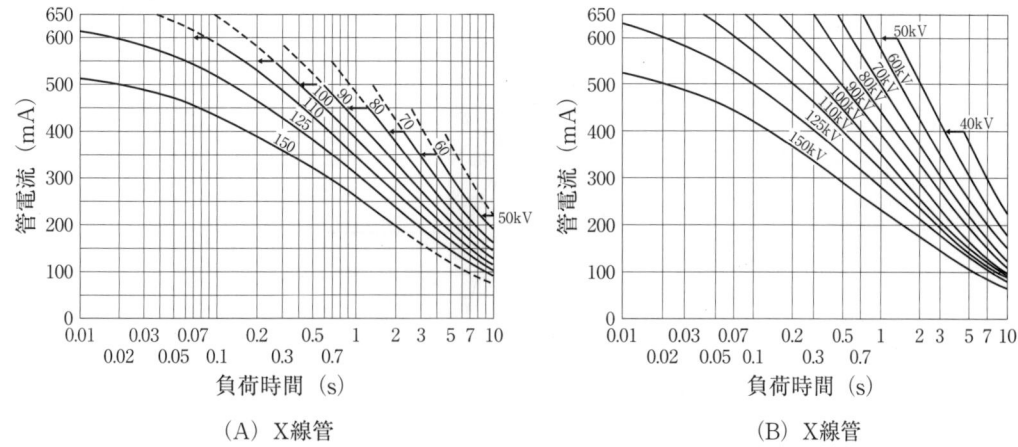

図23　短時間最大入力
　　　最大陽極熱容量200kHU，実効焦点1mm，ステータ電源周波数180Hz，三相全波整流回路，ターゲット角度12°

果を大きくする必要があるため，電子通路が絞られる結果となり熱電子の流れが悪くなる。したがって，小焦点に同じ管電流を流すには，熱電子放射を増やさなければならないため，小焦点ほど空間電荷領域で動作するようになる。図22は管電圧，管電流を直接オシロスコープで記録した回転陽極管のv-i特性のリサージュ波形で，左が小焦点1mm（管電流：100，200，300，400mA），右が大焦点2mm（管電流：100，200，300，400，500mA）である。X線管v-i特性のリサージュ波形から管電流（平均値）400mAを比べると，小焦点では580mA（波高値），大焦点では550mA（波高値）である。これから，同一管電圧，管電流の場合についていえば，焦点が小さいほど空間電荷領域での動作が多くなり管電流波形は管電圧が低く，管電流が大きいほど3/2乗領域で動作をすることになる。

3）電極間距離と管電流特性

　流れる管電流は電極間距離の2乗に反比例するため，電極間距離によって特性は大きく異なる。現在使用されている診断用X線管の陽極と陰極の電極間距離は約15mm程度である。軟部組織撮影用X線管では，30kV程度の低い管電圧で使用することから加速電圧が低く一般用X線管の電極間距離では十分管電流を流すことができない。したがって，軟部組織撮影用X線管の電極間距離は5mm程度となっている。電極間の耐圧は約10kV/mmであるため，軟部組織撮影用X線管の最高使用管電圧は49kVに制限される。診断用X線管のなかには，耐圧の関係などから電極間距離を20mm前後と長くしたものもある。電極間距離が長くなると管電流は流れにくくなるため，熱電子の放射を増やさなくてはならない。その結果，空間電荷が多くなり管電圧が低く管電流が大きい場合は，ほとんど空間電荷領域で動作することとなる。このようなX線管は，同じ最大陽極熱容量を持ったX線管と比べた場合，同一管電圧であっても流せる管電流に制限を受け，管電圧が低いほどその影響を受けることになる。図23は最大陽極熱容量200kHU，ターゲット角度12°，実効焦点1mmの（A），

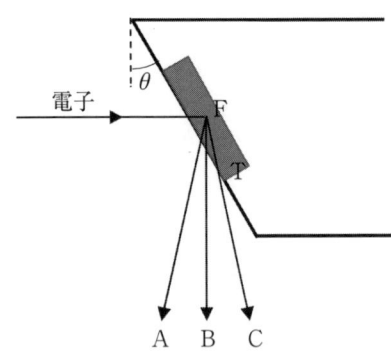

図24　ターゲットから発生するX線

(B) 2つのX線管の短時間最大入力[*6]定格表である。この定格表から管電圧50kV時に使用できる管電流を比較すると，(A) X線管は225mAであるが，(B) X線管は600mA流すことができる。(A) X線管で600mAを使用するためには，管電圧が125kV以上でなくては使用ができない。このように同じ最大陽極熱容量をもったX線管であっても，使用するX線負荷条件に大きな違いがあることがわかる。

1.9　焦点外X線

　ターゲットに熱電子が高速で衝突すると，そのエネルギーにより物質内部から二次電子が発生する。ターゲットから飛び出した二次電子は，陽極と陰極間にある電界に逆らって運動することから徐々にエネルギーを失い，電界に垂直な速度成分が0になった時点で再びターゲットに突入する。このようにして二次電子によって発生するX線を焦点外X線（off focus radiation）という。ターゲットから飛び出した二次電子のエネルギーはさまざまで，エネルギーの低い熱電子ほど焦点の近傍に，高いエネルギーの熱電子ほど焦点から離れたところに衝突する。したがって，焦点外X線は，焦点近傍から発生するX線ほどエネルギーが低く，焦点から遠く離れるほどエネルギーの高いX線となる。焦点外X線はターゲット全体から放射されるため，X線像を形成することはないがX線写真全体にカブリを与えるためX線写真のコントラストなどに影響を与える。

　焦点外X線の除去は，X線管内に遮へい板を設けるか，X線管の放射コーンを奥深く焦点の近くまで入れ開口もできるだけ小さくし可動絞りを用いることで可能となる。

[*6]　最大単発負荷定格［短時間最大入力］（maximum single loading ratio）陽極入力と負荷時間の関係で決まる，1回の負荷に許されるX線負荷の最大値[8]。

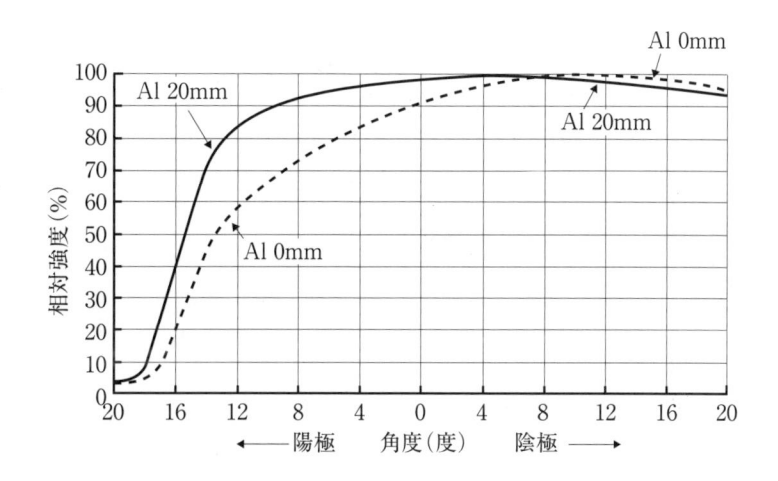

図25 管軸方向の強度分布
　　　ターゲット角度18°，最大陽極熱容量200kHU，管電圧110kV，
　　　管電流200mA

1.10 X線管のX線放射強度分布[4), 18), 19)]

　ターゲットから放射されるX線の方向や空間強度分布は，管電圧，ターゲット材質およびターゲットの厚さなどによって異なる。現在使用されているX線管は厚いターゲットを用いた反射形で，電子ビームに対しほぼ直角の方向に放射されるX線を利用している。熱電子が高速でターゲットに衝突した場合，熱電子はターゲットの表面だけでなく，ある程度の深さまで進入する（タングステンターゲットの場合，管電圧100kVで6〜10μm程度といわれている）。したがって，ターゲットに衝突した熱電子はターゲットの表面だけでなく，ターゲット物質のなかでX線を発生させている。
　図24は発生するX線の概要を示したものである。Fで発生したX線は，FA，FB方向に比べFC方向ではターゲットの厚い層（FT）を通って外部に出るため，ターゲット内部の吸収によりX線量は低下する。X線質から見た場合，FC方向から放射されるX線はターゲットの自己吸収により軟線が除去されたX線が放射されることになる。こうした関係は，ターゲット角度θにより変化し，ターゲット角度が小さいほど影響は大きくなる。

1）ターゲット角度とX線強度分布

　X線管の実焦点から放射されるX線の強度分布はヒール効果によって不均等になる。図25はターゲット角度18°のX線管の管軸方向におけるX線強度分布である。縦軸は相対強度，横軸は基準軸を0とした陽極側および陰極側の角度を表わす。付加フィルタ0mmAlでは，基準軸における強度は最大強度の93％で，陽極方向6°で最大強度の78％，14°で45％まで減少する。陰極方向におけるX線強度変化は少なく，20°で95％程度である。この傾向は管電圧にさほど左右されず同様な分布を示す。付加フィルタ20mmAlが入ると均等性は向上し基準軸で最大強度の98％，陽極方向14°で70％となり，陽極方向の均等性は大幅に向上する。陰極方向は吸収が大きくなると低エネルギーの

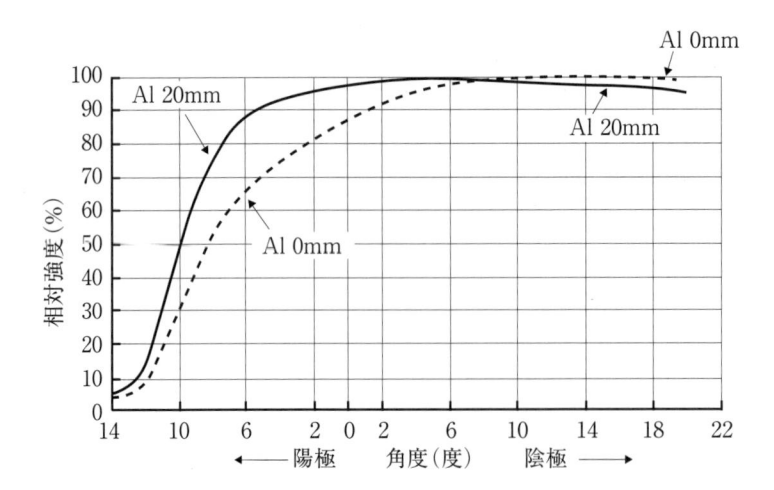

図26 管軸方向の強度分布
　　　ターゲット角度12°，最大陽極熱容量200kHU，管電圧110kV，
　　　管電流200mA

X線が吸収されるため，均等性はわずかであるが低下する。図26はターゲット角度12°のX線管の管軸方向におけるX線強度分布である。付加フィルタ0mmAlでは，基準軸におけるX線強度は最大強度の87％である。付加フィルタ20mmAlが入ると，基準軸の強度は最大強度に対し97％程度になり均等性はかなり改善される。しかし，陽極方向6°で88％程度となり，これから強度は急激に低下する。このように管軸方向のX線強度分布は付加フィルタなしの場合，陽極方向から発生するX線はターゲットの厚い層を透過し放射されるため強度は低下し，その傾向はターゲット角度が小さいほど顕著となる（ヒール効果）。しかし，フィルタが付加され線質が硬くなることで，この影響は緩和され均等化されてくる。

2）ターゲット角度と撮影距離

　同一実効焦点では，ターゲット角度を小さくすることで実焦点面積を大きく取れるため，ターゲット角度を小さくしたX線管が近年多く市場に出ている。低角度のX線管のX線管装置利用ビーム（X-ray tube assembly utilization beam）[7]は，ヒール効果により狭くなるため撮影距離を長くしないと陽極側と陰極側で濃度差が生じる。表1は，フィルム濃度の均等性を0.2としたときのターゲット角度と撮影距離の関係を表したものである[8]。ターゲット角度12°管では半切フィルムでの撮影で濃度差0.2を保とうとした場合，176cmの撮影距離が必要となる。

表1 ターゲット角度と撮影距離

フィルム・サイズ	撮影距離（cm）	
	18°管 （X線放射角度±11°）	12°管 （X線放射角度±11°）
半 切	112	176
大 角	92	145
四 切	79	123
六 切	65	103

吸収体 Al 10mm

表2 焦点寸法測定方法

方 法		適用範囲
スリットカメラ法		焦点寸法の測定 MTFの測定
ピンホールカメラ法		焦点寸法の測定
解像力法	平行パターンカメラ法	焦点寸法の測定
	スターパターンカメラ法	焦点寸法の測定 ブルーミング値の測定

2. 診断用X線管の性能特性

2.1 焦点寸法の測定[8]

　実効焦点の測定方法には表2に示すようにスリットカメラ法，ピンホールカメラ法および解像力法がある[*9]。焦点の呼び寸法[*10]が0.3以下の焦点の測定はスターパターンカメラ法および解像力法で行うことになっている。

---

* 7　X線管装置利用ビーム：X線管焦点から直接放射されるX線のうち，管容器放射窓などによってその広がりを制限されたX線（利用ビーム）。
* 8　X線放射角度（X-ray radiation angle）：最大利用ビームの頂角。
* 9　IEC（国際電気標準会議）では，焦点寸法の測定はスリット法のみになっているが，ユーザが測定するには一般的でないため，JIS Z 4704-2003ではピンホール法も取り入れた。
* 10　焦点の呼び寸法はミリメートル（mm）で表記していたが，1994年の改正でミリメートルの単位で表し無名数で表すこととなった。

表3 X線管負荷条件

公称最高管電圧 U (kV)	試験管電圧	試験管電流
U≦75	公称最高管電圧	試験管電流における0.1sの最大許容管電流の50%
75＜U≦150	75kV	
150＜U	公称最高管電圧の50%	

2.1.1 スリットカメラ法による焦点寸法の測定

　測定配置図を図27に示す。この方法は，決められた形状および寸法のスリットおよびフィルムを用い，スリットの方向をX線管装置の管軸に垂直な方向（焦点の長さを測定）と管軸に平行な方向（焦点の幅方向を測定）の2種類についてX線像を撮影し，この両者から焦点寸法を求める。
　撮影方法は，微粒子のX線フィルム（増感紙を使用しない）を用い，焦点像の最も濃いフィルム濃度が未露光部の濃度に対し，0.8～1.2高くなるように撮影する（ベースカブリ濃度0.2以下）。X線負荷条件は表3に示す値で行い，上記の濃度になるように撮影時間を選択する。焦点像の測定は，フィルム背面照度を約200lxとし，0.1mmの目盛りが付いた5～10倍の拡大鏡で管軸に平行方向（長さ）aと管軸に垂直方向（幅）bの2方向を読むことが可能な端から端まで測定（図27，図28）[11]する。
　　a：X線管装置の管軸方向に平行方向（長さ）
　　b：X線管装置の管軸方向に垂直方向（幅）
　焦点寸法は像寸法を拡大率で除した値が実効焦点寸法となる。

2.1.2 ピンホールカメラ法による焦点寸法の測定

　測定配置図を図29に示す。定められたピンホールカメラおよびフィルムをX線管装置の基準軸に垂直に配置しX線像から求める。撮影方法，X線負荷条件および焦点像の測定はスリットカメラ法と同様である。焦点寸法は，像の寸法を拡大率で除した値で求める。また，ピンホールカメラ法では，実焦点が線状焦点の場合，a（長さ）方向のエネルギー分布が山形となることから，この方向の寸法に係数0.7を乗じた値としている。線状でない焦点については，焦点像の最小外接長方形における長短二辺の寸法で表す。

2.1.3 解像力法による焦点寸法の測定

　解像力法による焦点寸法の測定方法には平行パターンカメラ法とスターパターンカメラ法がある。
1）平行パターンカメラ法
　金属線などをある一定の間隔に並べたテストチャート（JIS Z 4916）を焦点の長さ方向と幅方向

---

[11] 肉眼による濃度の感知能は，約5%コントラストステップであり，次の式で求める。

$$\frac{B_1 - B_0}{B_1 + B_0} = 0.05 \quad B_0：基材濃度およびカブリ \quad B_1：求める濃度$$

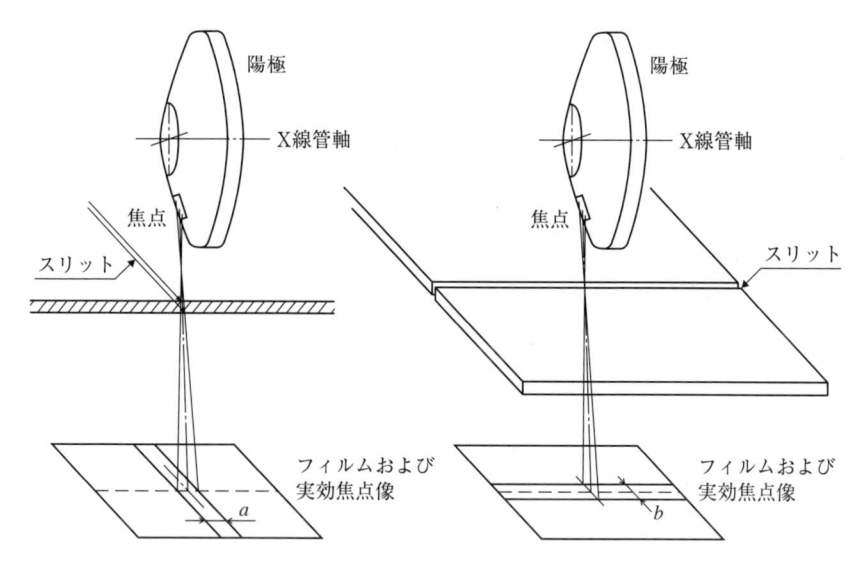

図27 スリットカメラ法による焦点像の測定配置図（JIS Z 4704）

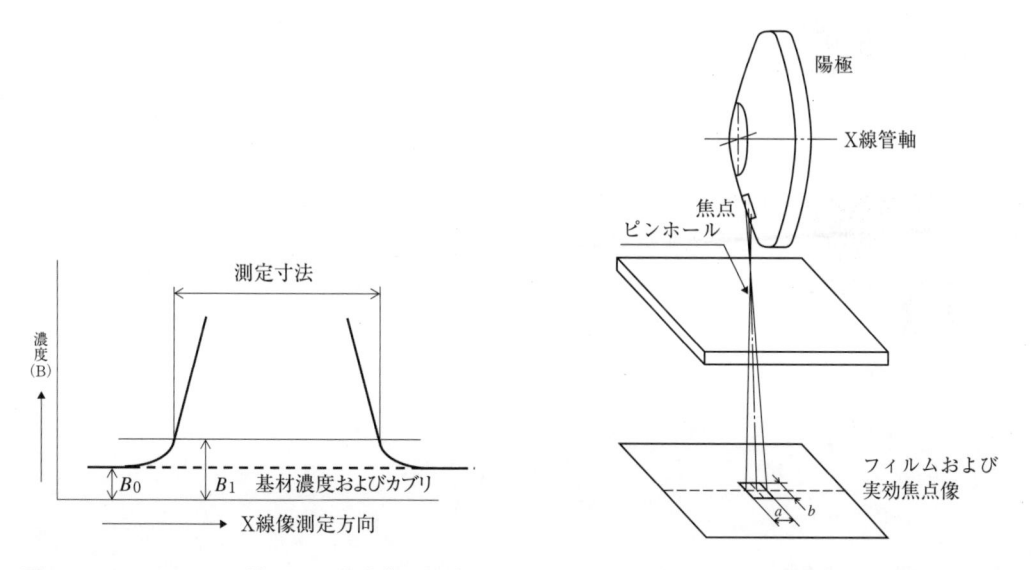

図28 スリットカメラ法による焦点像の測定（JIS Z 4704）

図29 ピンホールカメラ法による焦点像の測定配置図（JIS Z 4704）

で撮影し，テストチャート像がテストチャートと同数の線と認められるかによって求める方法である。幾何学的配置図（図30）のように，基準軸上焦点の中心から距離mの位置に幅gのテストパターン3本以上を間隔gで並べたテストチャートをその基準軸上に垂直に配置し，テストチャートから距離nの位置にフィルムを置き撮影する。撮影方法およびX線負荷条件はスリットカメラ法と同じ

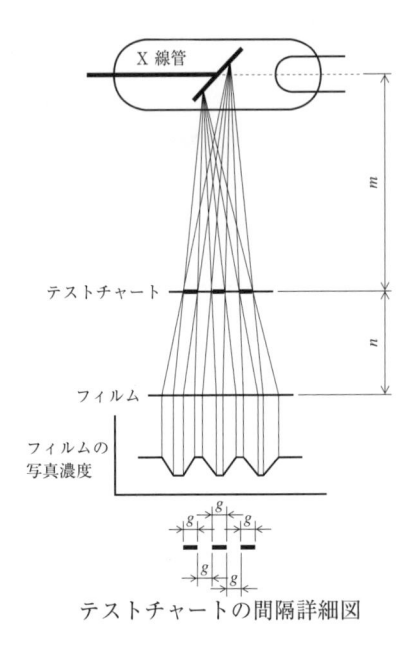

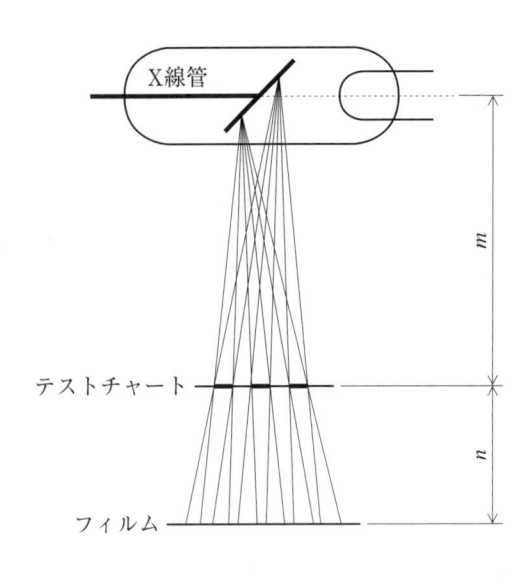

図30 平行パターンカメラ法による焦点像の測定配置図（JIS Z 4704）

図31 スターパターンカメラ法による焦点像の測定配置図（JIS Z 4704）

である。

焦点像の測定は，焦点の規定値の最大値 f_1 と最小値 f_2 に対し次式を満足する g, m, n の2組の値（g, m, n のすべてを変えなくてよい）についてこの撮影を行い，f_1 に対応するフィルムのテストチャート像がテストチャートと同数の線として明瞭に判読できるとき焦点の寸法が f_1 より小さいものとし，f_2 に対応するフィルムのテストチャート像がテストチャートと同数の線として判読できないときは焦点寸法が f_2 より大きいものとする。

$$\frac{2g_1(m_1+n_1)}{n_1}=f_1 \qquad \frac{2g_2(m_2+n_2)}{n_2}=f_2$$

2) スターパターンカメラ法

焦点スターパターンカメラ写真をスターパターンカメラを用いて撮影する方法で，スターパターンカメラとフィルムはX線管装置の基準軸に垂直に配置し，焦点寸法は焦点スターパターン写真の解像限界から求める方法である。撮影位置および像の拡大率（E）は，焦点からテストチャートの基準面までの距離（m）に対する焦点からフィルムまでの距離（$m+n$）の比で表され，拡大率は2を標準としている（図31）。撮影方法および撮影のX線負荷条件はスリットカメラ法と同様にして行う。焦点像の測定は，焦点スターパターン写真（図32）の歪んだ部分の平均寸法を目盛りの付いた拡大鏡で測定し以下の式から変換して求める。

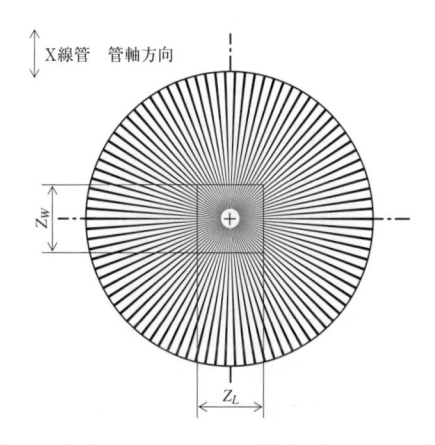

図32 焦点スターパターン写真（JIS Z 4704）

解像限界R_W，R_Lは焦点スターパターン写真のZ_W，Z_Lから次式によって求める。

$$R_W = \frac{E}{Z_W \theta} \qquad R_L = \frac{E}{Z_L \theta}$$

R_W：幅方向の焦点スターパターン解像限界（Lp/mm）[12]
R_L：長さ方向の焦点スターパターン解像限界（Lp/mm）
E　：2（拡大率）
θ　：スターパターンカメラのくさびの頂角（rad）
Z_W：X線管装置の管軸に平行な方向に測定された最外部のひずんだ部分の平均直径（mm）
Z_L：X線管装置の管軸に垂直な方向に測定された最外部のひずんだ部分の平均直径（mm）

焦点寸法は焦点スターパターン写真の解像限界から次式によって求める。

$$a = \frac{E}{(E-1)R_L} \qquad b = \frac{E}{(E-1)R_W}$$

a　：X線管装置の管軸方向に平行方向の大きさ（長さ）
b　：X線管装置の管軸方向に直角方向の大きさ（幅）
R_W：幅方向の焦点スターパターン解像限界（Lp/mm）
R_L：長さ方向の焦点スターパターン解像限界（Lp/mm）
E　：2（拡大率）

---

[12] Lp/mmはline pairs per millimeterの意味である。

表4 ブルーミング値を求めるためのX線管負荷条件（JIS Z 4704）

公称最高管電圧 U (kV)	試験管電圧	試験管電流
U ≤ 75	公称最高管電圧	試験管電流における 0.1sの最大許容管電流
75 < U ≤ 150	75kV	
150 < U	公称最高管電圧の50%	

　実効焦点の特性を表すブルーミング値（blooming value）[*13]は，スターパターンカメラ法で得られる焦点スターパターン解像限界から求めることができる。撮影条件はスターパターン撮影時の条件と管電流を2倍に変えた条件から計算で求めることができる。
　ブルーミング値（B）は

$$B = \frac{R_{50}}{R_{100}}$$

　　R_{50}：は表3に示す条件で求めた焦点スターパターン解像限界
　　R_{100}：は表4に示す条件で求めた焦点スターパターン解像限界

2.2 許容負荷

　負荷（loading）とは，X線管の陽極に電気エネルギーが供給されることをいう[8]。X線管負荷（X-ray tube load）はX線管負荷条件値の組み合わせによって表したX線管に供給される電気エネルギーで，X線管負荷条件（X-ray tube loading factor）はX線管負荷値に影響を及ぼす条件を意味し，影響を与える因子にはX線管電圧，X線管電流，負荷時間，等価陽極入力および管電圧リプル百分率などがある。X線管負荷のほとんどは熱エネルギーとなるため，最大陽極熱容量［陽極蓄積熱容量］（maximum anode heat capacity）[*14]はX線管の性能に大きく左右する。
　X線管負荷は短時間負荷，長時間負荷および混合負荷に大別できる。

a) 短時間負荷：数ms～数sの負荷時間（loading time）[*15]の負荷をいい，この負荷の場合は電子衝撃面の温度が急激に上昇するため，許容負荷は主にターゲット面の温度によって制限される。
b) 長時間負荷：主に透視による負荷で，負荷時間は数s～数十minとなる。この場合負荷が比較的小さいためターゲット面の温度上昇はそれほど問題とならないが，時間とともに陽極全体の温度が上昇することから，許容負荷は陽極全体の温度によって制限を受けるようになる。
c) 混合負荷：短時間撮影を繰り返し行う場合や，透視および撮影を繰り返し行う場合の負荷をいい，短時間負荷と長時間負荷を混合したものから，X線管にとって最も厳しい負荷条件となる。

2.2.1 短時間許容負荷

　X線管負荷を大きく取れる条件として，①実焦点面積を大きくする，②ターゲット角度を小さくする，③陽極回転数を高くする，④ターゲット軌道直径を大きくする，⑤管電圧リプル百分率を小さくする，などが考えられる。

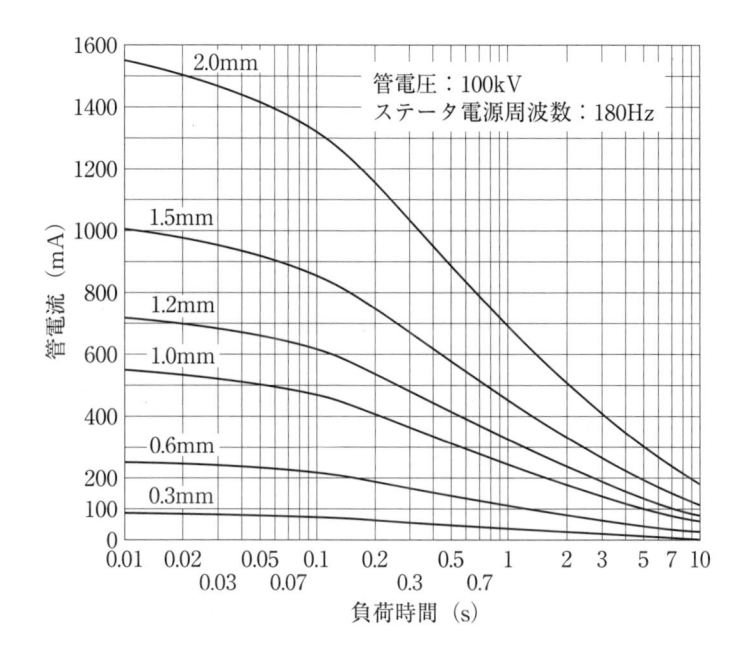

図33 焦点面積による許容負荷の比較
12ピーク形X線高電圧装置，管電圧100kV，ターゲット角度12°
資料提供：東芝電子管デバイス株式会社

1）実焦点面積

　同一管電流において実焦点面積が小さくなるほど熱電子密度は高くなり，ターゲット面に集中して高速熱電子が衝突するため実焦点面の温度は上昇する。したがって，実焦点の単位面積あたりに供給できる電気エネルギーが制限されることから，単位面積あたりの最大許容入力が決められる。その最大許容入力は，実焦点面積に比例することから，この実焦点の単位面積あたりの最大入力を公称陽極入力という。同一ターゲット角度の固定陽極X線管では，その最大許容入力は実効焦点面積に比例することになる。図33は回転陽極X線管の焦点面積による許容負荷の違いを比較したもの

---

*13　ブルーミング値：X線管の実効焦点の特性を表わすものとして，現実の負荷条件によって得られた二つの解像限界の比の値（JIS Z 4704）。
*14　最大陽極熱容量［陽極蓄積熱容量］：許容される陽極熱量の最大値（JIS Z 4704）。
　　陽極熱量（anode heat content）：負荷中に蓄積するか負荷後に残留するX線管の陽極に含まれる熱の瞬時値（JIS Z 4704）。
　　等価陽極入力（equivalent anode input power）：連続的に付加したとき，陽極熱容量をある規定の水準に維持する陽極入力の値。撮影定格に関しては，撮影定格における初期陽極熱量を最も高い水準に維持できる電力（JIS Z 4704）。
*15　負荷時間：陽極入力をX線管に供給している撮影時間（JIS Z 4704）。

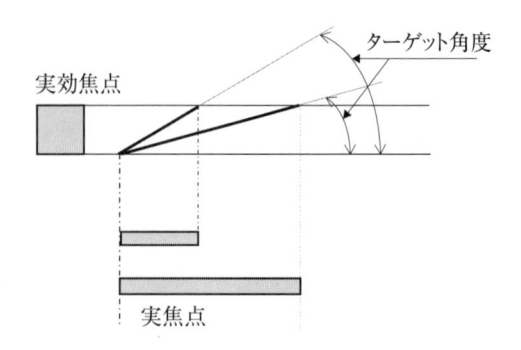

図34 ターゲット角度による実焦点の変化

である。
2) ターゲット角度

　ターゲット角度を小さくすれば同一実効焦点に対し，実焦点面積を大きく取れるため，許容負荷は大きくすることができる（図34）。しかし，ターゲット角度が小さくなると利用線錐の角度も小さくなるため，ヒール効果により陽極側と陰極側で濃度変化が起きることから，フィルムの使用サイズによって撮影距離が制限されることになる。回転陽極X線管のターゲット角度は循環器撮影用X線装置などに使用される大容量X線管では9°などが使用されているが，一般撮影では16〜12°管が多く使用されている。

3) 陽極の回転数と焦点軌道直径

　同一ターゲット角度の回転陽極X線管の公称陽極入力（最大入力）には近似的に次式の関係がある。ただし，次式が成り立つのは0.1s以下の短時間負荷の場合であって，負荷時間が長くなるとターゲット面の平均温度が上昇するため成り立たなくなる。

$$公称陽極入力 = \frac{K \times L \sqrt{n \times d \times w}}{\sin \theta}$$

　L：焦点長さ，n：陽極回転数，d：焦点軌道直径，w：焦点幅，K：定数，θ：ターゲット角度
　これから，同一ターゲット角度の回転陽極X線の公称陽極入力は焦点長さに比例して，焦点幅と陽極回転数および焦点軌道直径の平方根に比例する。
　陽極の回転数n（rpm：revolutions per minute）は次式で表される。

$$n = \frac{120 \times f}{p} \quad (\text{rpm})$$

　f：電源周波数（Hz），p：ステータの極数（通常は2）
　誘導電動機ではコイルが対向するため回転磁界が発生する。磁界の回転速度は電流の周波数f（Hz）に比例し磁極対の数Pに反比例する。したがって，1分間における陽極の回転数n（rpm）は

$$n = \frac{60 \times f}{P} \quad (\text{rpm})$$

で表され，1対あたり2極のため，磁極数をpとすると

$$n = \frac{120 \times f}{p} \quad (\text{rpm})$$

で表される。

　陽極回転数は，ロータの滑りなどがあるため10%程度低下する。

　普通回転のX線管ターゲットの回転数は50Hzで約2800rpm，60Hz約3300rpmとなる。陽極の回転数は電源周波数で変わることから，同一規格のX線管であっても60Hzで使用した場合，約10%許容負荷は増大する。こうした理由から，現在使用される循環器撮影用X線管では，容量を多く得られるようにステータ電源周波数を180Hzで，陽極の回転数を約9800rpmで使用されている。一般撮影系のX線管のターゲット直径は74～100mmあり，循環器撮影用は140mmのものが使用されている。このように陽極の回転数およびターゲットを大きくすることで，高速回転では普通回転と比べ約2.2倍の許容負荷を取ることができる。

4）管電圧波形

　回転陽極X線管の短時間許容負荷は，ターゲット面全周に均一に負荷を加えることで許容負荷を大きくすることができる。この理由は，2ピーク形X線高電圧装置のように，正弦波で脈動する負荷をX線管に加えた場合，平均陽極入力に比べ尖頭陽極入力（管電圧・管電流の波高値）が大きくなり，焦点軌道は部分的に温度上昇するためである。したがって，同一X線管であっても使用するX線高電圧装置によって短時間許容負荷は異なり，リプル百分率の小さいインバータ式X線高電圧装置のほうが2ピーク形X線高電圧装置に比べ大きく取れる。図35は同一X線管による整流方式の違いによる短時間許容負荷を比べたもので，最大陽極熱容量175kJ（250kHU）のX線管の短時間最大入力規格表である。これから，通電できる管電流を比較すると，負荷時間50msでは12ピーク形X線高電圧装置は2ピーク形X線高電圧装置に比べ1.14倍程度流すことができる。しかし，12ピーク形X線高電圧装置の電気入力は2ピーク形に比べ大きいため，時間が長くなるに従いターゲット全体の温度が上昇し，短時間許容負荷は制限されるようになり，0.3s付近で同一の値となることがわかる。

5）負荷時間

　負荷時間（loading time）は陽極入力をX線管に供給している時間をいう[8]。

　図23，図35からわかるように，負荷時間が長くなるに従い，X線管に通電できる管電流値は制限されるため，短時間許容負荷は低下するが負荷時間が2倍になると許容負荷が1/2に制限されるわけではない。この理由は，熱伝導で負荷時間が長くなっても焦点温度はそれほど上昇しないからである。同じX線管（陽極熱容量が等しい）の小焦点の場合は小焦点ほど許容負荷は小さくなるが，大焦点に比べ陽極に蓄積する熱量が少ないため，負荷時間による許容負荷の変化は大焦点より少ない。

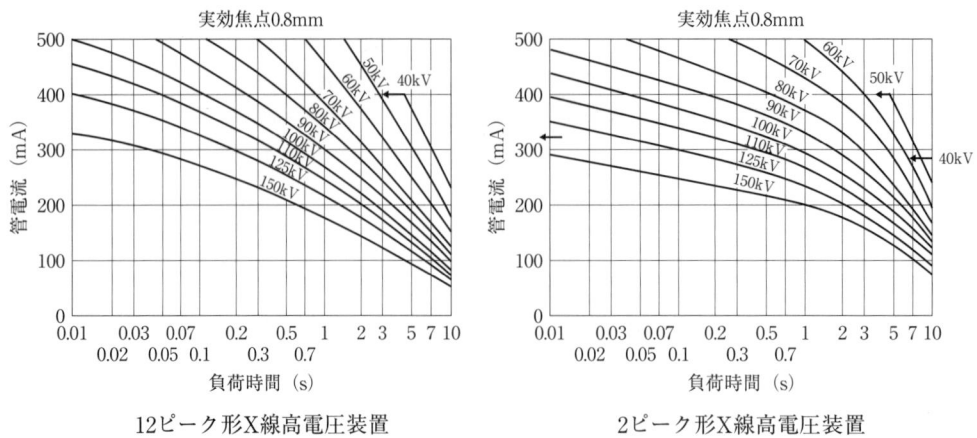

図35 管電圧波形の違いによる短時間最大入力の違い
ステータ電源周波数180Hz，最大陽極熱容量175kJ（250kHU）

6）最大単発負荷定格（短時間最大入力）[8]

陽極入力〔X線管入力〕（anode input power）はX線管の陽極に加えられる電力をいい，公称陽極入力〔最大入力〕（nominal anode input）は規定の負荷時間（固定陽極管：1s，回転陽極管：0.1s）で使用条件（焦点寸法，管電圧波形，陽極回転数など）における陽極入力の最大許容値をいう。最大単発負荷定格（maximum single loading ratio）は1回の負荷に許されるX線負荷の最大値をいう。

陽極入力（kW）は次式によって与えられる。

$$P = U \times I \times f \times 10^{-3}$$

P：陽極入力（kW），U：管電圧（kV），I：管電流（mA）
f：管電圧のリプル百分率[*16]によって定まる定数
　　$f = 1.0$ ：リプル百分率が10％以下の場合
　　$f = 0.95$：リプル百分率が10％を超え25％以下の場合
　　$f = 0.74$：リプル百分率が25％を超える場合

図23，図35はX線管の最大単発負荷定格の一例を示したもので絶対最大定格を示し，いかなる場合もこの値を超えてはならないことを意味する。したがって，実際のX線高電圧装置の性能は日本工業規格で決められており，その許容値は管電圧では±10％以内，管電流で±20％以内，撮影時間は±（10％＋1ms），管電流時間積（mAs）は±（10％＋2mAs）である[20]。こうした許容値を考慮した場合，使用できる最大値は絶対最大定格図の85～90％程度となる。また，透視や撮影によって陽極に熱が蓄積していた場合はさらに制限を受ける。

2.2.2 長時間負荷

陽極全体の温度により制限を受けるため，長時間負荷に有利なX線管装置は陽極熱容量，陽極冷却率，管装置熱容量および管装置冷却率が大きいことが要求される。現在使用されている診断用X線管の冷却方式は油浸式であるが，透視と撮影を繰り返すような混合負荷の場合は，送風機を装着し管容器を外部から冷却する。X線CT装置および循環器撮影用X線装置に使用される大容量のX線管では，熱交換器を付けたものが使用されている。

1) ヒートユニット[8]

陽極に発生する熱量は，管電圧，管電流および時間の積に比例する。これらの単位が実効値で表されるなら積はジュール（J）またはワット秒（Ws）で表される。しかし，X線装置の場合，管電圧は波高値，管電流は平均値であることなどから，X線管の入力を表す特別の単位としてヒートユニット（HU：heat unit）が定義され*17，値はX線回路に従って次式で求める。

なお，ここで用いる記号の意味は次のとおりとする。

U：管電圧（kV），I：管電流（mA），t：負荷時間（s），C：コンデンサ容量（μF）

① 単相全波整流回路，単相半端整流回路または自己整流回路の場合

　　HU値 $= U \times I \times t$　　　1sあたりのHU値 $= U \times I$

② 三相全波整流回路またはこれと同等のリプル百分率をもつ回路の場合

　　HU値 $= U \times I \times t \times 1.35$　　1sあたりのHU値 $= U \times I \times 1.35$

③ 定電圧回路の場合

　　HU値 $= U \times I \times t \times 1.41$　　1sあたりのHU値 $= U \times I \times 1.41$

④ コンデンサ式の場合

　　HU値 $= 0.71 \times C\,(U_1^2 - U_2^2)$

ただし，U_1は放電開始時，U_2は放電終了時の管電圧を表す。

2) 陽極熱量と冷却曲線[8]

陽極熱量（anode heat content）は負荷中に蓄積するかまたは負荷後に残留するX線管の陽極に含まれる熱の瞬時値で，許容される陽極熱量の最大値を最大陽極熱容量〔陽極蓄積熱容量〕（maximum anode heat capacity）という。陽極熱量が最大陽極熱容量と等しくなるまで負荷した後，陽極入力がゼロの状態で，陽極熱量を時間の関数として表した曲線を陽極冷却曲線（anode cooling curve）という。陽極熱量が時間とともに減少していく割合が陽極冷却率で，その最大値を陽極最

---

*16　管電圧リプル百分率は，次式で求める。

$$\Delta U = \frac{U_{\max} - U_{\min}}{U_{\max}} \times 100$$

ΔU：リプル百分率（%）
$U_{\max}$：電源の各周期における管電圧波形の最高値
$U_{\min}$：電源の各周期における管電圧波形の最小値

*17　HU値と他の単位の換算は，1HU = 0.71Ws = 0.71J = 0.17cal
　　　　　　　　　　　　　　　　1HU = 0.71Ws/s = 0.71J/s = 0.17cal/s

大冷却率という。陽極最大冷却率はワット値（W），または単位あたりのヒートユニット値（HU/s）で表す。

X線管装置熱量（X-ray tube assembly heat content）は，X線管装置（防護形X線管容器にX線管を封入したもの）に蓄積されるか，残留する熱の瞬時値をいい，規定の周囲条件下で許容されるX線管装置熱量の最大値を最大X線管装置熱容量〔X線管装置蓄積熱容量〕（maximum X-ray tube assembly heat capacity）という。X線管装置冷却曲線（X-ray tube assembly cooling curve）は，X線管装置熱量が最大X線管装置熱容量に等しくなるまで入力した後，X線管装置に入力を加えないで放置した状態で，X線管装置熱量を時間の関数として表した曲線をいう。また，陽極冷却曲線の場合と同様に，X線管装置冷却率およびX線管装置最大冷却率があり，ワット値（W）または単位時間あたりのヒートユニット値（HU/min）で示される。

最大冷却率は規定の周囲条件下で許容される熱量の最大値になっているときの放熱の割合を示すことから，これと同じ割合で連続的に入力することが可能となる。これは，ある管電圧においては，

　　最大冷却率（W）／〔f×管電圧（kV）〕＝管電流（mA）

　　f：管電圧リプル百分率で定まる定数

に相当する管電流の範囲内で連続的使用ができる。

陽極あるいはX線管装置のX線負荷入力に対して，熱量を入力時間の関数として表した曲線を陽極加熱曲線（anode heat up curve）あるいはX線管装置加熱曲線（X-ray tube assembly heating curve）といい，縦軸に蓄積される熱量（JまたはHU），横軸に冷却または負荷時間で表す。陽極熱特性および全熱特性の例を図36に示す。

2.2.3 混合負荷

負荷としてはスポット撮影，集団検診撮影，高速連続撮影およびX線シネ撮影などが考えられ，いずれも短時間負荷と長時間負荷の混合したものをいう。

1）スポット撮影

胃透視撮影が代表的な例としてあげられ，透視による負荷でターゲット温度が上昇した状態で撮影が繰り返されるため，撮影時の負荷は最大単発負荷定格の70％程度に制限されている。透視と撮影が繰り返し行われる場合は，その合計の入力がX線管最大連続入力[18]を超えて使用することはできない。

2）集団検診撮影

胸部撮影のように毎分数回の繰り返しで行われる撮影では，ターゲット温度が上昇するため，1回あたりの負荷は最大単発負荷定格の80％程度に制限される。X線管負荷条件と撮影頻度を同一と考えた場合，撮影頻度は次式の平均入力から求めることができる。

---

[18] X線管最大連続入力〔長時間最大入力〕（long-time maximum input）：最大陽極熱容量を超えない範囲で連続して加えることのできる陽極入力の最大値。

最大陽極熱容量：140kJ（200kHU）
陽極最大冷却率：710W（1000HU/min）

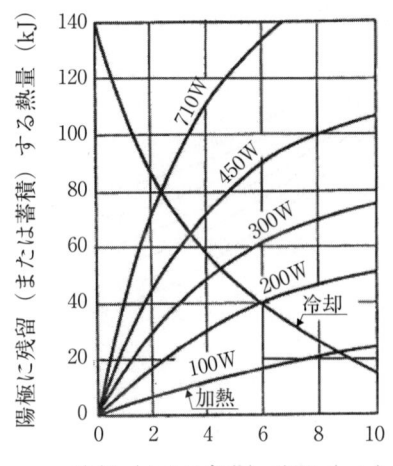

最大X線管装置熱容量：1050kJ（1500kHU）
X線管装置冷却率　送風機付：425W（36kHU/min）
　　　　　　　　送風機無：215W（18kHU/min）

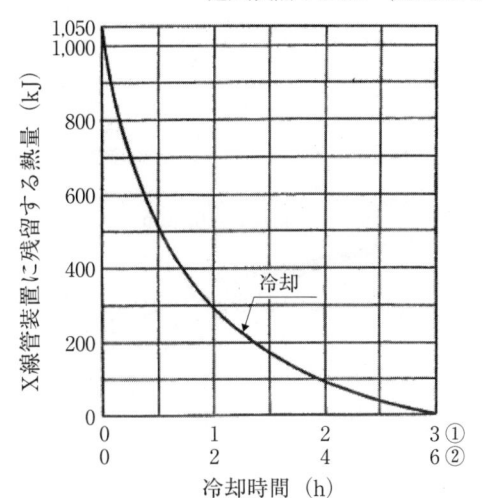

冷却（または負荷）時間（min）
加熱曲線は撮影時のX線管への平均最大入力例
陽極熱特性

冷却時間（h）
①：送風機使用時　②：送風機不使用時
全熱特性

図36　熱特性図（DRX-2903HD）
資料提供：東芝電子管デバイス株式会社

X線管連続負荷に換算した平均入力（W）は

$$W = \frac{U \times I \times t \times f}{T}$$

U：管電圧（kV），I：管電流（mA），t：撮影時間（s），f：管電圧リプル百分率で定まる定数，T：撮影間隔（s）

で表すことができる。

ここで求められた平均入力が使用するX線管のX線管装置最大冷却率以下であればよいことになる。

同一条件下で繰り返し撮影する場合の最短撮影間隔は次式で求まる。

$$最短撮影間隔（s）= \frac{U \times I \times t \times f}{X線管装置最大冷却率}$$

また，毎分の最高撮影頻度数は次式になる

$$毎分の最高撮影頻度数 = \frac{60 \times X線管装置最大冷却率}{U \times I \times t \times f}$$

3）高速連続撮影

血管撮影など動きの速いX線写真撮影では，短時間で繰り返しの撮影が行われる。また，カテー

使用回路：12ピーク形X線高電圧装置，インバータ式X線高電圧装置，定電圧方X線高電圧装置
動作条件：電源周波数50/60Hz，ステータ電源周波数180Hz

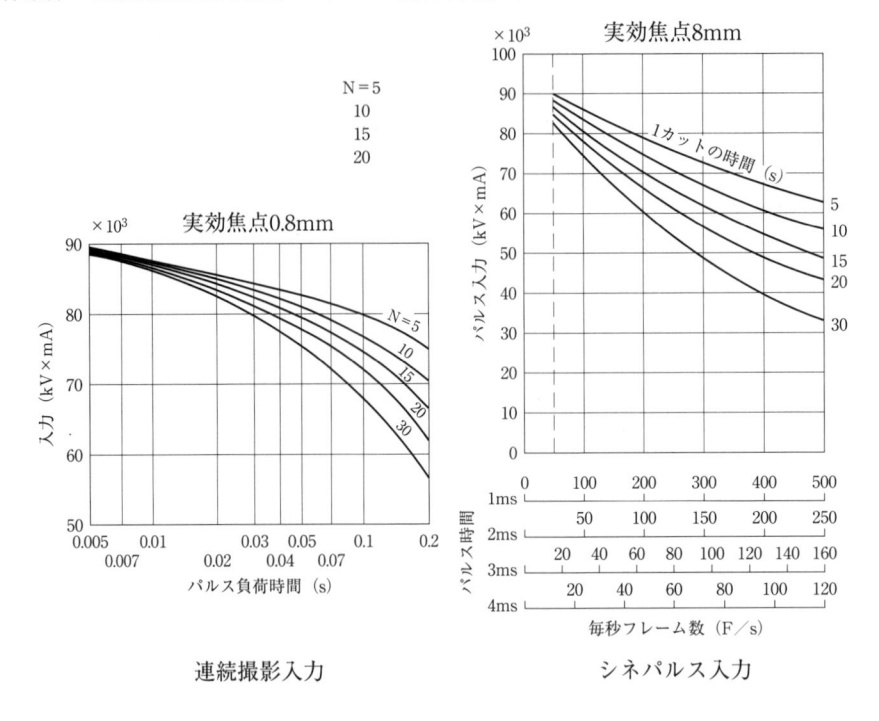

連続撮影入力

シネパルス入力

図37 繰り返し負荷定格表DRX-T7445GDS
　　　陽極熱容量1300kJ（1800kHU）
　　　資料提供：東芝電子管デバイス株式会社

テル操作などによる透視も含まれるため，X線管にとって負荷の大きな撮影となる。したがって，最大陽極熱容量，最大X線管装置熱容量，陽極最大冷却率およびX線管装置最大冷却率の高いX線管装置が用いられる。現在のX線管装置は，最大陽極熱容量が800〜3000kHU（570〜2150kJ），最大X線管装置熱容量で2590〜2890kHU（1840〜2050kJ），陽極冷却率では3500〜7700HU/s（2500〜5500W），X線管装置冷却率では118〜296kHU/min（1400〜3500W）のものが用いられ，陽極はグラファイトの張り合わせで，かつ熱交換器付が用いられている。高速連続撮影によって陽極に発生する熱量の生成過程は，焦点面にパルス上の繰り返し負荷が加えられるため焦点温度は急激に上昇し，この熱は熱伝導によりターゲット全体に，さらに陽極全体の温度上昇となり，繰り返し負荷が加えられる間に熱放射や熱伝導によって管容器全体の温度が上昇することになる。許容負荷を求めるには，撮影時間×撮影回数（1シーンの時間，フィルム枚数）で総負荷時間が決まるため，撮影管電圧と管電流に対する総負荷時間（最大単発負荷定格表の負荷時間に相当）が最大単発負荷定格の使用を範囲以内であればよいことになるが，実際は撮影前の透視などによる陽極などの温度上昇により，負荷定格表より制限を受ける。図37は繰り返し負荷定格（X-ray tube repeatable maximum input）を表したもので，左は数十msの撮影時間で繰り返し撮影を行う血管撮影などの

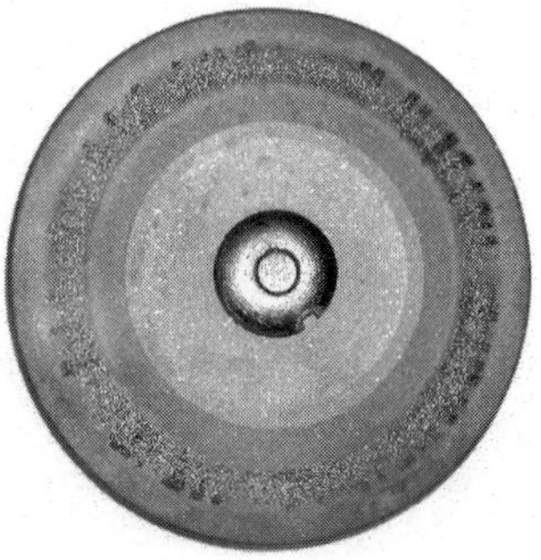

図38　ターゲット表面の荒れ

場合の最大入力図で，縦軸は陽極入力，横軸は撮影時間で表し撮影枚数ごとで入力を決めている。右は数msのパルス（撮影時間）で15～90f/s（フレーム／秒）で1シーン5～30s程度撮影するシネ撮影時の最大入力図である。縦軸は陽極入力，横軸は撮影時間と毎秒のフレーム数を組み合わせで表し1シーンの撮影時間で入力を制限している。

2.3　焦点荒れ

X線管ターゲットに最大単発負荷定格以上の過大負荷が加えられた場合，焦点温度がタングステンの融点以上に達し焦点が融解する。また，1回のX線負荷が過大でなくても電子衝撃面が高頻度で繰り返し使用された場合，焦点面には除々であるが亀裂が入り荒れてくる。焦点が荒れてきた場合，高速熱電子が亀裂部に突入し，亀裂部から発生したX線はターゲット自体に吸収され，利用線錘方向のX線は減少する。図38はターゲット面の荒れを表したものである。現在使用されているX線管陽極は，焦点荒れを防止するため，レニウム（Re）入りタングステンや鉄入りタングステンのターゲットが用いられている。タングステンにレニウムや鉄などの異種金属を添加することで，合金の結晶が細かくなり再結晶温度が上昇し耐熱性も向上する。

2.4　X線管定格[8]

診断用X線管装置の定格は，下記の項目の材料や数値で表される。

焦点の呼び（寸法）および基準軸，ターゲット材質，ターゲット角度（°），公称最高（充電）管電圧（kV），公称最高逆電圧（kV），公称最高陽極（陰極）・設置間（逆）電圧（kV），最高フィラメント格子管電圧（V），管電流遮断格子電圧（V），最高フィラメント電圧・電流（V，A），公称陽極入力（kW），X線管（装置）最大連続入力（W），最大陽極熱容量（J），最大X線管装置熱容量（J），陽極加熱曲線，陽極冷却曲線，陽極最大冷却率（W），X線管装置加熱曲線，X線管装置冷却曲線，X線管装置最大冷却率（W），定格陽極回転速度（min-1）｛rpm｝，起動・制動時間（s），X線放射角度（°），最大対称照射野（mm）およびその最大対称照射野が得られるSID（mm），固有ろ過（mCu, mmAl, mmBe），漏れ線量（mGy），冷却方式，質量（kg）。

表5 X線管装置からの漏れ線量の最大値（JIS Z 4704：2005）

種　類	漏れ線量率
公称最高管電圧50kV以下の治療用X線装置	X線管装置の接触可能表面から5cmの距離における値は，1hあたり1.0mGy
公称最高管電圧50kVを超える治療用X線装置	X線管焦点から100cmの距離における値は，1hあたり10mGy，かつX線源装置の接触可能表面から5cmの距離における値は，1hあたり300mGy
公称最高管電圧125kV以下の口内法撮影用X線装置	X線管焦点から100cmの距離における値は，1hあたり0.25mGy
上記以外のX線装置	焦点から100cmの距離における値は，1hあたり1.0mGy
コンデンサ式X線発生装置	充電状態であって，照射時以外のとき，接触可能表面から5cmの距離における値は，1hあたり20μGy

3. X線源装置

3.1　X線管装置[8), 21)]

　防護形X線管容器にX線管を封入したものを医用X線管装置（medical X-ray tube assembly）という。X線管容器は防電撃形で規定のX線遮へいを施し，X線用高電圧ケーブルの接続部およびX線管を動作させるために必要な付属品を含むものである。管容器は軽合金製で内側にX線遮へいのため鉛板が張られている。容器内には絶縁と冷却の目的で高純度の絶縁油が充塡され，容器中央に放射口が設けられている。放射口には樹脂製のコーンがはめ込まれ，その外側には焦点外X線防止のための鉛コーンが取り付けられている。容器の陰極側には熱による絶縁油の膨張を調整する圧力スイッチのベローズ（bellows）があり，X線管の破損を防止するようになっている。大型のX線管装置では，陽極側にはサーマルスイッチが取り付けられ絶縁油の温度が80℃を超えると動作し，高電圧回路を遮断しX線管を保護するようになっている。X線管装置の漏れX線の遮へいはX線管の種類によって規制され，漏れ線量の最大値は表5に示す値となっている。また，X線可動絞りと組み合わせで使用するX線管装置では表に示す値の最大値の65%となっている。図39は回転陽極管を封入したX線管装置の断面を示したものである。

3.2　X線可動絞り

　X線可動絞り（X-ray beam limiting devices）は，X線管装置および一体形X線発生装置に取り付け，X線照射野を調整することができるX線ビーム制限器をいう[22)]。このX線ビーム制限器は被ばく線量低減を図ることを目的とすることは当然であるが，撮影および透視画像の画質の向上にも大きな役割を持っている。図40は代表的なX線可動絞りの構造を示したものである。利用ビーム[*19]を得るのに大きく貢献しているものは鉛板を主材料とした羽根と呼ばれるもので，上羽根，下羽根および奥羽根の3枚がある。上羽根は利用ビーム制限羽根をいい，利用ビームを得るうえで最も重

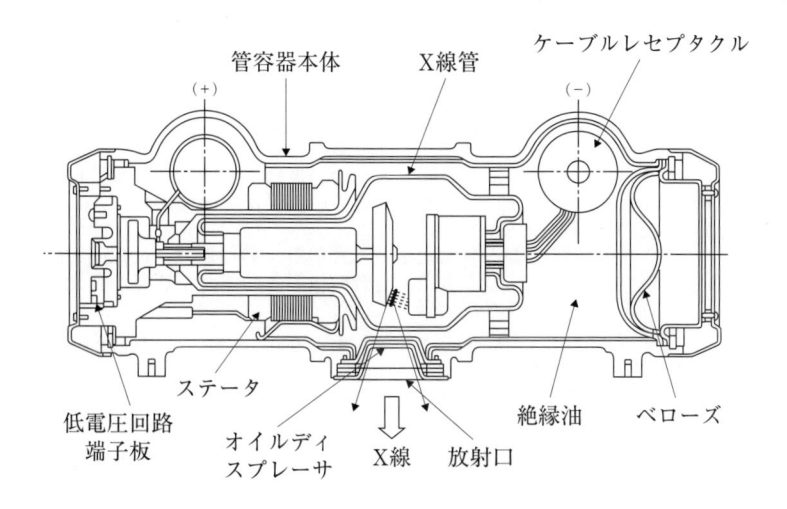

図39　X線管装置の断面

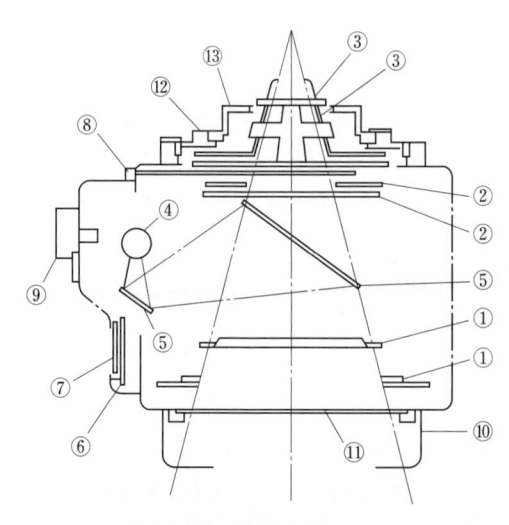

①上羽根　②下羽根
③奥羽根　④投光照準器
⑤ミラー　⑥指針　⑦目盛板
⑧付加フィルタ　⑨つまみ
⑩ガード　⑪アクリル板
⑫リング　⑬取り付けリング

図40　X線可動絞りの構造図

＊19　利用ビーム：診断に用いるため，その広がりを制限した一次X線。利用ビームには剰余X線が含まれる場合もある。

表6　X線可動絞りの性能（JIS Z 4712，JIS Z 4701）

項　目	規　格
照射野	最大照射野は，SID 65cmにおいて35×35cmを超えない 焦点から1m離れた平面状における最小照射野の長さおよび幅は5cm以下であること 目盛または数値による開示表示の精度は，表示したX線照射野と入射面上のX線照射野との大きさの差異が入射面の焦点からの距離の2％を超えない 投光照準器による開示表示（光照射野）の精度は，X線照射野の境界とそれに対応する光照射野の境界とのずれが焦点から光照射野までの距離の2％を超えない
光照度	光平均照度は，基準軸に直交し焦点から1m離れた平面状で100lx以上で，160lx以上が望ましい 光照射野の境界の照度比は，移動形X線装置で3以上，その他のX線装置で4以上であること
漏れ線量	歯科用X線撮影で管電圧125kV以下のX線源装置では，1hあたりの積算値が0.25mGyを超えない その他のX線源装置では，1hあたりの積算値が1.0mGyを超えない

要な働きをする。上羽根と連動して動く下羽根および奥羽根で，下羽根は散乱線の減少および可動絞りの漏れ線量低減に寄与し，奥羽根は焦点外X線を効果的に低減させる。X線照射の表示は投光照準器（ランプ），ミラーおよび上羽根を通過してくる光束によって得られる光照射野，上羽根と連動する指針，照射野を表す目盛板からなる開度表示機構によってX線を照射することなく確認ができる。そのほかに着脱可能なフィルタ，焦点-皮膚間距離を制限するガード，回転用リング，投光照準器点灯用スイッチおよび上羽根動作用ツマミなどが具備されている[21]。

X線可動絞りの性能を表6に示す。

3.3　X線源装置のろ過[11]

ろ過には，取り外しができない物質による線質等価ろ過を意味する固有ろ過（permanent filtration）およびX線管容器の外に取り付けたフィルタ，X線管可動絞り内のミラーおよび選択可能なフィルタを含めたろ過である付加ろ過（additional filtration）があり，固有ろ過と付加ろ過の総合されたものを総ろ過（total filtration）という。図41はX線源装置の総ろ過を表したものである。

X線源装置のろ過は患者の被ばくを考慮しJIS Z 4701で規定されX線装置の総ろ過を得るように，選択可能な付加フィルタが取り付けられるようになっている。その内容については，以下のように定められている。

(1) モリブデンターゲットを使用した公称最高管電圧が50kVを超えない乳房用X線装置は，総ろ過が0.03mmMoのエッジフィルタによるろ過以上であること。

(2) モリブデン以外の材質のターゲットを使用した公称最高管電圧が50kVを超えない乳房用X線装置は，X線ビームの第一半価層が，管電圧30kVで0.3mmAl，40kVで0.4mmAl，50kVで0.5mmAl以上でなければならない。

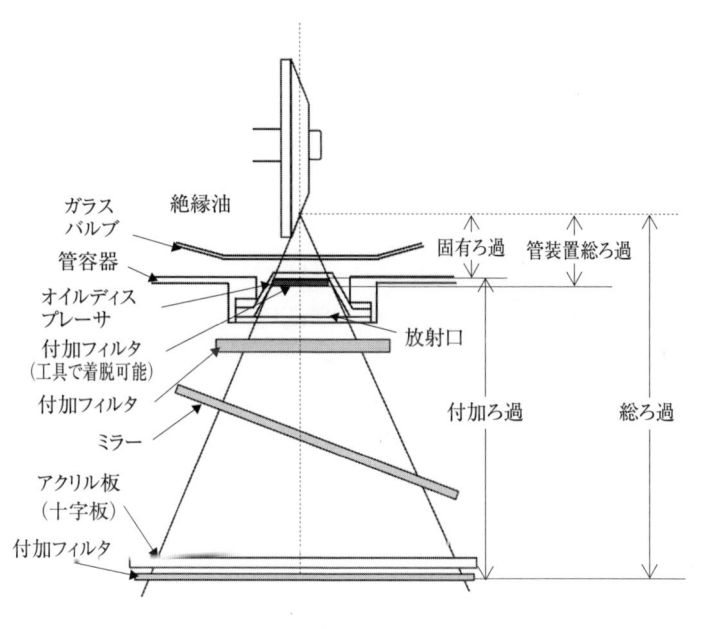

図41 X線源装置のろ過

(3) 公称最高管電圧が70kVを超えない歯科用X線装置，線質等価ろ過が1.5mmAl以上であること．
(4) 上記に含まれないX線装置は，線質等価ろ過が2.5 mmAl以上であること．

参考文献
1) 東芝電子管技術資料　X線管．東芝電子管デバイス（株）．
2) 青柳泰司．診断用X線装置．コロナ社．1979．
3) フリー百科事典（ウィキペディア）．
4) 青柳泰司．改定 診断用X線装置．コロナ社．1984．
5) 関　義孝，加来英一，村木　威．W-Mo張合わせターゲットを使用した診察用回転陽極管．東芝レビュー．1967；22（12）：1445-1447．
6) 小野勝弘，北出康一，景山　勉．CTスキャナ用大容量回転陽極X線管装置．東芝レビュー．1982；22（9）：777-780．
7) 三好邦昌．X線管．JIRAテクニカルレポート．2000；10（2）：38-43．
8) JIS Z 4704-2005　医用X線管装置．日本規格協会．2005．
9) 宮﨑　茂．冠動脈IVR―冠動脈形成術とIVR用X線装置―．日放技学誌．1999；55（11）：1081-1092．
10) 関　義孝，田辺　要，村木　威．マンモグラフィ用回転陽極X線管．東芝レビュー．1967；22（11）：1333-1335．

11) JIS Z 4701-1997　医用X線装置通則．日本規格協会．1997.
12) 青柳泰司．放射線機器工学（Ⅰ）X線診断機器．コロナ社．1990.
13) 山村俊夫，村木　威，石井泰則，他．高速拡大ステレオ撮影用X線管装置および制御装置．東芝レビュー．1981；36（5）：1-5.
14) 石井泰則，山村俊夫，村木　威，他．立体撮影用X線管装置および制御装置．日放技学誌．1983；39（5）：345-349.
15) 青柳泰司，安部真治，小倉　泉，他．改定　放射線機器工学（Ⅰ）X線診断機器．コロナ社．1998.
16) 青柳泰司，安部真治，小倉　泉，他．新版　放射線機器工学（Ⅰ）X線診断機器．コロナ社．2004.
17) 青柳泰司，津田元久，金森宏司，他．放射線機器学　診療放射線技術学大系‐専門技術学系3．日本放射線技術学会・編．通商産業研究社．1983.
18) 青柳泰司，宮﨑　茂，松谷一雄，他．X線管陽極角度と放射強度分布について（第1報）．第32回日本放射線技術学会総会．1976.
19) 神田幸助．放射線情報学　診療放射線技術学大系‐専門技術学系7．日本放射線技術学会・編．通商産業研究社．p33-34, p124-126．1990.
20) JIS Z 4702-1999　医用X線高電圧装置通則．日本規格協会．1999.
21) X線診断装置の保守管理データブック．日本画像医療システム工業会．電子計測出版社．1997.
22) JIS Z 4712-1998　診断用X線可動絞り．日本規格協会．1998.

第3章　X線高電圧装置

1. X線写真撮影と診断用X線装置

1.1　X線撮影と撮影条件[1), 2)]

　X線写真撮影はX線発生装置から照射されるX線を利用して行われる。撮影の際には，X線の質と量を撮影対象となる被写体部位の吸収および求める画質に応じて制御しなくてはならない。この目的のために，X線撮影技術では管電圧，管電流および撮影時間の単位が使用されている。X線の質と量を管電圧波高値（kV），管電流平均値（mA），撮影時間（s）または管電流と撮影時間を乗じた管電流時間積（mAs）で表わすことは世界共通である。

1）X線撮影条件と画質の関係

　X線管の両極に印加された電圧（kV），X線管に流れた電流（mA），そのときの通電時間（s）とX線の発生（I）については，

$$I = q \times kV^2 \times mA \times s \quad (q：定数)$$

の関係がある。これが被写体を透過して写真効果（radiographic effect：RE）をもたらすときは，

$$RE = c \times \frac{kV^n \times mA \times s}{d^2}$$

　　　c：定数，n：管電圧指数，d：撮影距離

となる。この式から，X線写真撮影の画質に与える影響については，管電圧は線質に対してn乗の関係にある。管電流，撮影時間については線量に対し正比例の関係があり，撮影距離は線量に対し逆2乗の関係となる。

　なかでも，管電圧については線量および線質に対しn乗（2～6）の関係があり，線質が変化するとX線写真のコントラストが変化することになる。撮影条件を選択するときに重要な因子である管電圧指数nは，管電圧Vと蛍光量Fの関係から次式で求められる。

$$n = \frac{\Delta \log F}{\Delta \log V}$$

　図1のグラフはn値の求め方を表したもので，管電圧の変化分Δを5kVとするならば，各々の管電圧についてn値を算出することができる[3)]。図2は被写体厚をパラメータとした管電圧とn値の関係を示したものである。これから，管電圧が低く被写体厚が厚いとn値が大きくなるため，コントラ

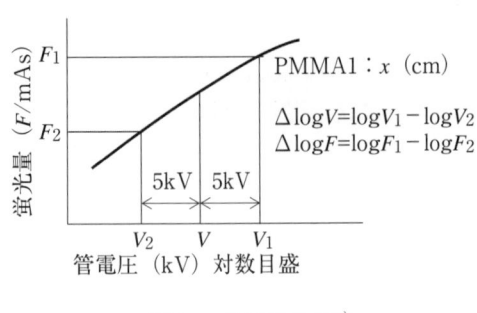

図1 n値の求め方[3]

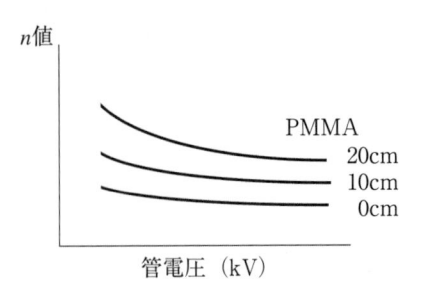

図2 管電圧とn値の関係[3]

ストが高くなることがわかる。医療情報を正しく伝えるX線写真を撮影するには，このような関係を理解し，目的とする被写体部位に合ったX線量，線質を適切に制御することが重要となる。

注：蛍光量計から得られる蛍光量はX線が増感紙を発光させたときその光を蛍光増倍管で電気信号として読み取った値である。したがって，蛍光量の値は単位をもたない。

1.2 診断用X線装置の構成と規格[4), 5)]

診断用X線装置の構成は，JIS Z 4701（医用X線装置通則）で分類されている。図3はJISで分類された構成を表したものである。これからX線発生装置は，X線の発生に必要なX線管装置，および発生したX線の範囲を制限する照射野限定器を含んだX線源装置，高電圧をX線管装置に導くためのプラグ付きX線高電圧ケーブルおよび高電圧を発生させるX線高電圧装置から構成される。X線の発生とX線を制御するX線高電圧装置の規格は，JIS Z 4702（医用X線高電圧装置通則）があり，定義（用語），種類，定格，電源設備，性能，構造，安全，試験および表示が規定されている。

主な定義と内容を下記に示す。

a) X線高電圧装置：X線発生装置においてX線管に供給する電気エネルギーの発生と制御のすべての構成要素を組み合わせたもので，通常，高電圧発生装置とX線制御装置から構成される。

b) 高電圧発生装置：X線高電圧装置のうち，高電圧変圧器とそのほかの高電圧回路構成部品からなる装置をいう。

c) X線制御装置：X線高電圧装置のうち，X線の制御に必要なすべての回路構成部品からなる装置。

d) インバータ式X線高電圧装置：X線照射中に直流電力を交流電力に変換して必要な高電圧を得るX線高電圧装置。

e) 変圧器形インバータ式X線高電圧装置：撮影時，X線照射エネルギーを電源設備から供給するようにしたインバータ式X線高電圧装置。

f) エネルギー蓄積形インバータ式X線高電圧装置：撮影時，X線照射エネルギーを電池またはコンデンサから供給するようにしたインバータ式X線高電圧装置。

g) 変圧器式X線高電圧装置：電源の各周期に多ピークの整流出力電圧を供給する単相および三相電源作動のX線高電圧装置。

h) 2ピーク形X線高電圧装置：電源の各周期ごとに2つのピーク値をもつ整流出力電圧が得られる

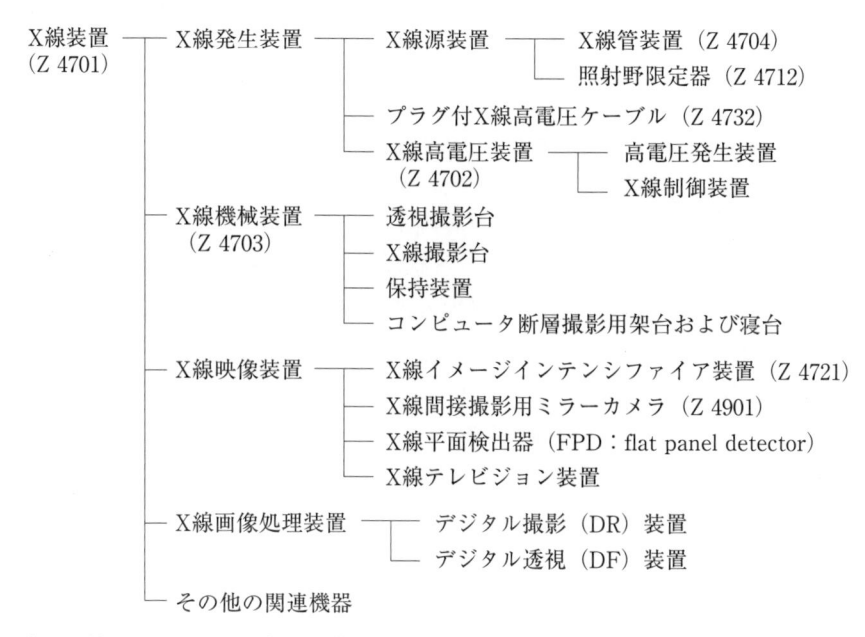

```
X線装置 ── X線発生装置 ── X線源装置 ── X線管装置（Z 4704）
（Z 4701）                              └ 照射野限定器（Z 4712）
                        ├ プラグ付X線高電圧ケーブル（Z 4732）
                        └ X線高電圧装置 ── 高電圧発生装置
                          （Z 4702）     └ X線制御装置
         ├ X線機械装置 ── 透視撮影台
         │ （Z 4703）  ├ X線撮影台
         │            ├ 保持装置
         │            └ コンピュータ断層撮影用架台および寝台
         ├ X線映像装置 ── X線イメージインテンシファイア装置（Z 4721）
         │            ├ X線間接撮影用ミラーカメラ（Z 4901）
         │            ├ X線平面検出器（FPD：flat panel detector）
         │            └ X線テレビジョン装置
         ├ X線画像処理装置 ── デジタル撮影（DR）装置
         │                └ デジタル透視（DF）装置
         └ その他の関連機器
```

注　X線発生装置は，照射野限定器を備えた一体形X線発生装置（JIS Z 4711）を含める。
　　X線制御器は，DR，DF装置のX線制御部を含める。
　　X線撮影台は，治療計画用X線撮影装置の撮影台，循環器用カテーテルテーブルなどを含める。

図3　医用X線装置の構成（カッコ内は関連JIS）

ようにした，単相電源で作動する変圧器式X線高電圧装置。

i ）6ピーク形X線高電圧装置：電源の各周期ごとに6つのピーク値をもつ整流出力電圧が得られるようにした，三相電源で作動する変圧器式X線高電圧装置。

j ）12ピーク形X線高電圧装置：電源の各周期ごとに12のピーク値をもつ整流出力電圧が得られるようにした，三相電源で作動する変圧器式X線高電圧装置。

k ）定電圧形X線高電圧装置：出力電圧のリプル百分率が4％を超えない電圧波形を出力するX線高電圧装置。

l ）コンデンサ式X線高電圧装置：電気エネルギーを高電圧コンデンサに蓄え，その放電によってX線管に1回の負荷を供給するようにした，撮影用コンデンサの容量2μF以下でX線照射の開閉を高電圧側で行うX線高電圧装置。ただし，高電圧出力の平滑用にコンデンサを使用しているX線高電圧装置は除く。

m）管電圧：X線管の陽極と陰極との間に印加される電位差で，通常管電圧は波高値をキロボルト（kV）で示す。管電圧の誤差は±10％以内である。

n ）公称最高管電圧：特定の操作条件に適用される最高許容管電圧。

o ）管電流：X線照射中にX線管の陽極に衝突する電子ビームによって流れる陽極電流をいう。管電流は平均値（mA）で示す。コンデンサ式X線高電圧装置を用いて撮影する場合は，波高値

(mAp) で示す。管電流の誤差は±20％以内である。管電流は通常陽極側を流れる電流をいうが，金属外囲器のX線管の場合，金属外囲器に電流が流れる（10％程度）ため，陰極側回路を流れる電流とする。

p) **公称最大管電流**：X線高電圧装置の使用できる最大管電流をいう。

q) **撮影時間**：撮影に有効な対放射線量が得られる時間をいう。インバータ式，6ピーク形，12ピーク形および定電圧形装置の撮影時間は，管電圧波形の立上り部および立下り部が，所定管電圧に対し各々75％になる間の時間をいう。2ピーク形の撮影時間（パルス数）は，電気角45°を超えた部分を1パルスと数える（図4）。撮影時間の誤差は±(10％＋1ms) 以内とする。

r) **管電流時間積**：X線管に負荷をかけることによる電気量で，ミリアンペア（mA）で表した平均管電流と秒で表した負荷の継続時間との積としてミリアンペア秒（mAs）で表示する。管電流時間積の誤差は±(10％＋0.2mAs) 以内とする。

s) **公称最大管電流時間積**：エネルギー蓄積形インバータ式X線高電圧装置の使用できる最大管電流時間積（mAs）の公称値をいう。

t) **公称最短撮影時間**：自動露出制御の場合において，所定の安定性を満足し実質的な濃度を均一にする最短撮影時間であり，タイマの最短撮影時間より一般に長い値となる（図5）。

u) **変動係数**：X線出力の再現性を表す係数。再現性は指定のX線管装置を用いて，連続して測定した10回のX線量[*1]から次の式によって求める。X線出力の変動係数は，すべてのX線条件の組み合わせで0.05以下となる。

$$C=\frac{S}{\overline{K}}=\frac{1}{\overline{K}}\left[\sum_{i=1}^{10}\frac{(K_i-\overline{K})^2}{9}\right]^{\frac{1}{2}}$$

C：変動計数，S：10回の測定による標準偏差，$\overline{K}$：10回の測定による相加平均値，K_i：i番目の測定値

v) **X線条件**：その値によってX線負荷が変化する条件で，管電圧，管電流，撮影時間などをいう。

w) **長時間定格**：透視を行う場合の定格をいい，10min以上連続してX線管に負荷できる最高管電圧の値およびその管電圧における最大管電流の値で示す。

x) **短時間定格**：撮影を行う場合の定格をいい，原則として0.1s以上X線管に負荷できる最高管電圧の値およびその管電圧における最大管電流の値の組み合わせで示す。変圧器式X線高電圧装置の場合は1s以上とする。コンデンサエネルギー蓄積形インバータ式X線高電圧装置またはコンデンサ式X線高電圧装置の場合は，X線管に負荷できる最高管電圧の値（kV）と管電流時間積（mAs）または撮影用コンデンサの容量（μF）で示す。

[*1] X線量は，空気中で測定した空気カーマ量で，その単位はグレイ（Gy）で表す。空気カーマ1Gyは29.7mC/kg {115R} に相当する。

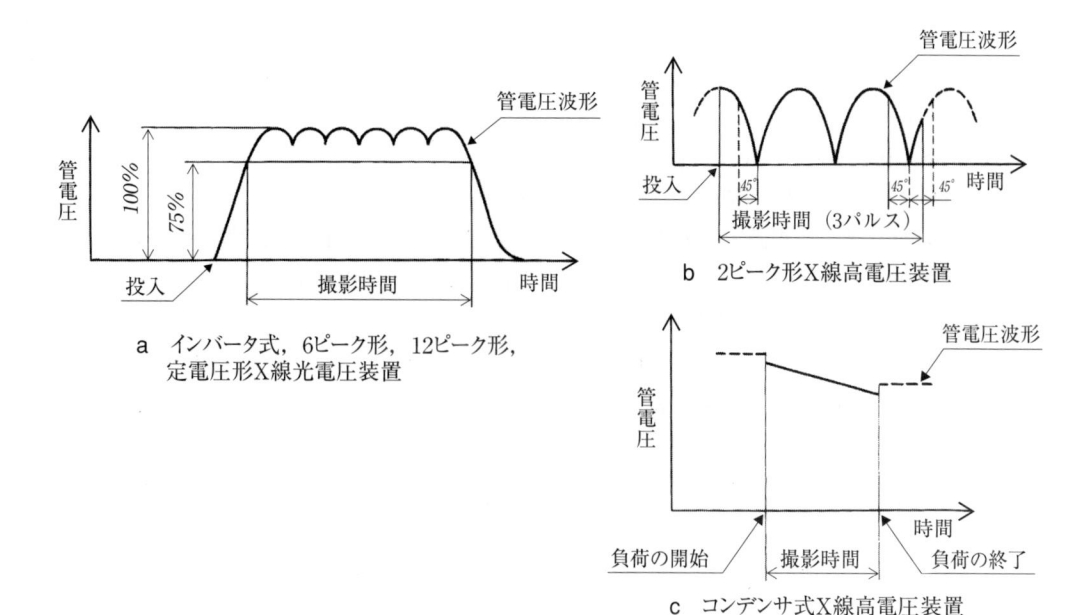

図4 撮影時間の定義（JIS Z 4702）

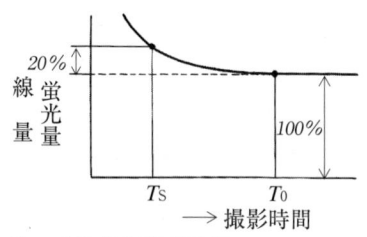

- a　インバータ式，6ピーク形，12ピーク形，定電圧形X線高電圧装置
- b　2ピーク形X線高電圧装置
- c　コンデンサ式X線高電圧装置

図5 公称最短撮影時間（JIS Z 4702）

T_S：公称最短撮影時間
T_0：X線遮断遅れによる濃度変化が無視できる値として定めた値。T_0は50倍のT_S以上のこと。

y）**公称最大電力**：X線高電圧装置においては，指定の負荷時間において，単一のX線管負荷を供給できる最大電力をいう。

(1) インバータ式X線高電圧装置および変圧器式X線高電圧装置：管電圧100kV（100kVに設定できない装置においては最も100kVに近い値），負荷時間0.1sにおいて，使用できる最大管電流と管電圧との積で表し，公称最大電力はキロワット（kW）で示し，次式から求める。

$$P = U \times I \times f \times 10^{-3}$$

P：公称最大電力（kW），U：管電圧（kV），I：管電流（mA），f：管電圧の波形に依存する因子で，次から選択する。

(a) 0.74：1ピークおよび2ピーク形X線高電圧装置。
(b) 0.95：6ピーク形高電圧装置。
(c) 1.00：12ピーク形X線高電圧装置および定電圧形X線高電圧装置。
(d) インバータ式X線高電圧装置においては，備考を参照して管電圧の波形から最も適切な値を0.74，0.95，1.00のなかから選び，それを選択した理由を明確にする。

備考　fの値は，次の値を参考とする。

$f = 1.00$　　　　リプル百分率 ≦ 10％
$f = 0.95$　　10％ < リプル百分率 ≦ 25％
$f = 0.74$　　25％ < リプル百分率

管電圧リプル百分率は，次の式によって求める（図6）。

$$\frac{U_{max} - U_{min}}{U_{max}} \times 100 (\%)$$

U_{max}：電源の各周期における管電圧波形の最高値，U_{min}：電源の各周期における管電圧波形の最小値

(2) コンデンサ式X線高電圧装置：負荷時間の0.1s間に管電圧が放電開始電圧の50％未満に降下しないような，ある放電開始管電圧で放電を開始する負荷のうち，0.1sの間に最大エネルギーをX線管に与えるエネルギーとして決定する。ただし，0.1s間に管電圧が放電開始管電圧の50％を超えるものでは50％を超えない最も大きい負荷時間で求める。

$$P = \frac{C}{2t}(U_1^2 - U_2^2) \times 10^{-3}$$

P：公称最大電力（kW），C：撮影用コンデンサの容量（μF），t：放電時間（s），U_1：放電開始時の管電圧（kV），U_2：放電停止時の残留管電圧（kV）

z) **公称最大エネルギー**：コンデンサ式X線高電圧装置において，最高定格管電圧からその値の1/2の残留管電圧になるまで放電した場合のエネルギーをいう。
aa) **高線量率透視**：限定された条件の下でだけ許可される高い線量率を用いた透視で，過度照射防止から，高線量率透視制御装置では125mGy/minに制限される。通常透視は50mGy/minに制限される。

2．変圧器式高電圧発生装置

高電圧発生装置は高電圧変圧器とそのほかの高電圧回路構成部品からなる装置で，構成要素には，①高電圧変圧器（主変圧器），②X線管フィラメント加熱変圧器，③高電圧整流器，④X線用高電圧ケーブル，⑤高電圧切換器，⑥低圧導線，⑦コンデンサ式X線高電圧装置では高電圧コンデンサ，

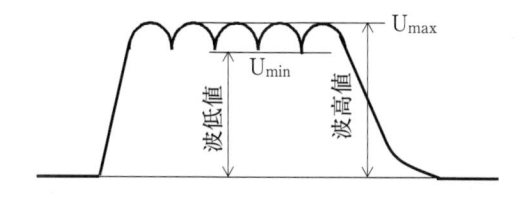

図6 管電圧リプル百分率の定義

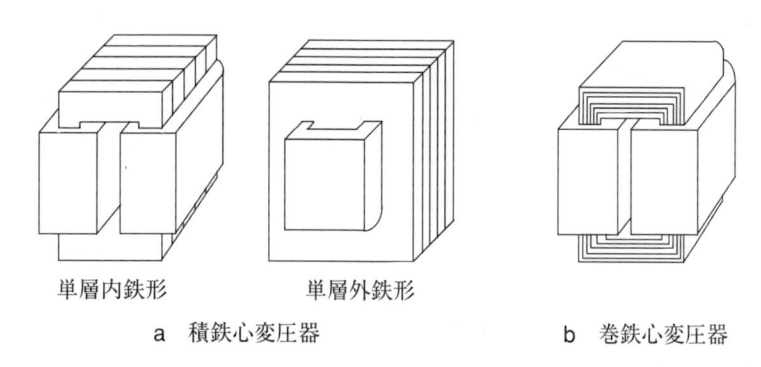

    単層内鉄形   単層外鉄形
        a 積鉄心変圧器   b 巻鉄心変圧器

図7 X線用高電圧変圧器の鉄心の形状

三極X線管制御器，などがある。

2.1 X線用高電圧変圧器[6)〜8)]

　高電圧変圧器（high tension transformer）は，X線制御装置から供給される電圧をX線管に加えX線を発生させるために必要な高電圧を発生させる装置で，主変圧器とも呼ばれる。

1）構造

　変圧器は交流電圧および電流の大きさを変えるもので，いずれも2個以上の電気回路が1個の共通の磁気回路と鎖交してできている。一般に，巻線は互いに独立し，電力は一方の巻線から磁気回路を通じて他方の巻線に伝わる。巻線は，電源に結ばれる側の巻線を一次巻線（primary winding），負荷側に結ばれる巻線を二次巻線（secondary winding）という。

　変圧器は鉄心と巻線の配置によって内鉄形と外鉄形に分類される。鉄心を内側にしてその外側に巻線を巻いたものを内鉄形（core type），巻線を内側にして外側に鉄心を配置したものを外鉄形（shell type）という（図7a）。変圧器の鉄心は短冊形に切ったけい素鋼板を積み重ねたものを使用していたが，現在では磁気特性の向上を図る目的で，鉄損を小さく磁束密度を高くできる冷間圧延けい素鋼帯を渦巻状に巻いて巻鉄心とし，この巻鉄心を固定し2つに切断し，切断面を研磨仕上げして巻線を挿入した後，鉄心を接着剤で固定した巻鉄心（カットコア）のものが多く使用されている（図7b）。

2）特徴

診断用X線装置に用いられる高電圧変圧器の主な特徴を以下に示す。

(1) 使用管電圧は40〜150kVであるため，二次側の出力電圧は40〜150kVの高電圧を発生させなくてはならない。一般的に管電圧（出力電圧）の調整は一次側の入力電圧を変化させて行われるため，電源電圧が200Vの場合一次電圧は50〜250V程度となり，巻線比は500〜600程度となる。
(2) 変圧器の容量は，2ピーク形X線高電圧装置で30〜50kVA，12ピーク形X線高電圧装置では70〜100kVAとなるが，負荷時間が数秒以下と短いため，動力用変圧器の設計基準と比較し変圧器の容量は1/3程度となる。
(3) 変圧器容量が小さいことから，その効率は動力用変圧器の98％（50kVA）程度に対しX線用が80〜85％と低くなっている。
(4) 直流高電圧発生装置であるため，同一容器内に整流回路が組み込まれる。

3）容量

X線用高電圧変圧器の容量はX線負荷時間が短いため，一般に使用されている配電用変圧器の容量と比較した場合1/3程度のものが使用されている。ここで。主に使用されている2ピーク形X線高電圧装置定格RF-500-150の装置の高電圧変圧器について考える。

RF-500-150の短時間定格

管電圧	管電流	負荷時間
125kV	500mA	1s以上
150kV	300mA	1s以上

高電圧変圧器の最大出力を求めると，最大出力Pは

$$P = \frac{1}{\sqrt{2}} E \times \frac{\pi}{2\sqrt{2}} I = \frac{\pi}{4} EI = \frac{\pi}{4} \times 125 \times 500 = 49 \times 10^3 = 49(kVA)$$

P：管電圧125kV，管電流500mA負荷時の出力，E：X線管電圧（波高値，kV），I：管電流（平均値，mA）

これから，出力としては49kVAとなるが，変圧器の容量としては電力用変圧器の1/3の16kVA程度のものが使用されている。

2.2 X線管フィラメント加熱変圧器

X線管のフィラメントは一般に負の高電位となるため，加熱変圧器の一次側と二次側は高電圧絶縁しなくてはならない。X線管のフィラメント電力は，最大で5.9A，17.8V程度であるので加熱変圧器の容量は105VA程度の小容量である。一般的にX線管は二重焦点のものが使用されているので，加熱変圧器は大焦点用と小焦点用の2個設けられている。

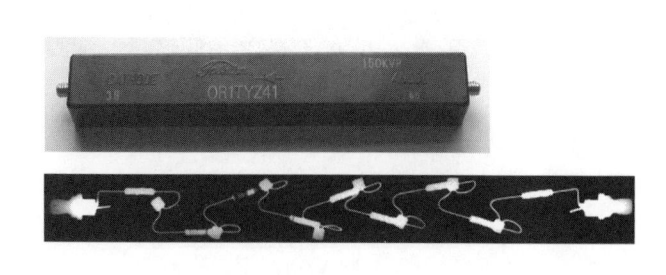

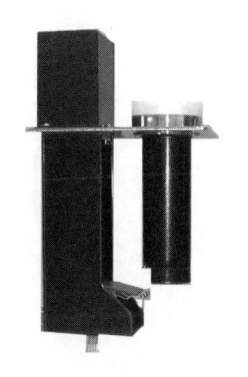

図8　シリコン整流素子の概観（上）と内部構造（下）

図9　高電圧切換器（東芝）

2.3　高電圧用シリコン整流器

　現在使用されているX線用整流器は整流管に代わって半導体整流素子が使われている。半導体整流素子にはセレン整流素子とシリコン整流素子があるが，X線用整流素子としては内部抵抗が少ないシリコン整流素子が使用されている。シリコン整流素子は1ペレットあたり約1000Vの耐圧があり，これを30段程度積層したものが一素子となっている。この素子を6～9個組み合わせて高電圧整流素子ができている[7]。図8はシリコン整流装置素子の概観および整流素子の内部を示したX線写真である。

　シリコン整流素子の特長は，①寿命が長く，特性劣化が少なく，機械的強度に強い，②内部抵抗が小さいことから発熱が少なく，高電圧発生装置の内部温度の上昇を少なくできる，③整流管に必要な加熱回路などが不要なため小形となり，高電圧発生装置を小形化できる，などがあげられる。欠点としては温度やサージ電圧に対する限界が比較的低いことがあげられる。

2.4　高電圧切換器

　高電圧切換器は，1台の高電圧発生装置で2個以上のX線管を使用する場合に高電圧側を切り換えるために使用するもので，一般的に高電圧発生装置に内蔵されている。現在，インバータ式X線高電圧装置が使用されるようになり，切換器のみ単独に絶縁油入り容器に入れて使用される場合も多くある。高電圧切換器により陽極側および陰極側同時に切り換えられるが，陰極側は低電圧で比較的電流の多いX線管フィラメント電流を切り換えるため，接点の接触が確実に行われない場合，管電流がX線管を切り換えるたびに変化することがある。図9は高電圧切換器の概観である。

2.5　X線用高電圧ケーブル

　高電圧発生装置で発生した高電圧をX線管に導くもので，外皮は接地され完全に防電撃となっている。高電圧ケーブルの構造は中心に錫メッキされた3本の銅線があり，その外側をゴム絶縁体で覆い絶縁する。その外側に錫メッキされた細かい軟銅線で編まれた遮へい層があり，この部分が接地される。陽極側にも同じ高電圧ケーブルが使用されるが，この場合3本の銅線は短絡して使用さ

図10　X線用高電圧ケーブルの断面

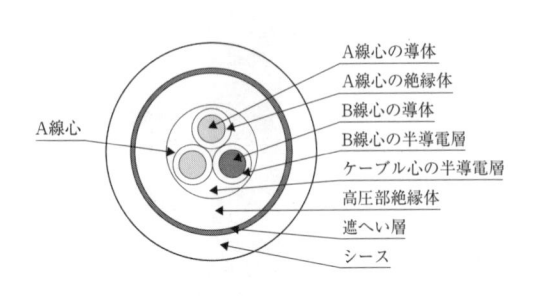

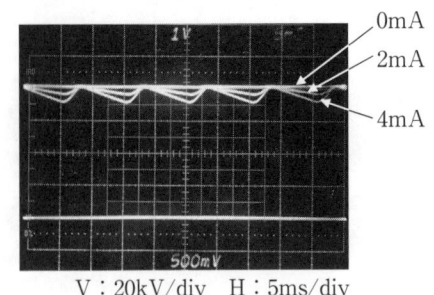

図11　ピーク形高電圧装置の透視時の管電圧波形
管電圧80kV，管電流0，2，4mA

れる。図10にX線用高電圧ケーブルの断面図を示す。

　高電圧ケーブルの必要条件は，①十分に高電圧に耐えること，②X線管フィラメント加熱電流をできるかぎりわずかな損失で流せること，③柔軟性に富み，曲げても耐電圧が低下しないこと，などが求められ，JIS C 3407（X線用高電圧ケーブル）で耐電圧，導体抵抗および曲げの試験項目がある[9]。

　高電圧ケーブルは線心と遮へい層の間に220〜250pF/mの容量があるため，透視時のように管電流が数mAの場合は，この容量により平滑されることになる。図11は2ピーク形X線高電圧装置の透視時の管電圧波形で，ケーブル容量によって平滑され管電圧波形が定電圧波形に近くなっている。

2.6　絶縁油

　高電圧発生装置に使用される絶縁油は，コスト，信頼性，冷却などを考慮し一般的に電気絶縁油が使用されている。目的は高電圧発生装置絶縁と冷却のために用いられる。電気絶縁油は JIS C 2320 で規定されX線装置に使用される絶縁油の多くは2号絶縁油である[10]。絶縁油として必要な条件は，①絶縁耐力が大きい，②粘度が低く冷却効果が大きい，③引火点が高い，などがあげられる。電気絶縁油の破壊電圧などの特性についての試験方法は JIS C 2101 に定められている[11]。絶縁油は水，繊維，塵埃といった不純物の混入や酸化によってできるスラッジ（褐色粘性の沈殿物）が沈殿すると，それらの含有量によって絶縁効果が10kV/mm以下に低下することもあり，取り扱いには十分注意を要する。

2.7　自己整流X線装置[12]

2.7.1　概要

　自己整流（self rectification）は高電圧変圧器の高電圧側にX線管を接続し，交流高電圧を直接X線管に印加し，X線を発生させる方式である。X線管は二極真空管であるため，正の半周期で電流が流れることでX線は発生する。負の半周期ではX線管の両極に逆方向の高電圧が印加されるが，X線管の整流作用により電流が流れないためX線は発生しない。X線の発生方式には先点火方式と

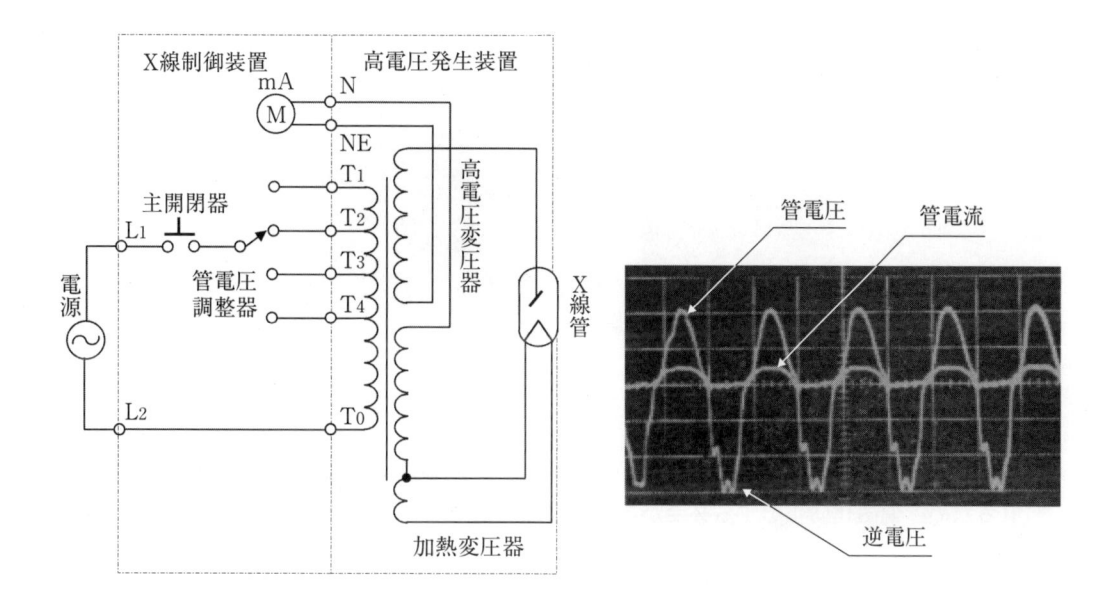

図12 専用のフィラメント回路を用いない同時点火方式の自己整流X線装置の基本回路と
自己整流X線装置の管電圧・管電流波形

同時点火方式がある。

図12は自己整流X線装置の回路と管電圧，管電流波形である。図12のX線制御方式は同時点火方式の装置で，フィラメントの加熱は高電圧変圧器にフィラメント巻線を巻き，X線管フィラメント加熱変圧器を不要にしたもので最も軽量で小形にできるという特徴がある。しかし，X線管フィラメントはX線管に高電圧が印加されると同時に点火されるため，フィラメントの熱慣性により電流が流れX線が発生するまで0.1s程度の遅れが出る。また，この方式では管電圧と管電流を別々に調整することはできない。従来こうした一体形X線装置は自己整流装置のみであったが，現在ではインバータ式の一体形X線装置が多く普及するようになった。用途は主に，Cアーム形移動X線TV装置，あるいは在宅医療や緊急災害時などといった可搬性を重視した可搬形X線装置として撮影に用いられる。図13は携帯形X線装置の概観である。

2.7.2 特徴

自己整流X線装置は交流高電圧をX線管に直接印加するため自己整流特有の現象を生じる。

(1) X線はX線管の陽極が陰極に対し正となる半周期（順方向時）のみ管電流が流れたとき発生する。
(2) 順方向時の管電圧は，電源や装置内のインピーダンスにより流れた管電流に比例し電圧降下を生じる。逆方向時の管電圧は，一次電圧に相当する無負荷の高電圧がX線管に加わるため，管電流が多いほど高くなり，順方向時と逆方向時の電圧差が大きくなる。

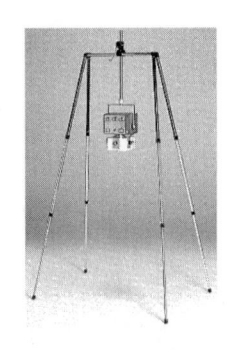

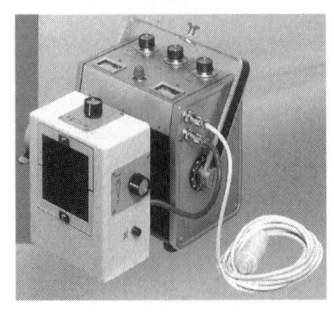

図13 携帯形X線装置

(3) 管電流が正の半周期のみ流れることから，変圧器の鉄心は偏磁化され大きな偏磁化電流が流れるため，偏磁化防止をする必要があり，偏磁化電流が流れると力率が50％以下となる場合もある。
(4) X線管に印加される電圧は交流電圧のため，X線用高電圧ケーブルを用いて高電圧発生装置とX線管を分けて使用した場合，高電圧ケーブルの静電容量で数mAのケーブル電流が流れるため，一般的に自己整流装置はX線管と高電圧発生装置を1つの容器に収めた一体形X線装置[13]として使用される。

2.8　2ピーク形X線高電圧装置[6)～8), 10), 13]

2.8.1　概要

2ピーク形X線高電圧装置は，診断用X線装置のなかで最も多く使用され代表的な機種であった。1970年頃になるとX線出力が大きく，短時間撮影が可能な三相X線装置が2ピーク形X線高電圧装置に代わり使用されるようになったが，1990年代に入ると省スペースで設置が可能で三相装置と同等かそれ以上のX線出力が得られるインバータ式X線装置が主流となった。2ピーク形高電圧装置はほかの整流方式の異なる装置を理解するうえでも基本となる装置である。後に述べるインバータ式X線装置は基本的に周波数を高くした2ピーク形X線高電圧装置と考えることができることから，十分理解することが必要である。

2.8.2　基本動作

図14は2ピーク形X線高電圧装置の基本回路で，X線制御装置，高電圧発生装置，X線用高電圧ケーブルおよびX線管から構成されている。基本動作を以下に示す。
(1) 電源電圧は電源電圧調整器により一般には200Vに調整される。
(2) 管電圧は単巻変圧器で調整され，設定された管電圧の値（単巻変圧器の出力電圧）は，高電圧変圧器の一次側に供給される。
(3) 管電流はX線管フィラメント加熱変圧器の一次側に直列に可変抵抗器を入れ，一次電圧を変えることでフィラメント電流を変化させ管電流の調整を行う。

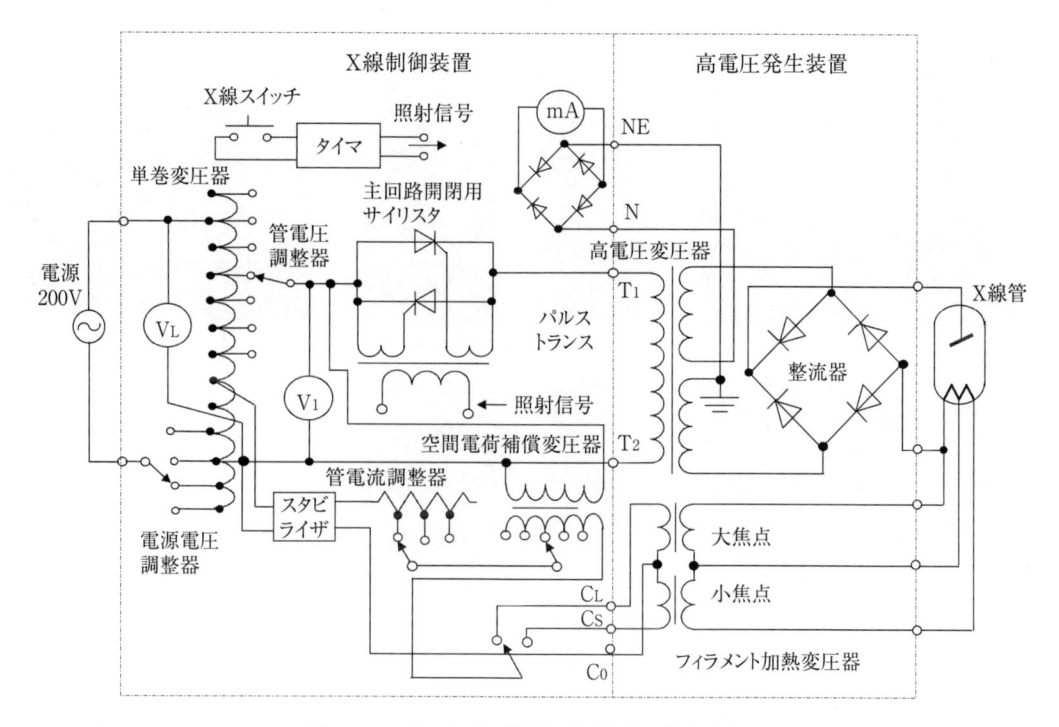

図14 2ピーク形X線高電圧装置の基本回路

(4) X線照射はタイマ回路からの動作信号により主回路の開閉がサイリスタによって行われ，X線はサイリスタが導通している時間だけ発生する。商用電源が50Hzの地域における最短撮影時間は10msである。
(5) 主回路が閉じられると高電圧変圧器の二次側に数十kVの交流電圧が発生し，この交流電圧は4個の整流器（シリコン整流器）によって全波整流され，X線用高電圧ケーブルを介してX線管に通電され，X線管に管電流が流れX線が照射される。

図15は管電流200mA時の管電圧，管電流および蛍光強度の各波形である。

2.8.3 X線制御装置

1) 単巻変圧器

単巻変圧器（auto transformer）は1つの連続した巻線で一次，二次回路の一部を共通にした変圧器をいう。主に電源電圧，管電圧の調整に使用される。ほかにX線管フィラメント加熱および加熱電圧安定回路（スタビライザ）あるいは自動電圧調整器などの電源に使用されている。

単巻変圧器の原理を図16に示す。これから，励磁電流と損失を無視すれば

$$\frac{V_1}{V_2} = \frac{n_1}{n_1 + n_2}, \quad \frac{I_1}{I_2} = \frac{n_1 + n_2}{n_1}$$

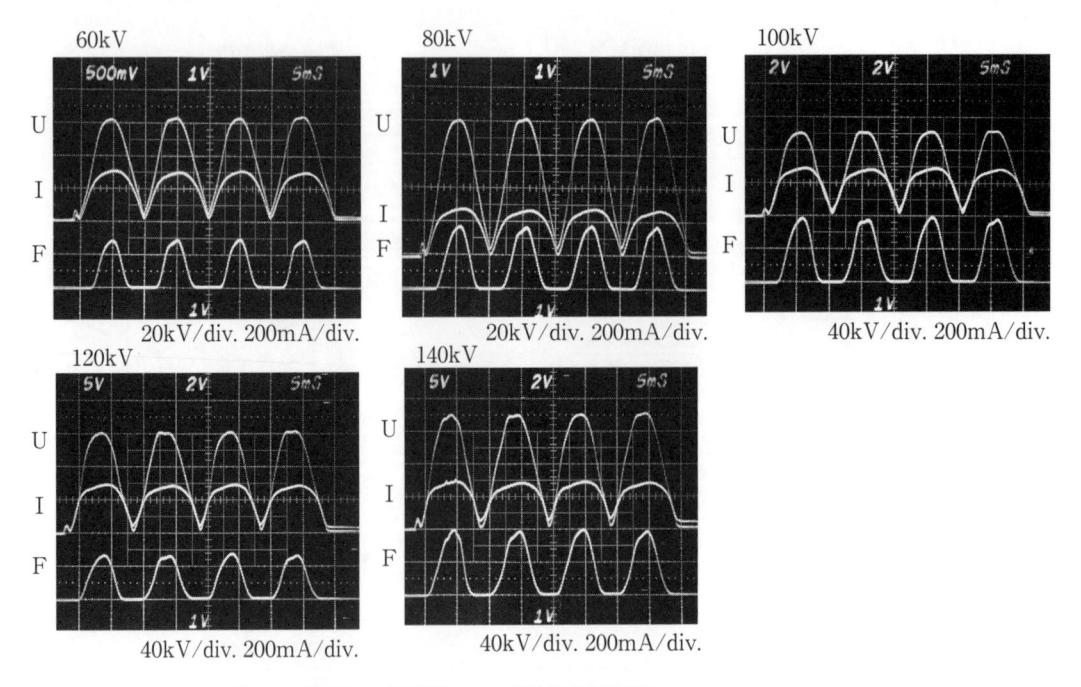

54　診療画像技術学　I　診療画像機器

図15　管電圧，管電流および蛍光強度波形
　　　管電流200mA　U：管電圧，I：管電流，F：蛍光強度

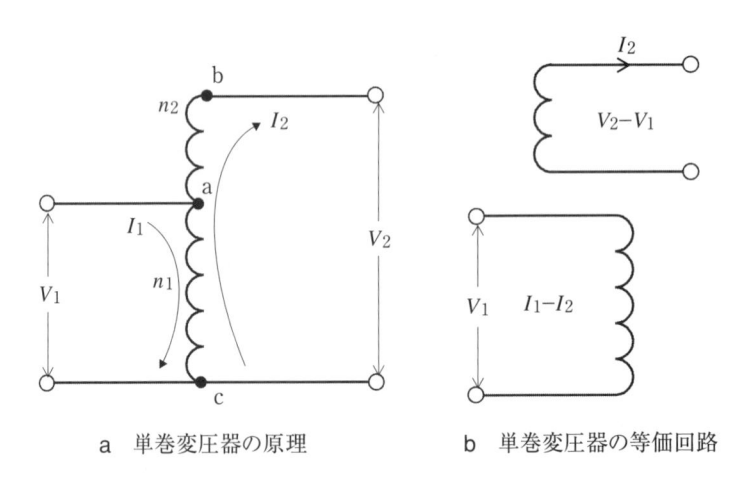

a　単巻変圧器の原理　　　b　単巻変圧器の等価回路

図16　単巻変圧器（逓昇圧変圧器）

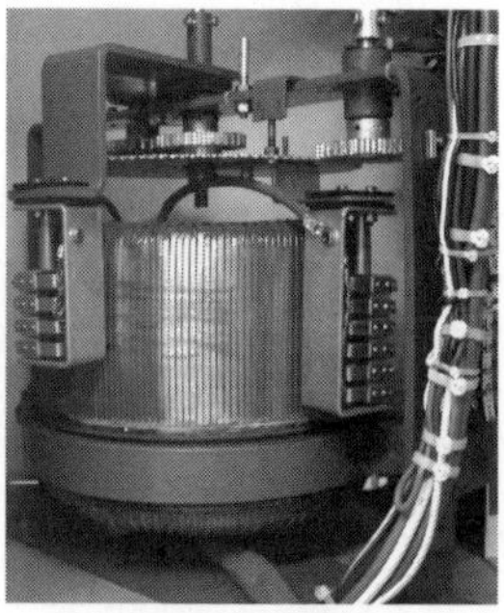

図17　しゅう動式単相単巻変圧器

となり，普通の変圧器と同様に巻線比に比例して二次側の出力を調整できる。

単巻変圧器の二次側出力は$V_2 \times I_2$となるが，この値を通常の変圧器と同じように単巻変圧器の容量にはならない。二次側の出力$V_2 \times I_2$のうち$V_1 \times I_2$は一次側回路から二次側回路へ直接伝達されるもので，変圧器として作用をしていない。変圧器として作用しているのは，$(V_2 - V_1) \times I_2$のみであることから，a点（図16）で切り離し，図16bのように考えても単巻変圧器の電圧・電流は変わりがなく通常の変圧器と同一に考えられる。したがって，この単巻変圧器の容量は$V_1 \times (I_1 - I_2)$または$(V_2 - V_1) \times I_2$となるが，この単巻変圧器の出力は$V_2 \times I_2$であるため，単巻変圧器の容量と二次側との出力比は

$$\frac{単巻変圧器容量}{二次側出力} = \frac{(V_2 - V_1) \times I_2}{V_2 \times I_2} = 1 - \frac{V_1}{V_2}$$

となる。これは入力電圧より出力電圧が高い（遞昇変圧器）場合であるが，逆の入力電圧より出力電圧が低い（遞降変圧器）場合も同様に考えることが可能である。これらのことから，単巻変圧器の特徴は一次側と二次側の電圧比が1に近いほど単巻変圧器の容量は小さくなり，経済的であることがあげられる。また，単巻変圧器は通常の変圧器に比べ損失および使用材料などが少なく経済的なため，先に述べたようにX線装置の一次電圧調整などに使われている。しかし，単巻変圧器は入力電圧よりも出力電圧が高くなるとインピーダンスが増大するので，X線装置の一次電圧は最大負荷が入力電圧に近くなるように設計されている。

単巻変圧器にはタップ式としゅう動式のものがあるが，多くはタップ式を使用している。図17はしゅう動式の単巻変圧器の概観で，環状鉄心に巻線を巻いてある。

2）電源電圧調整器

電源電圧調整器（line voltage regulator）は，装置の電源電圧を一定に調整する調整器である。一般に制御器の基準電圧は200〜220に設計されているが，必ずしも電源電圧は一定でないため，これを調整するために設けられたものである。制御盤には単独に電源電圧計が設けられているものもあるが，管電圧計または管電流計と兼用になっているものが多い。通常，調整器1タップあたり2.0〜2.5Vの電圧を変えられるようになっている。

3）管電圧調整器

　管電圧調整器（tube voltage regulator）は，単巻変圧器の二次側のタップを切り換えて高電圧変圧器の一次電圧を調整する調整器である。一般撮影装置の管電圧は40～150kVの範囲を1～2kVで調整できる機構が必要とされている。そのため単巻変圧器の二次側から多くのタップを出し，任意に選択ができるようになっている。しゅう動式単巻変圧器を使用した場合，管電圧制御は連続的な可変が可能となるが，ブラシを使用するためタップ式と比較すると損失が大きい。透視時の管電圧調整は連続可変ができるしゅう動変圧器（スライダック）が一般的に用いられている。

4）管電流調整器

　管電流調整器（tube current regulator）は，X線管フィラメント加熱変圧器の一次側に直列に可変抵抗を接続し，管電流の調整を行う調整器である。この回路には加熱電圧安定回路，管電流選定器および空間電荷補償回路が含まれる。

a）加熱電圧安定器：X線負荷が大きくなると電源および装置内の電圧降下が大きくなり，加熱電圧も低下する。負荷が加えられると加熱電圧も同時に低下するが，X線管フィラメントの温度は熱慣性により少し遅れて低下するため，管電流は過渡的に低下することになる。投入時に大きな電流が流れるが，その後徐々に管電流が低下するに伴い装置内の電圧降下も少なくなるため，管電圧はしだいに上昇するようになり，X線出力も時間とともに設定X線条件のX線出力に回復することになる。こうした現象を防止し安定化を図る目的で鉄共振形の加熱電圧安定器（スタビライザ：ST）が用いられ，これによりフィラメント加熱電圧は一定に保たれ管電流の過渡的な変動は極力抑えられるようになった。

b）管電流選定器：透視時の管電流は連続可変であるが，撮影時の管電流は選定方式で前もって管電流を選定できるようになっている。管電流の選定方式は後述する管電圧前示機構との関係で，管電流を選定しないと表示が困難となる。こうしたことから，現在の装置は管電流選定器を操作するだけで希望の管電流を選択できるようになっている。管電流選定器はスタビライザの出力側に半固定抵抗を設け，各管電流ごとに調整し固定することで管電流を得ることができる。

c）X線管空間電荷補償回路：X線管の管電流特性（第2章参照）は管電流が多くなると，同一のX線管フィラメント加熱であっても管電圧によって大幅に変化する。管電圧の変化に対して管電流を一定に保つには，管電圧の上昇とともに加熱電圧を下げる空間電荷補償変圧器（compensator transformer）を用いる。動作原理は，管電圧に比例する電圧として一次電圧を空間電荷補償変圧器に加え，変圧器の出力電圧と加熱電圧の位相を逆に接続することで補償変圧器の出力電圧分だけ加熱電圧を低下させることができるため，これを管電流選定器と連動させることで各管電流について管電圧に関係なく補償することが可能となる。

5）管電圧前示機構

　X線装置の管電圧は高電圧のため直接電圧を測定し表示することが難しいことから，あらかじめ管電流を選定し，管電流に対する管電圧を高電圧変圧器の一次電圧から間接的に求め表示している。一昔前の管電圧の表示は，X線装置の電源電圧降下分を加えた一次電圧（無負荷）に対する管電圧図表を作成し，使用する管電流を選定し希望の管電圧に対応した一次電圧を管電圧図表から求めていた。管電圧図表から求める方法は必要とするX線条件を得るうえで装置の操作上の不便だけでな

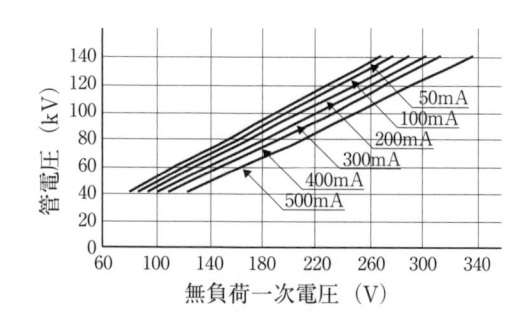

図18 管電圧図表　無負荷時一次電圧と管電圧の
　　　関係
　　　X線高電圧装置：KXO-15K
　　　X線管装置：DRX-260HD

く管電圧の誤差も大きいため，管電流の負荷に合った管電圧を直接操作卓上に表示する方法が考えられ，この方式を管電圧前示機構という。管電圧を前示する方式には，指示計器補償と一次電圧を補償する2通りのものがある。図18は1984年頃まで使用していた2ピーク形X線高電圧装置RF-500-150の各管電流における無負荷時一次電圧と管電圧の関係を求めた管電圧図表である。

a）**指示計器補償方式**：選定された管電流における管電圧（無負荷一次電圧）を指示計器に表示する方式である。この方式では，同一管電圧であっても管電流を変えると管電圧が変わるという欠点がある。無負荷一次電圧と管電圧との関係を求めると，無負荷管電圧E_{peak}は次式で表される。

$$E_{peak} = \sqrt{2}a \times E_1$$

　　　E_1：無負荷時一次電圧，a：高電圧変圧器の巻線比

この関係から，無負荷一次電圧は制御盤上の一次電圧計（管電圧計）に$\sqrt{2}a$倍の目盛を振ることで管電圧を表すことができる。しかし，装置内のインピーダンスの関係で管電流が大きくなると同一無負荷一次電圧であっても管電圧は低下するため，管電圧計（一次電圧計）の指示値もこの関係に合わせ補正することが必要となる。補正回路には平行移動補正回路と傾斜補正回路があり，この2つを合成することで管電圧（一次電圧）を正確に前示することが可能となる。

b）**一次電圧補償方式**：指示計器補償方式では管電流選定器で管電流を変えると管電圧（一次電圧）も変わるため，撮影条件を決めるにあたって，先に管電流を選定した後管電圧を決定しなくてはならないという不便さがあった。一次電圧補償方式はこの欠点を解消した方式で，管電流を変えた場合，管電流による管電圧の変化分を一次電圧で補償することで管電圧，管電流の設定を独立して行うことが可能となった。

6）**限時装置**

　X線装置の撮影時間を制御する装置を限時装置といい，一般的な制御は高電圧変圧器（主変圧器）の一次側を開閉しX線を制御する。限時装置はタイマと呼ばれその種類は時計式，電動機式，電子

管式などを経て現在は半導体タイマが使用されている。また，今まで主回路の開閉には電磁接触器が使用されていたが，現在ではサイリスタ（主回路開閉素子）により直接制御するようになった。サイリスタは逆並列に接続されタイマ回路からの信号により主回路の開閉を行う。

2.9 三相X線装置[6)〜8), 10), 13)]

2.9.1 概要

わが国において三相電源を利用した三相X線装置が製品化されたのは1929年で島津製作所により開発されたが，三相装置のX線出力に見合う大容量の回転陽極X線管の開発が遅れていたためさほど普及しなかった。本格的に使用されるようになったのは1967年以降で，循環器系のX線診断が行われるようになってからである。1975年からは2ピーク形X線高電圧装置に代わって診断用X線装置の主流となったが，後に述べるインバータ式X線高電圧装置が1990年ころから普及すると，三相X線装置はインバータ式X線高電圧装置に代わられ，現在生産は中止されている[14), 15)]。

2.9.2 三相装置の特徴

2ピーク形X線高電圧装置と比較した場合次のような特徴があげられる。

(1) 単相装置では三相のうち一相（2線）を使用するため非対称負荷となり大電力の供給が難しいが，三相装置は三相で配電されるため対称負荷となり大電力の供給が容易である。

(2) 単相と同一入力で三相の線電流は$\frac{1}{\sqrt{3}}$となるため，内部抵抗による電圧降下が少なく大出力を得やすい。

(3) 撮影時間は単相装置の場合，最短撮影時間は半周期（50Hz：$\frac{1}{100}$s，60Hz：$\frac{1}{120}$s）であるが三相装置では$\frac{3}{1000}$sから可能である。

(4) 出力電圧が平滑波形に近いため，発生X線も連続的となり同一管電圧・管電流で比較すれば単相装置に比べ大きなX線出力が得られる。

(5) 出力電圧が平滑波形に近いことから，回転陽極X線管では焦点軌道全周にわたり負荷を均一に加えられるため，単相装置に比べX線管の短時間許容負荷を大きく取れる。

(6) 管電圧が平滑波形のため単相装置と比較した場合，X線質は軟X線が少ない分だけ硬くなり，軟線による被ばく線量が軽減できる。

などの長所があげられるが，三相装置では電源設備および主回路など3回路が必要であるとともに全体の回路構成も複雑となり価格面では高価となる。

2.9.3 三相X線装置の基本動作回路

三相X線装置には6ピーク形X線高電圧装置と12ピーク形X線高電圧装置がある。図19は12ピーク形X線高電圧装置の基本回路を示したものである。単巻変圧器は一般にしゅう動式でY接続が使用されている。しゅう動式はサーボ機構による自動制御が容易なことから，タップ式に変わり大部

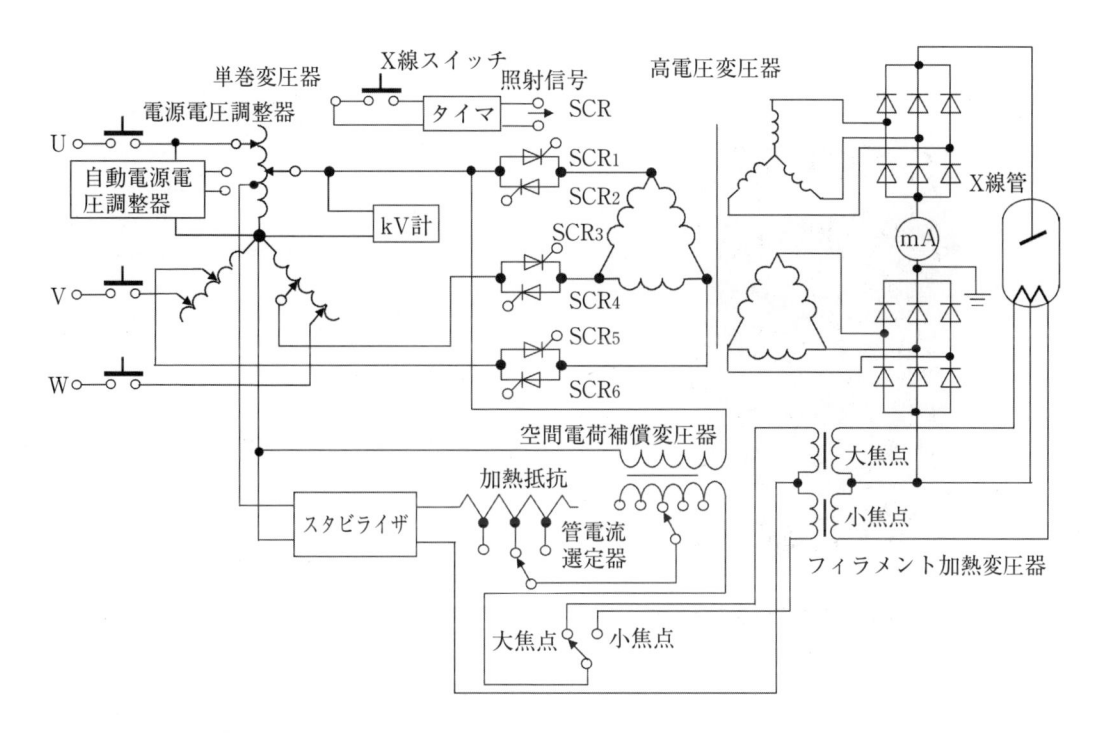

図19 12ピーク形X線高電圧装置の基本回路

分の単巻変圧器がしゅう動式を用いるようになったが，しゅう動式は刷子を使用するためタップ式に比べ損失が大きいという欠点がある。電源電圧はサーボ機構によって自動制御され，基準電圧に対し電源電圧が変動した場合その電位差を検出し差が0になるようサーボ機構が動作し，常に装置内の電圧が一定に保たれるようになっている。

　管電圧の制御は単巻変圧器の出力側をサーボ機構が動作し調整される。管電圧前示機構によって設定された管電圧に対し，この管電圧と一次電圧の間に電位差が生じた場合，電位差が0になるまでサーボ機構が作動し管電圧調整が行われる。図20はしゅう動式の三相単巻変圧器の概観である。

　X線管加熱回路は単相装置（2ピーク形X線高電圧装置）と基本回路は変わらない。三相装置では管電圧のリプルが小さく直流に近いことから，X線管フィラメント加熱が単相加熱の場合，この交流成分が管電流に重畳されることから，単相フィラメント加熱のリプルが管電流のリプルとして現れ，X線出力に影響を及ぼす。したがって，現在の装置では加熱電源の周波数を高くし，矩形波で加熱をする方法や定電圧で加熱をする方式が用いられている[16]。

　X線の開閉はサイリスタで制御され，最短撮影時間は3msであるが，装置によっては最短撮影時間を1msにするため強制消弧回路を有するものもある。

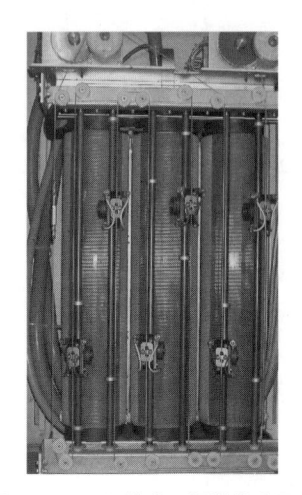

図20　しゅう動式三相単巻変圧器　　図21　6ピーク整流回路と出力波形

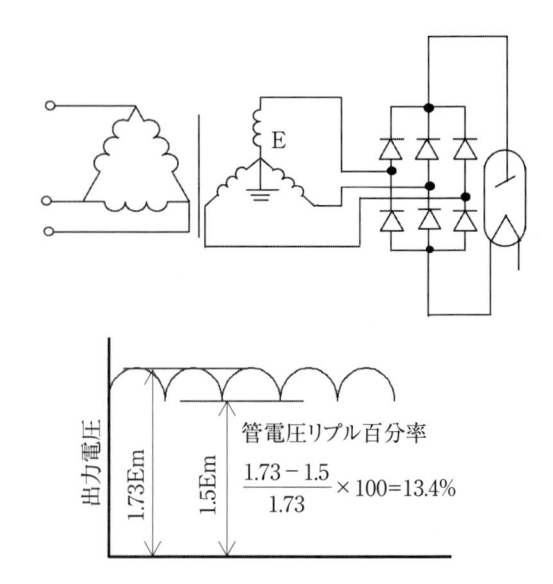

2.9.4　6ピーク形X線高電圧装置

　6ピーク形X線高電圧装置は，整流器を6個または12個使用して全波整流を行うもので，整流器を6個使用した装置は一次側をΔ結線，二次側をY結線（Δ-Y結線）となる（図21）。この方式は，出力電圧が接地電位に対して正負非対称になることからX線管の破損を生じることがあったため，整流器を12個使用し三相二重6ピーク整流を行うようになった。二重6ピーク整流装置は二次側のY結線を直列に接続したもの（Δ-Y,Y結線）である（図22）。この装置の整流出力電圧（E_m）の波高値は1.73E_m，波低値は1.5E_mとなり6ピーク形高電圧装置の理想波形における管電圧リプル百分率（ε）は

$$\varepsilon = \frac{1.73 - 1.5}{1.73} \times 100 = 13.4\%　となる。$$

　これから，6ピーク形X線高電圧装置の公称最大電力Pは管電圧100kV，管電流1000mAでは，

$$P = U \times I \times f \times 10^{-3} = 100 \times 1000 \times 0.95 \times 10^{-3} = 95\text{kW}　となる。$$

2.9.5　12ピーク形X線高電圧装置

　12ピーク形X線高電圧装置は，整流器を12個使用し，高電圧変圧器の一次側をΔまたはY結線に，二次側をY,Δ結線（Δ-Y,Δ結線，Y-Y,Δ結線）に直列に接続し全波整流を行うものである。高電圧変圧器の二次側のY結線側の出力電圧をE_1，Δ結線側の出力電圧をE_2とした場合，整流出力電圧E_1とE_2は$\pi/6$（30°）の位相差になり，その整流出力電圧波形は12ピークとなる（図23）。

U：管電圧，I：管電流，F：蛍光強度

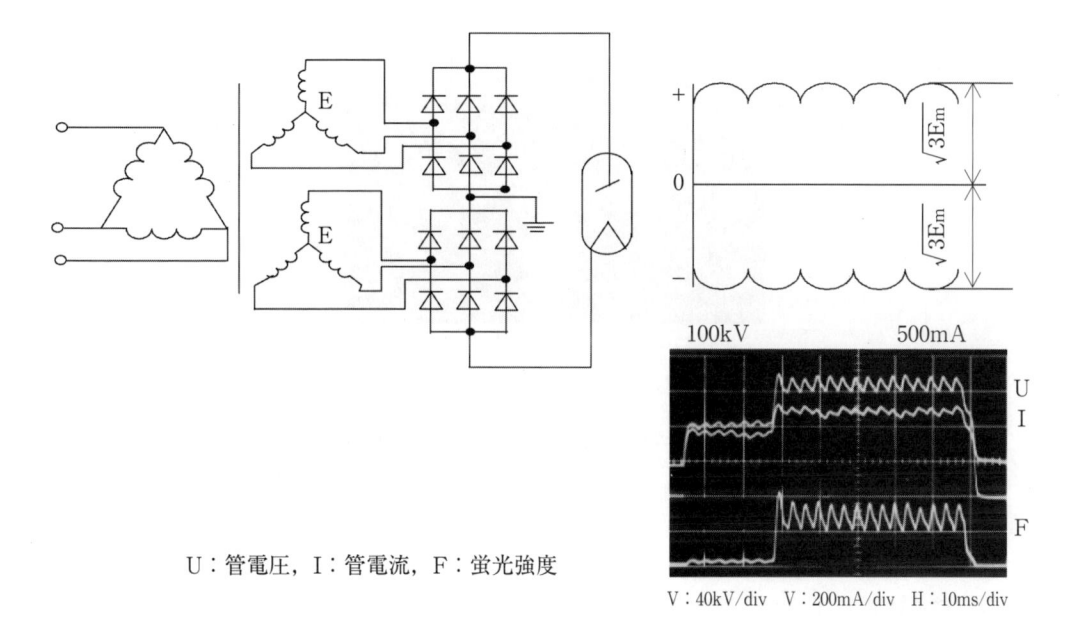

図22　二重6ピーク整流回路と管電圧，管電流および蛍光強度波形

100kV　　　500mA

V：40kV/div　V：200mA/div　H：10ms/div

E_m

$\dfrac{\pi}{6}$

E_m

出力電圧

$1.932 E_m$

$1.866 E_m$

管電圧リプル百分率

$\dfrac{1.932 - 1.866}{1.932} \times 100 = 3.4\%$

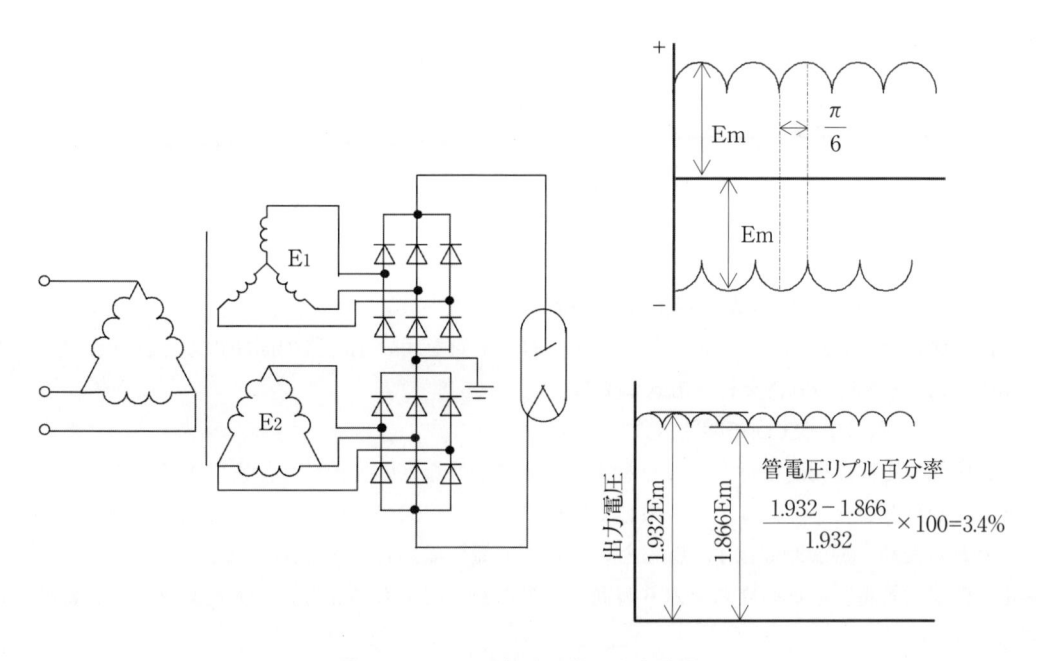

図23　12ピーク整流回路と出力波形

100kV　　　400mA

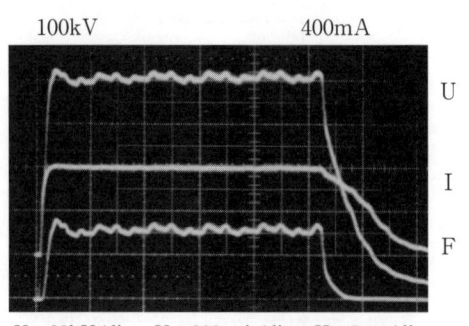

V：20kV/div　V：200mA/div　H：5ms/div
U：管電圧，I：管電流，F：蛍光強度

図24　12ピーク整流出力波形と蛍光強度波形

　三相12ピーク整流では正負の電圧に位相差があるため，その出力電圧は最大値の和より低くなる。整流出力波形の波高値は1.932，波低値は1.866となり，12ピーク形高電圧装置の管電圧リプル百分率は

$$\varepsilon = \frac{1.932 - 1.866}{1.932} \times 100 = 3.4\%$$

（％）で平滑波形に近いものとなる。

　図24は12ピーク高電圧装置の管電圧，管電流および蛍光強度の各波形である。6ピーク形に比べリプル百分率がかなり小さくなることがわかる。
　管電圧100kV，管電流1000mAにおける12ピーク形X線高電圧装置の公称最大電力 P は

$$P = U \times I \times f \times 10^{-3} = 100 \times 1000 \times 1 \times 10^{-3} = 100\text{kW}$$

となる。

2.9.6　テトロード管による二次側制御方式[17],[18]

　X線の制御を二次側で行う方式として，テトロード管を用い主回路の開閉のみを行うものと，主回路の開閉と管電圧の制御を行う方式がある。

1）テトロード管による主回路開閉方式

　高電圧側で主回路開閉を行う大きな特徴は，循環器系などのX線シネ撮影で大負荷を繰り返し加えることが可能なことである。シネ撮影では秒間15，30，60フレームといった高速の繰り返し撮影が行われるため，撮影時間は4～6msといったごく短い撮影時間が使用される。したがって，X線高電圧装置は管電圧波形の立ち上がり時間の急峻な矩形波をもつ装置で，大電流を流せる装置が必要とされる。
　図25はテトロード管がスイッチングチューブとして使用されていたときの回路図，図26はテトロード管の概観である。動作概要は，テトロード管のグリッドにX線照射信号が加えられるとテトロード管が導通状態となり，X線管に高圧が加えられてX線照射が行われる。整流出力側にコンデンサ

図25 テトロード管による主回路開閉方式回路図

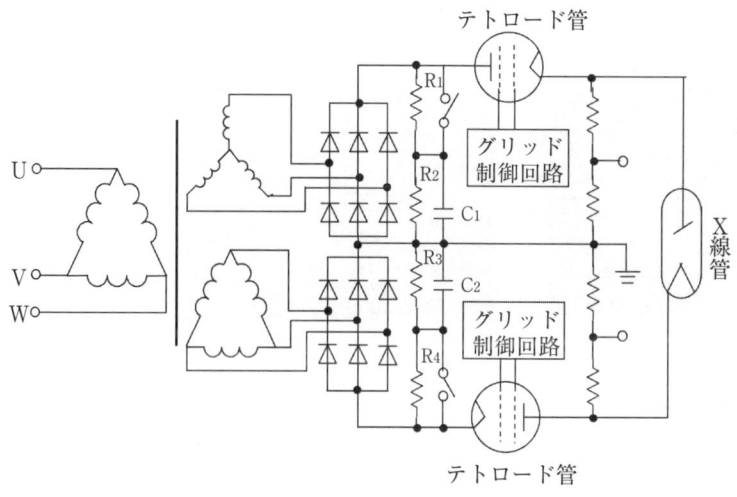

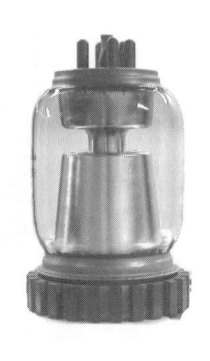

図26 テトロード管
（E3030B 東芝）

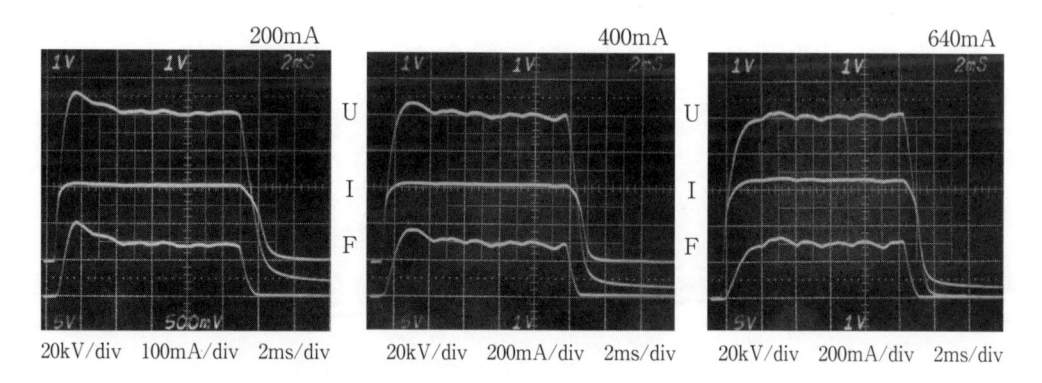

図27 テトロード管による主回路開閉方式の管電圧（U），管電流（I）および蛍光強度波形（F）
管電圧100kV，撮影時間10ms

C_1，C_2と抵抗R_1，R_2，R_3，R_4が設けられているが，これは管電圧の立ち上がり時の過渡現象を防止するためのものである．しかし，抵抗が一定のため軽負荷ほど過渡現象が大きくなる傾向にある．

図27は管電圧100kV時の管電流200，400および640mAの各波形である．管電流200mAではX線負荷が比較的軽いため，管電圧の立ち上がりにオーバーシュートが現れているが，負荷が重い640mAでは抵抗（R_1～R_4）によりオーバーシュートはなくなる．管電圧の立ち上がり時間（0～peak）は管電流200mAでは0.7ms，640mAで2.0msとなり，管電流が大きくなるに従い管電圧の立ち上がりが遅くなっている．遅くなる要因はコンデンサC_1，C_2の電荷によるためである．図28はシネ撮影時の管電圧，管電流および蛍光強度波形である．比較的軽い負荷では管電圧の立ち上がりが早く矩形波に近いが，負荷が大きくなると管電圧の立ち上がりが遅くなるため三角波に近くなる．したがって，重X線負荷では管電流時間積（mAs）あたりの写真効果は軽負荷時に比べ少なくなる．

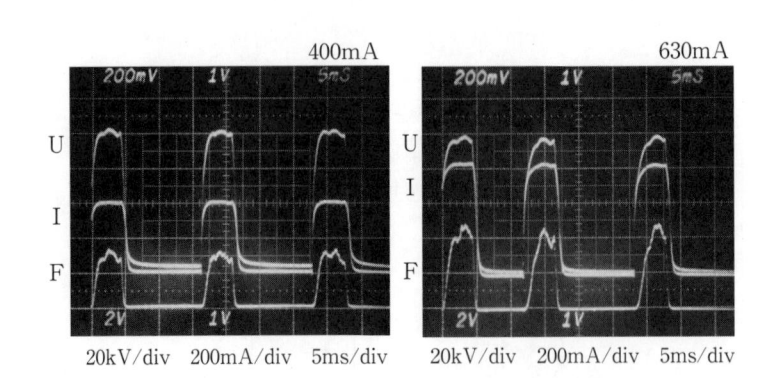

図28 シネ撮影時の管電圧（U），管電流（I）および蛍光強度（F）波形
　　　管電圧80kV，撮影時間4ms，20mmAl透過後，60F/s，H：5ms/div

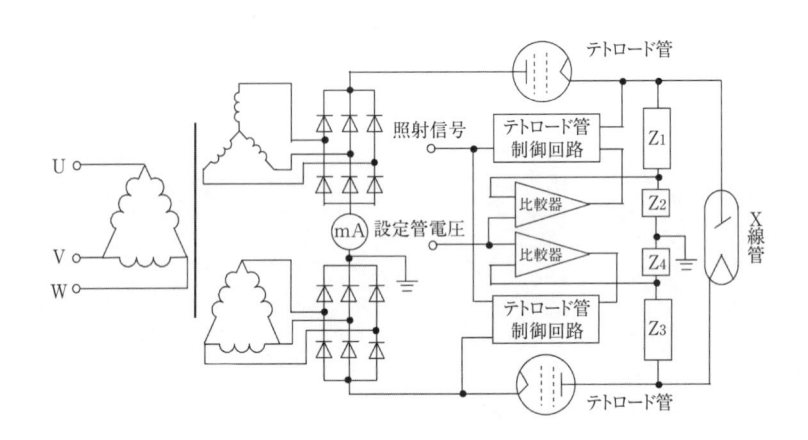

図29 テトロード管による管電圧制御回路図

2）テトロード管による管電圧制御方式

　この方式はテトロード管を主回路開閉だけでなく，管電圧の制御も行う方式で原理図を図29に示す。この方式では一般に単巻変圧器を用いず電源電圧をそのまま一次電圧として加えるため，二次側には常に最高電圧が発生し管電圧はテトロード管の内部抵抗を変化させることで制御する。

　動作概要を以下に示す。

(1) X線照射信号（タイマ信号）により照射が開始される。
(2) 管電圧は分圧器（Z_1～Z_4）で分圧，検出され比較器にフィードバックされる。
(3) 検出された電圧は前もって設定された管電圧と比較され，分圧電圧が設定管電圧より低いほどテトロード管のバイアス電圧は低くなり内部抵抗は減少するため出力電圧は高くなる。
(4) 分圧電圧が設定管電圧より高い場合，バイアス電圧は高くなりテトロード管の内部抵抗が増加し，出力電圧は低くなる。

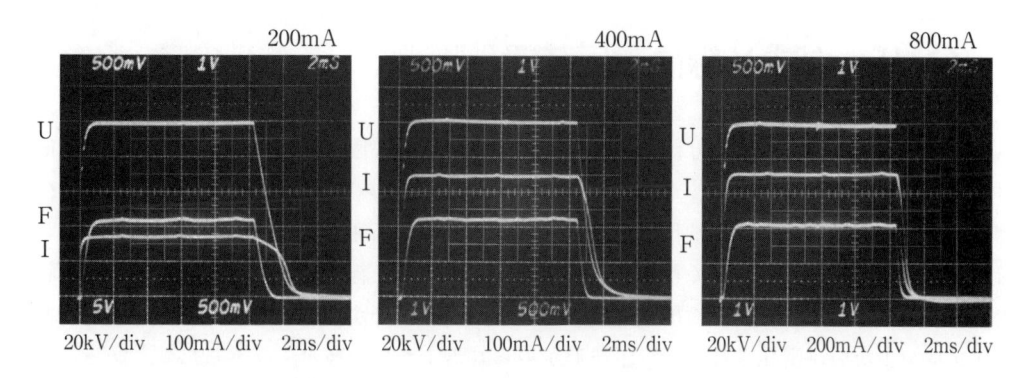

図30　テトロード管による管電圧制御方式の管電圧（U），管電流（I）および蛍光強度波形（F）
　　　管電圧100kV，撮影時間10ms，H：2ms/div

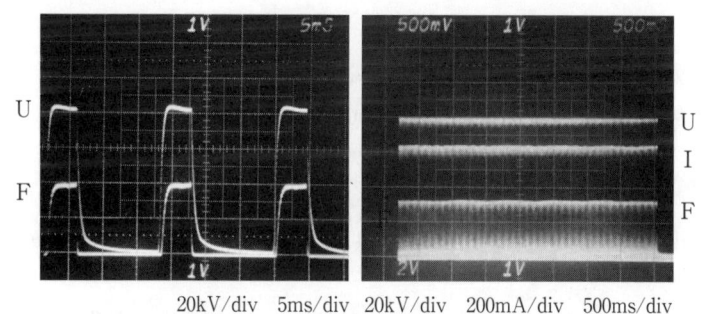

図31　シネ撮影時の管電圧（U），管電流（I）および蛍光強度（F）波形
　　　管電圧80kV，管電流640mA，撮影時間4ms，60f/s

(5) こうした動作から，X線高電圧変圧器からの整流出力電圧にリプルがあっても管電圧はほとんど変化することなく一定に保たれ，定電圧波形（図30）が得られる。

シネ撮影装置のX線出力は一般的に2.5〜6.4msといった短い撮影時間が使用されるため管電圧波形の立ち上がりが速く，リプルの少ない矩形波をもった装置が有用である。テトロード管を主回路開閉のみに使用していた装置では12ピーク整流であるリプルが存在していたが，テトロード管による管電圧制御方式では図31に示すようにリプルのほとんどない矩形波の管電圧波形を得ることができ，長時間の繰り返し撮影においても安定したX線出力を得ることができる。

3. インバータ式X線高電圧装置[7), 13), 19)]

　現在，診断用X線装置の大部分はインバータ式X線高電圧装置が使用されている。この装置は電源周波数を数百Hzから数十kHzに高周波化して，高電圧変圧器の一次側に供給し高電圧を発生させるため，高電圧変圧器を小形軽量化できる。また現在では，高速大電力半導体制御素子でインバータ回路の高速スイッチング化ができるようになり，電源からX線管にいたるまで完全な電子制御が可能となった。さらに管電圧の検出によるフィードバック制御が可能となったことから，管電圧波形のリプルが少ない平滑化された管電圧波形が得られるようになった。こうしたことから，従来の変圧器式X線高電圧装置と比較して精度の高い制御を高速で行うことが可能となり，安定したX線出力を得ることができX線出力の再現性が大幅に向上した。

3.1　インバータ式X線高電圧装置の特徴

1）小形，軽量化
　インバータ周波数を高くするほど高電圧変圧器を小形にすることができる。
　高電圧変圧器の誘起起電力eは一般の変圧器と同様に次式で表される。

$$e = K \times f \times B \times A \times n$$

　K：定数，f：電源周波数 [Hz]，B：磁束密度 [T (Wb/m^2)]，A：鉄心の断面積 [m^2]，n：巻線の巻数

　この式から，周波数fを高くすることで鉄心の断面積Aおよび巻線の巻数nを減らすことが可能となり，従来の2ピーク形および12ピーク形X線高電圧装置の高電圧変圧器と比較し大幅に小形，軽量化ができる。現在，インバータの周波数は数十kHzまで実用化され，高電圧変圧器はインバータ回路と同じユニットに内蔵できるまで小形化されるようになった。しかし，インバータ周波数の高周波化は巻線間（一次巻線と二次巻線）の絶縁低下および鉄心中の磁束密度に起因する鉄損の増加による効率の低下などの問題が生じるため，高周波化には限界がある。また，高電圧変圧器のタンクには高電圧変圧器以外にX線管フィラメント加熱変圧器，高圧ソケットおよび高電圧切り替え器などが実装されているものが多く，高周波化の割合に比べ小形化にならない。

2）管電圧リプルの低減
　インバータ式X線高電圧装置は，基本的に2ピーク形X線高電圧装置と考えることができる。しかし，2ピーク形X線高電圧装置に比べ，動作周波数が商用周波数の数十倍から数百倍と高いため，管電圧波形は高電圧ケーブル容量（約220pF/m）による平滑効果から管電圧リプル百分率は，12ピーク形X線高電圧装置同等かそれ以下となる。図32は2ピーク形X線高電圧装置の透視時の管電圧波形（a）と12ピーク形X線高電圧装置の管電圧，管電流，蛍光強度（b）およびインバータ式X線高電圧装置の管電圧，管電流，蛍光強度（c）の各波形を示す。

3）高速・高精度の制御
　X線装置の主回路開閉の高速スイッチングおよび高電圧側で管電圧，管電流を検出し，一次側の

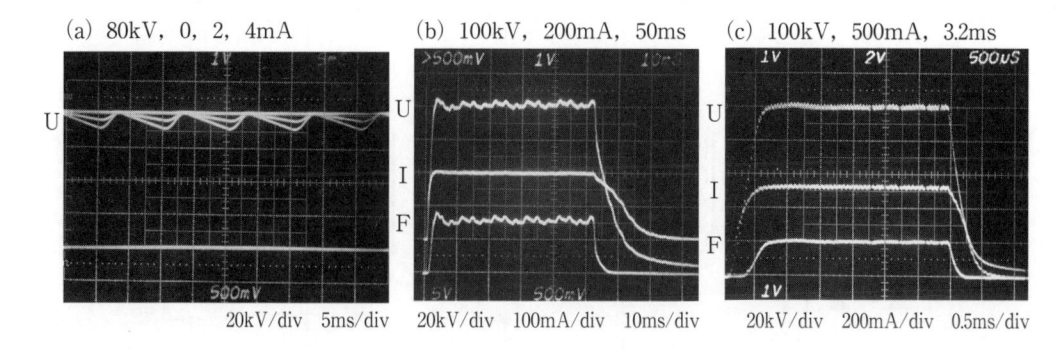

(a) 80kV, 0, 2, 4mA　　(b) 100kV, 200mA, 50ms　　(c) 100kV, 500mA, 3.2ms

20kV/div　5ms/div　　20kV/div　100mA/div　10ms/div　　20kV/div　200mA/div　0.5ms/div

図32　2ピーク形，12ピーク形およびインバータ式X線高電圧装置の管電圧リプル百分率の変化

インバータ回路に対するフィードバック制御が行われるため，電源からX線管にいたるまで完全な電子制御となり，X線出力の再現性など大幅な向上ができた。

4）電源位相

インバータ式X線高電圧装置では商用交流電源を直流に変換するため，変圧器式X線高電圧装置であっても電源周期と無関係にX線の発生および遮断が可能である。

5）管電圧の立ち上がり・立ち下がり時間の短縮

電源位相と無関係に投入・遮断ができるため，電源位相に依存する2ピーク形X線高電圧装置や12ピーク形X線高電圧装置と比較すると管電圧の立ち上がり立ち下がりは速い。現在のインバータ式X線高電圧装置では，投入時の管電圧の立ち上がり時間は0.8ms（管電圧波形の75％）以下で，従来の12ピーク形X線高電圧装置に比べ大幅に短縮された。立ち下がり時間についても，電源位相と無関係に遮断ができることなどから，高電圧側の付加コンデンサの不要な装置では短縮でき，より矩形波に近い管電圧波形が得られる。

6）単相電源で三相装置並みのX線出力

インバータ式X線高電圧装置は商用交流電源を一度直流に変換した後，インバータにより高周波交流に変換することから，単相電源でも12ピーク形X線高電圧装置並みか，それ以上のX線出力が得られる。

7）電源容量

単相電源を用いていても三相装置並みのX線出力が得られ，単位時間あたりの線量が増加するという利点はあるが，単位時間あたりの出力が増えた分，従来の2ピーク形X線高電圧装置と比べ電力も増加する。また，インバータ式X線装置の管電圧フィードバック制御は出力が低下した場合，入力電流を増加させ補正する。こうしたインバータ式X線装置の性質から，X線高電圧装置の短時間定格は電源容量および電源インピーダンスで制限を受ける。そのため，公称最大電力50kW以上の装置では定格出力を保つため通常三相電源が使用される。

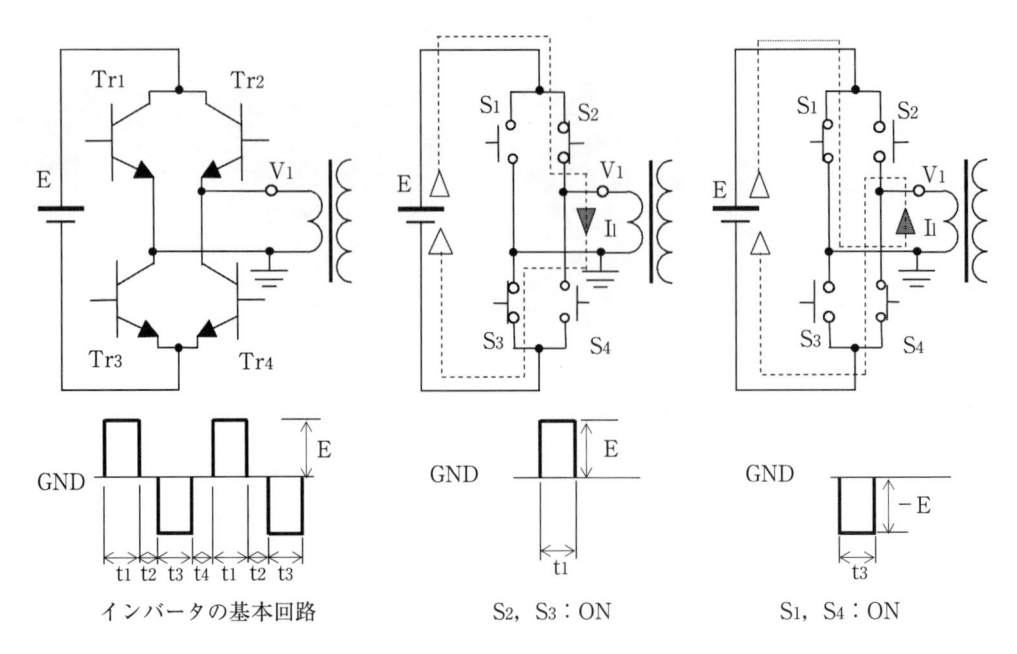

図33 インバータの基本回路と基本動作

3.2 インバータ式X線高電圧装置の基本原理

インバータ式X線高電圧装置は商用交流電源を直流に変換したのち，インバータを使用し高周波の方形波交流電圧を発生させ高電圧変圧器で昇圧，全波整流されてX線管に供給されX線を発生させる。インバータ式には共振形インバータと方形波インバータがある。

3.2.1 インバータの基本動作

電気には交流と直流があり，交流を直流に変換する場合は順変換，直流を交流に変化するときは逆変換という。逆変換する装置を逆変換器（インバータ）という。図33はインバータの基本回路と基本動作を示したものである。医用X線高電圧装置では一次側の直流電圧が高く，大電力を必要とするため，インバータには半導体制御素子を4個ブリッジ形に接続したフルブリッジ形インバータが主に用いられる。基本動作（半導体制御素子をスイッチS_1, S_2, S_3, S_4と置き換え）ではスイッチS_2とS_3，S_1とS_4が常に同時のスイッチングになる。期間t_1はS_2とS_3がオンで正極性の電圧が発生し，負荷電流I_1は図に示した方向に流れる。期間t_3はS_1とS_4がオンのときt_1とは逆極性の電圧が負荷にかかり，負荷電流I_1は図に示したように逆極性に流れる。期間t_2, t_4はスイッチS_1, S_2, S_3, S_4のすべてがオフとなる休止期間を表す。このように期間t_1～t_4を繰り返すことで負荷に加わる電圧は方形波状の交流電圧になることがわかる。交流電圧の周波数はスイッチの切り換え周期で決まる。また，休止期間を制御することで負荷電圧の実効値も制御が可能となる。

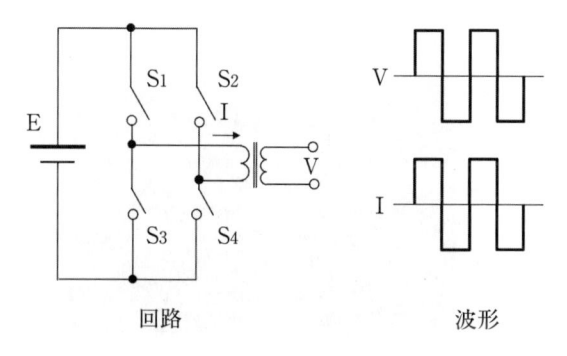

図34　方形波インバータの回路構成と出力波形

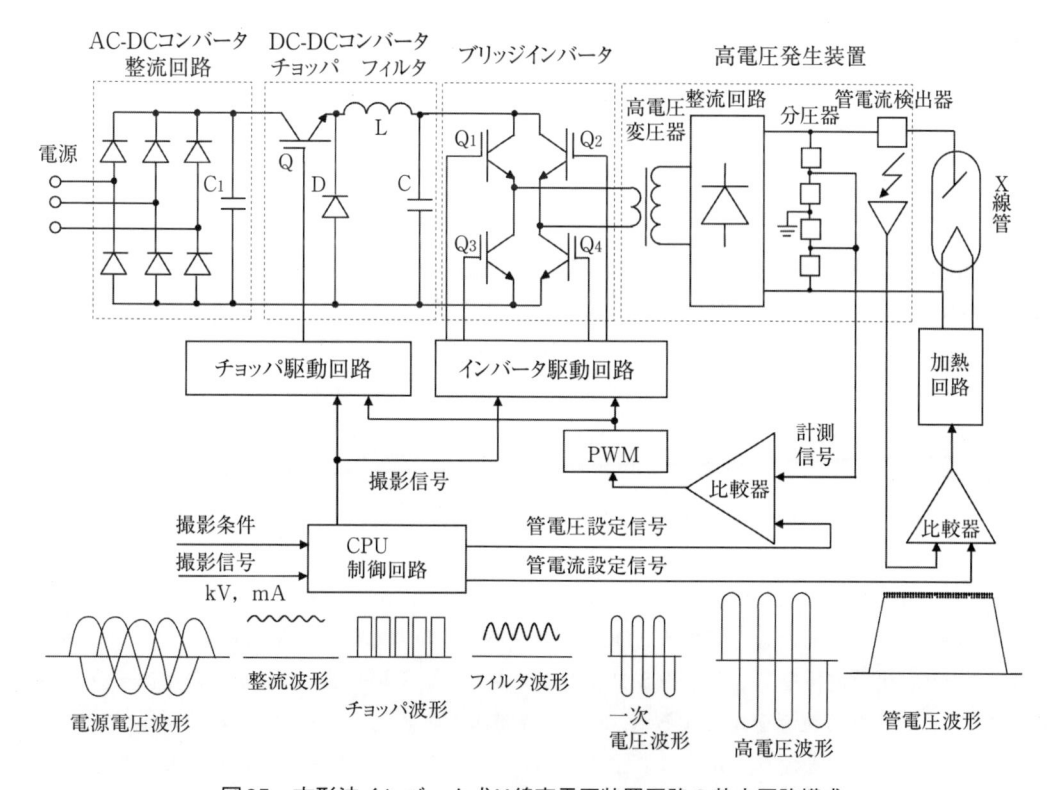

図35　方形波インバータ式X線高電圧装置回路の基本回路構成

3.2.2　方形波インバータ式X線高電圧装置

　方形波インバータは直流電圧をオン・オフのスイッチングを行い方形波の出力電圧を得る方式である。図34は方形波インバータの回路構成と出力波形を示したものである。スイッチング素子には，パワートランジスタ，GTO，IGBTおよびMOSFETなどが使用される。図35に方形波インバータ式高電圧装置の回路の一例を示す[20]。

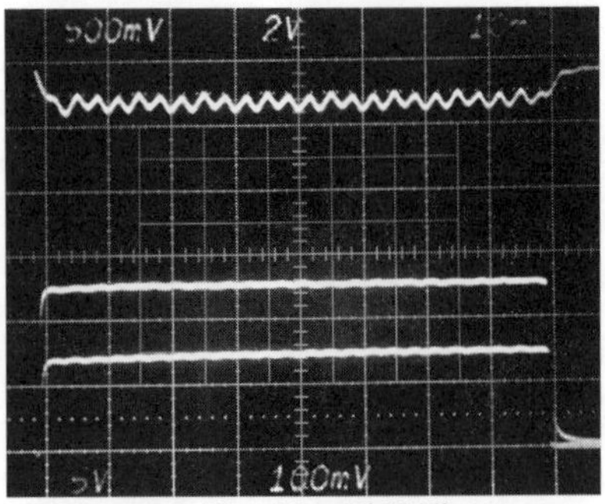

P.V：100V/div，U：40kV/div
I：500mA/div，H：10ms/div
P.V：整流出力電圧，U：管電圧，I：管電流

図36　AC-DCコンバータ回路の出力電圧波形およ
　　　び管電圧・管電流波形
　　　100kV，800mA，80ms

1）整流回路

　商用交流電力はAC-DCコンバータで整流および平滑する。整流回路にはダイオードが使用され，C_1は平滑用コンデンサで数十mFの大容量電解コンデンサが用いられ，整流後の脈流を平滑する。また，インバータに供給する直流電圧の安定化に用いられている。図36はX線負荷が加えられたときのAC-DCコンバータ回路の出力電圧波形および管電圧，管電流の各波形を示す。一次電圧は80V程度低下するが出力電圧は一定に保たれ，管電圧は設定値を維持している。

2）管電圧制御

　管電圧制御はDC-DCコンバータ回路（直流電圧可変回路）とインバータ回路によって行われる。チョッパとフィルタからなるDC-DCコンバータはインバータに供給する直流電圧を制御する回路で，チョッパから出力される方形波パルスはフィルタで平均化する。図37は降圧形DC-DCコンバータの基本動作原理を示したものである。DC-DCコンバータの入力電圧（AC-DCコンバータの整流出力電圧）をV_i，出力電圧をV_o，トランジスタQがオンしている時間をQ_{on}，オフの時間をQ_{off}，インダクタンスLを流れる電流をI_Lとすると，Q_{on}の時間にインダクタンスLに加わる電圧はV_i-V_oとなり，インダクタンスを流れる電流の変化量ΔI_{Lon}は自己インダクタンスと誘導起電力の関係から

$$\Delta I_{Lon} = \frac{V_i - V_o}{L} \times Q_{on} \qquad となる。$$

トランジスタがオフしている時間Q_{off}では転流ダイオードDが導通して，インダクタンスLに$-V_o$の電圧が加わる。このときの電流変化量ΔI_{Loff}は

$$\Delta I_{Loff} = \frac{-V_o}{L} \times Q_{off} \qquad となる。$$

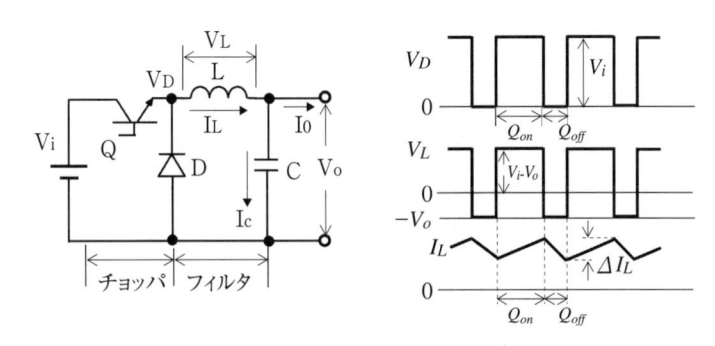

図37 降圧形DC-DCコンバータの基本動作

インダクタンスLを流れる電流の変化量は，電流が連続的に流れる定常状態ではトランジスタがオンの時間とオフの時間が等しくなり，$\Delta I_{Lon} + \Delta I_{Loff} = 0$の条件から，直流出力電圧$V_o$は

$$V_o = \frac{Q_{on}}{Q_{on} + Q_{off}} \times V_i$$

となる。

この式から出力電圧V_oは$Q_{on}/(Q_{on}+Q_{off})$に比例し（1パルスの時間/1周期の時間）をデューティ比という。出力電圧V_oはチョッパのデューティ比に比例するので，チョッパの周波数を一定としてデューティ比を変えることで直流一次電圧V_oを制御することができる。これから，デューティ比を変えて管電圧を制御する方法をパルス幅変調（pulse width modulation：PWM）という。また，チョッパの周波数を高くするほど直流出力電圧波形は直流に近い波形になる。本方式では，チョッパ回路とインバータ回路の2つの回路が必要なことから機器の構成が複雑化し，費用や小形化といった面でやや不利となるが，診断用X線装置に必要な広範囲のX線負荷条件に対して安定した動作が得られるという特長をもっている。

3）管電流制御

管電流制御は，一般的にインバータを使用した半導体交流加熱方式が使用されている。特徴を以下に示す。

(1) フィラメント加熱をインバータで高周波化することで，管電流は加熱電源周波数のリプルの影響を受けにくくなりX線出力はより安定する。
(2) フィードバック制御であるためX線出力は安定し，応答性に優れる。
(3) X線管の管電流特性に対応した非線形制御ができる。
(4) 予備加熱や撮影時のダイナミック制御が可能である。
(5) CPUによる制御が可能となり，空間電荷補償やX線管の特性に応じた高精度の補正が可能となる。
(6) X線管を流れる管電流を実測する機能をもつ装置（図35）では，X線管フィラメントの経時的変化に対応することが可能である。

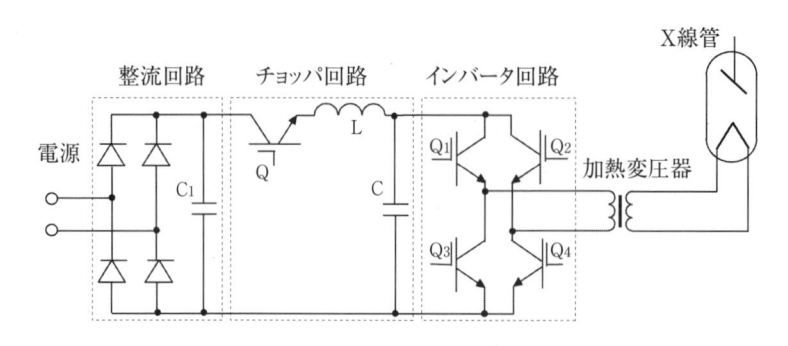

図38 方形波インバータ回路を用いたX線管フィラメント加熱回路

図38に方形波インバータを用いたフィラメント加熱回路を示す。交流電源を整流し，平滑コンデンサで直流に変換する。この直流電圧をチョッパ回路でパルス幅を可変し電圧調整を行い，インバータ回路で高周波の交流電圧に変換する。この交流電圧を加熱変圧器で絶縁しその出力電圧をフィラメントに印加し加熱する[21]。

4）X線撮影時間制御

X線撮影時間を設定および制御する限時（タイマ）装置は変圧器式X線高電圧装置に用いられるものとなんら変わりはない。インバータ式X線高電圧装置の照射時間の制御はタイマ回路からの信号でチョッパ駆動回路およびインバータ駆動回路を制御することで行われる。このチョッパおよびインバータ駆動回路の周波数は数十kHzと高周波化されているため，管電圧波形の立ち上がりおよび立ち下り時間，X線遮断の応答遅れなどは従来の12ピーク形X線高電圧装置と比較し数段短く高精度となっている。こうした特性の向上は自動露出制御装置と組み合わせた場合，X線制御の遅延がなく自動露出制御装置の応答特性を大幅に向上させることができる。

図39は方形波インバータ式X線高電圧装置の管電圧波形の立ち上がり立ち下がりを示したものである。管電圧の立ち上がりの再現性も良好であるとともに管電圧の立ち上がり時間が速いため，1msまで管電流時間積（mAs）あたりの蛍光量はほぼ一定となる。図40は方形波インバータ式X線高電圧装置の管電圧，管電流および蛍光強度波形である。管電圧波形の立ち上がり立ち下がり時間が短く矩形波に近い波形であることがわかる。また管電圧のリプル百分率は2〜4%である。

3.2.3 共振形インバータ式X線高電圧装置[22]

共振形インバータは高電圧変圧器一次巻線に対し直列に接続された共振用インダクタンスLと共振用コンデンサCを用いた共振現象を利用したもので，出力波形は正弦波状になる。そのときの共振周波数は$1/(2\pi\sqrt{LC})$となる。図41は共振形インバータの回路構成と出力波形である。この方法はスイッチング素子の損失が少ないという特長がある。図42に共振形インバータ式X線高電圧装置の1例を示す。

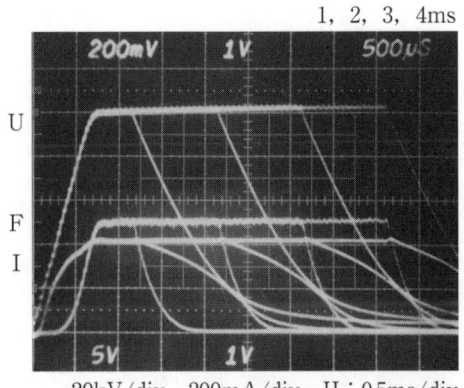

図39 方形波インバータ式X線高電圧装置の管電圧（U），管電流（I）および蛍光強度波形（F）撮影時間1，2，3，4ms，管電圧100kV，管電流400mA

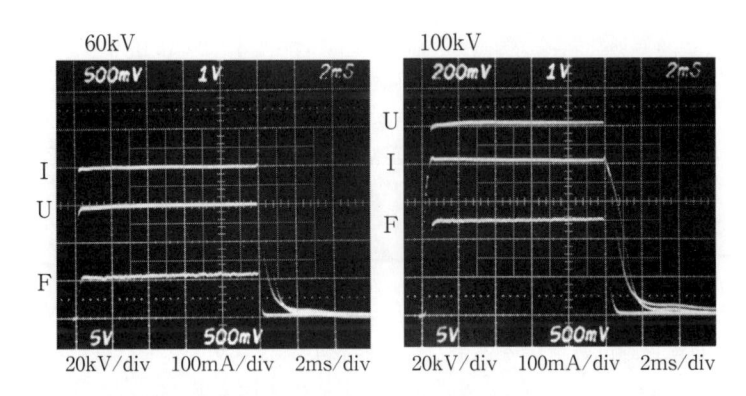

図40 方形波インバータ式X線高電圧装置の管電圧（U），管電流（I）および蛍光強度波形（F）
管電流400mA，撮影時間10ms

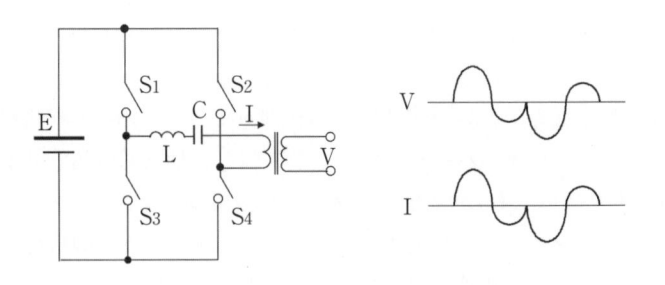

図41 共振形インバータの回路構成と出力波形

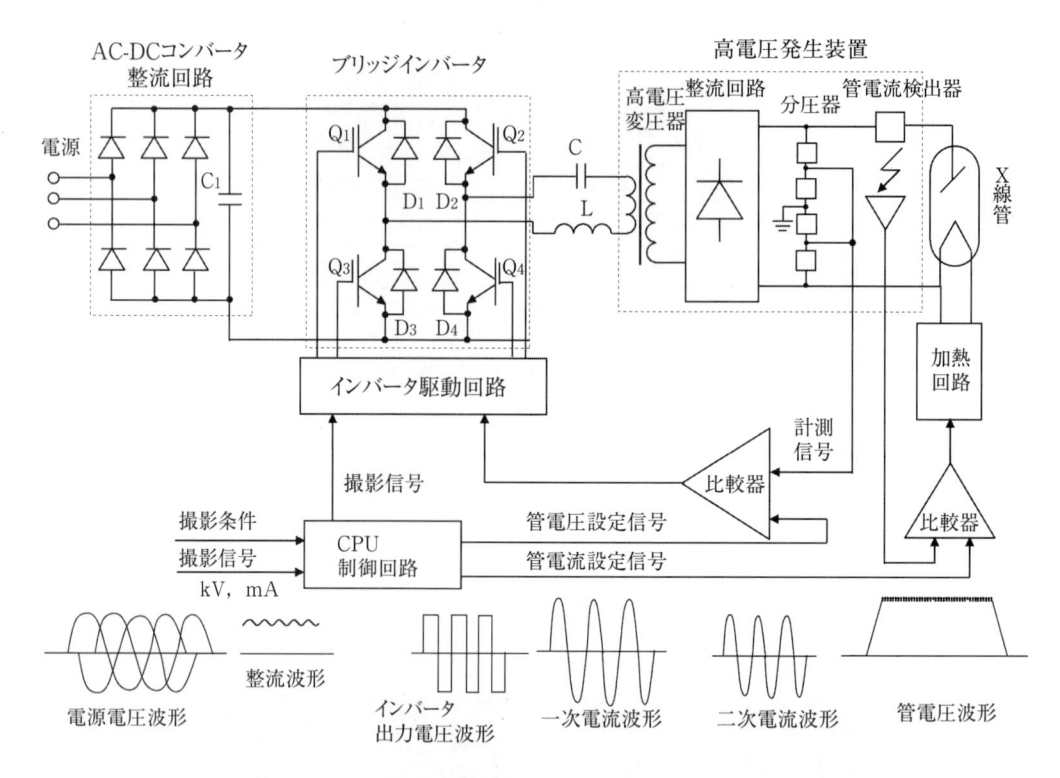

図42 共振形インバータ式X線高電圧回路（周波数変調制御方式）の基本回路構成

1）整流回路

商用交流電源を整流し平滑するとともに，インバータに供給する直流電圧の安定化に用いられ，AC-DCコンバータ回路と呼ばれている。また，共振形インバータ方式では軽負荷時のインバータ周波数の低下を補償する目的で，インバータに供給する直流電圧を変えるために使用している場合もある。

2）管電圧制御

装置によってチョッパ回路とインバータ回路を有するものもあるが，一般的にはインバータ回路のみもつものが多い（図42）。インバータ回路のみもつ装置の管電圧制御は，インバータの動作周波数およびパルス幅を変えて直流から交流変換と同時に出力電圧制御を行うことで管電圧制御を行う。こうした周波数変調制御の装置はチョッパ回路をもたないので，装置の小形軽量化が可能となるほか，費用的にも有利となる。図43は周波数変調制御方式のインバータ制御信号と一次電流の関係を示したものである。共振形インバータではX線照射信号が加えられるとインバータ回路の半導体制御素子のQ2，Q3またはQ1，Q4が交互に導通して共振用コンデンサCとインダクタンスLおよび高電圧変圧器の一次巻線を通じて正弦波の電流が流れる。図43aはX線負荷が小さいときの関係を示したものである。インバータ動作信号が加えられ，1つの方形波パルス電圧に対し半導体制御素子Q2，Q3が導通すると回路のインダクタンス（高電圧変圧器の漏れインダクタンスとLの和）と

a 小負荷時

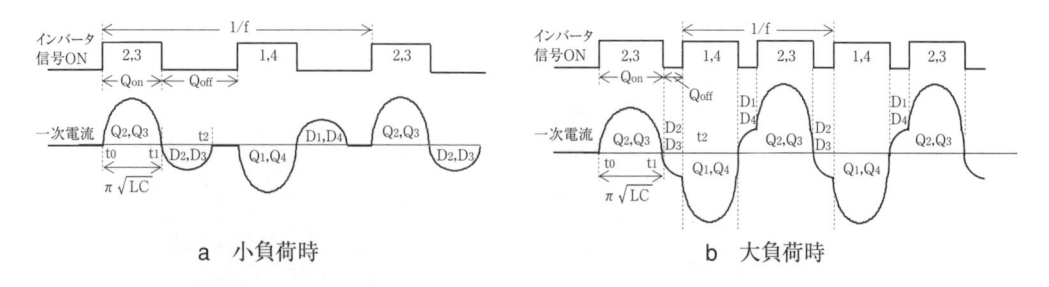

b 大負荷時

図43 周波数変調制御方式のインバータ信号と一次電流の関係

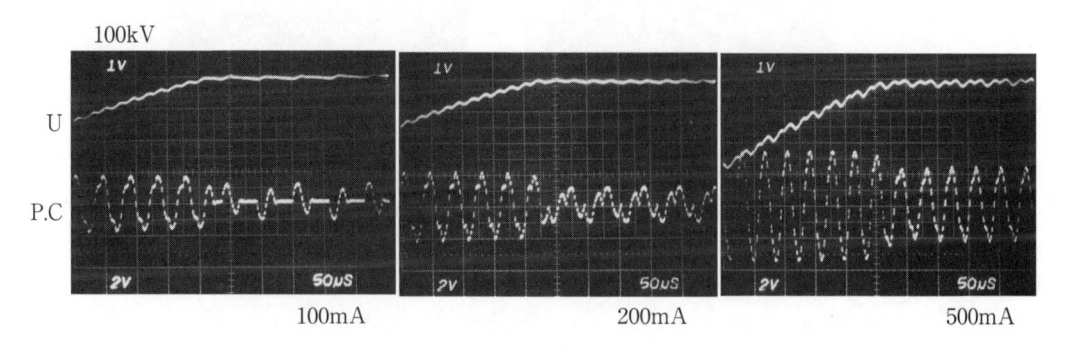

図44 管電圧（U）と一次電流（P.C）の各波形

コンデンサCとの共振現象で電流は徐々に上昇し，コンデンサCに電圧が充電される。この電流は電圧の上昇とともに次第に減少し，インダクタンス成分の電圧とコンデンサCの電圧が等しくなったとき一次電流は0となる（$t_0 \sim t_1$間）。しかし，回路のインダクタンス成分には一次電流によって蓄積された電磁エネルギーがあり，このエネルギーが半導体制御素子Q_2，Q_3と逆並列に接続されたダイオードD_2，D_3を介して電源電圧平滑用コンデンサC_1に充電される（$t_1 \sim t_2$間）。一次側からQ_2，Q_3を通じて電流が流れる$t_0 \sim t_1$の期間はこの回路の共振周波数の$1/2$の$\pi\sqrt{LC}$（s）となる。次の周期には，半導体制御素子Q_1，Q_4が動作し上記の逆の極性に共振電流が流れる[21], [23]。X線負荷が大きい場合は図43bのようにQ_{off}の期間が短く周波数（$Q_{off} \sim Q_{on}$の期間）が高くなるため，一次電流は連続した波形となる。インバータの動作周波数$f_0 = 1/2\pi\sqrt{LC}$が最高周波数となるが，半導体制御素子のターンオフ時間があるため実際の周波数はf_0より少し低くなる。図44は実際の管電圧100kV，管電流100，200，500mA負荷時の一次電流と管電圧波形を示したものである。管電圧が設定管電圧に達するまでの管電圧の立ち上がり期間は立ち上がりを早くするため周波数を高くし，立ち上がりから設定管電圧の95％に達した時点から，フィードバックをかけて設定管電圧が得られる周波数に減じている。X線負荷の軽い場合ではインバータ周波数が低く，流れる一次電流の値も少なく断続的な波形となっているが，X線負荷が大きくなるに従い周波数は高く，一次電流も多く流れ連続した波形となっている。

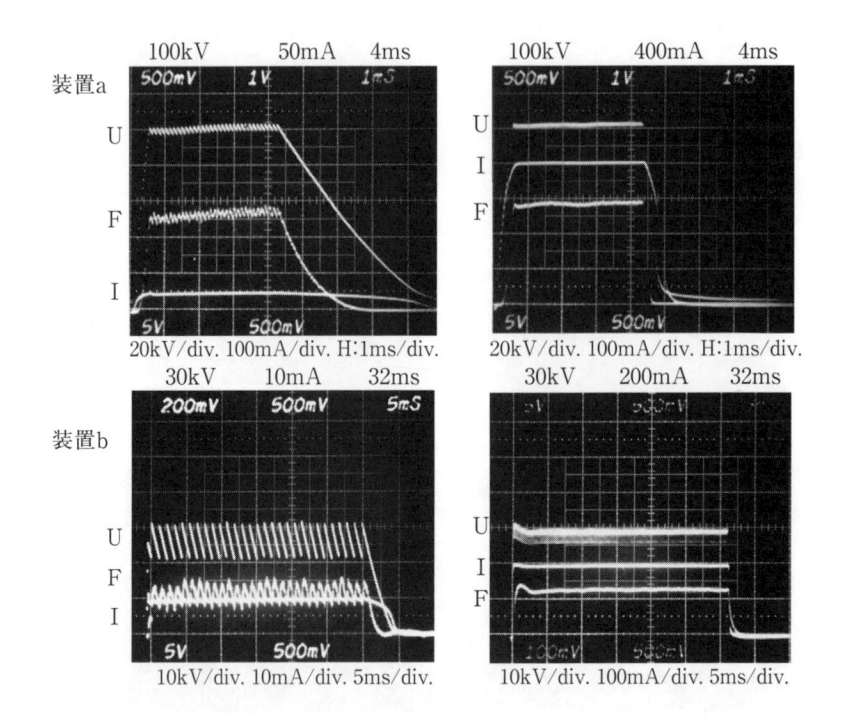

図45 共振形X線高電圧装置の管電圧（U），管電流（I）および蛍光強度（F）の波形

　X線照射中の管電圧は，高電圧変圧器に内蔵されている分圧器の抵抗を通じて制御回路にフィードバックされ常に出力管電圧が設定管電圧と等しくなるように制御されている。共振形インバータ式X線高電圧装置の周波数変調制御方式では，図43，図44に示したようにX線負荷が小さい場合，インバータ回路の休止時間が長いためインバータ周波数が短くなり管電圧リプル百分率が大きくなる。したがって同一管電圧，同一管電流時間積（mAs）であっても管電流の大小によってX線出力が異なることとなる。なかでも，低管電圧で撮影する乳房用撮影装置では管電圧リプル百分率の影響がX線出力に大きく影響することとなる。図45の装置aは一般撮影用，装置bは乳房撮影用X線高電圧装置における共振形インバータ式（周波数変調制御方式）の管電圧，管電流および蛍光強度の各波形である。図45装置aから小管電流ではインバータ周波数が低く，大管電流では周波数が高いことがわかる。また，軽負荷時で管電圧の立下りが遅い。これは高電圧ケーブルの浮遊容量による影響である。装置bから管電圧リプル百分率を見ると，感電流10mAでは32.7％，200mAでは13％と大きく異なることがわかる。こうした欠点を改善することから，位相シフトパルス幅変調（PWM）制御方式を用いた装置もある。

3）管電流制御
　管電流制御回路は方形波インバータ式X線高電圧装置と同一で，インバータ制御を用いた半導体交流加熱方式が一般的である。

4）X線照射時間制御

タイマ回路も前述した方形波インバータ式X線高電圧装置と同一で，CPUによってインバータ駆動回路を制御し照射時間を制御している。

4. コンデンサ式X線高電圧装置

コンデンサ式X線高電圧装置は，前もって電気エネルギーを高電圧コンデンサに蓄え，X線管を介して電荷を放電させてX線を発生させる方式である。撮影用コンデンサは$2\mu F$以下で，X線照射の開閉を高電圧側で行うX線高電圧装置である。X線照射の高電圧側での開閉は格子制御形X線管を使用することで任意の管電圧で波尾切断（X線遮断）ができるため，撮影部位によっては短時間撮影が可能となる。また，高電圧側でのX線の開閉は再現性が良く被検者の被ばく低減が可能となり，充電時間の短縮もできるようになった。

4.1　特徴[7]

コンデンサ式X線高電圧装置の特徴を下記に示す。

(1) 小容量電源で使用ができる。

X線照射は，前もってコンデンサに蓄えた電気エネルギーで行うため，電源はコンデンサを充電できる容量があれば可能である。充電時間は，充電開始時の入力電流とコンデンサ容量の積で決まる。充電開始時の入力電流は，電源からコンデンサまでの装置内の全等価抵抗で決定されるため，電源容量の小さい場合，全等価抵抗が大きくなるので充電時間は長くなる。しかし，所定の電圧まで充電が済めば，後は放電時の電力（X線管フィラメント加熱，波尾切断などの制御回路）を供給するだけでよいため，普通の電燈線用コンセントからの充電が可能となる。充電時間 $t(s)$ は

$$t = K \times C \times R \,(s)$$

K：定数，C：高電圧コンデンサ容量，R：電源からコンデンサまでの装置内の全等価抵抗

(2) 電源変動の影響をほとんど受けない。

X線照射はコンデンサに蓄えられた電気エネルギーで行われるため，電源変動の影響を受けない。X線照射中に電源変動があった場合は，X線管フィラメント加熱電圧が変動し管電流が多少変動するが，照射時間（放電時間）が管電流変化分変わるのみでX線出力には影響しない。また，充電中に電源電圧が変動しても，充電時間が多少変わるだけで，充電電圧には関係しない。

(3) 管電流はX線管の最大単発負荷定格（短時間最大入力）で決まる。

コンデンサ内の内部抵抗は0Ωに近いため，コンデンサ式X線高電圧装置の放電電流は使用するX線管の許容負荷で決まり，管電流が大きいほど短時間の撮影が可能となる。

(4) 再現性は一般的に良い。

X線出力は充電電圧と放電電気量（管電流時間積：mAs）によって決まり，再現性はこれらの

精度によって決まるが三極X線管による制御で再現性は高い。X線管で消費されるエネルギー E (J) は

$$E = \frac{1}{2}C(V_1^2 - V_2^2) \quad \text{(J)}$$

C (F)：コンデンサ静電容量, V_1：充電電圧, V_2：波尾切断電圧

これから，再現性は充電電圧と波尾切断電圧の精度で決まることがわかる。

上記についてはコンデンサ式X線高電圧装置の長所を記載してきたが，コンデンサに充電した電気エネルギーでX線出力を得るため，X線強度が指数関数的に減衰するという短所がある。したがって，管電流時間積（mAs）とX線量との間には比例関係は保たれない。また，一度放電した場合，再び充電しなくては使用ができないため，短時間内の繰り返し撮影にも使用できない。

コンデンサ式X線高電圧装置は，このように変圧器式X線高電圧装置にない特長を持ち長く使用されてきたが，問題であったmAsとX線出力の非直線性を解決したエネルギー蓄積形インバータ式X線高電圧装置が実用化され，現在では製造が中止されている。

4.2 基本原理[8]

図46はコンデンサ式X線高電圧装置の構成例を示したもので，高電圧回路は一般的に倍電圧整流（グライナッヘル）回路が使用されているが，コッククロフト（Cockcroft）回路を用いたものもある。充電スイッチが閉じられると充電電圧制御回路が動作し主回路充電回路が閉じダイオードD$_1$, D$_2$を通じコンデンサC$_1$, C$_2$が充電され設定充電電圧に達すると充電は停止する。充電電圧は管電圧検出用の高抵抗があるため時間とともに降下するため，設定充電電圧と充電電圧の電圧差が1kV程度になるとこの電位差を検出し自動的に再充電が行われる。X線スイッチが閉じられると三極X線管のグリッド制御回路が動作し，管電流が流れX線が照射される。設定したmAsに達するとmAs制御回路が動作し，グリッド制御回路が復帰しX線照射が停止される。

コンデンサ式装置ではあらかじめ撮影に必要な電圧がX線管に印加されているため，三極X線管（格子制御形X線管）の陰極―格子間に2000～3000Vの負の電圧が加えられ，X線が照射されない状態であっても，わずかなX線が放射される。これは暗流X線といいこのまま放置すれば無用なX線が外部に放射されることになる。したがってコンデンサ式X線高電圧装置では，暗流X線防止のシャッタが取り付けられている。

4.3 高電圧充電回路

一般的に充電回路はグライナッヘル回路およびコッククロフト充電回路が用いられている（図47）。コッククロフト充電回路では段数が多いほど高電圧変圧器の出力電圧を低くできる。図47bのR$_1$, R$_2$の抵抗は放電時の異常振動を抑えるX線管を保護するための保護抵抗で，2～5kΩ程度のものが陽極側と陰極側にそれぞれ使用されている。放電時はこの保護抵抗による電圧降下のため，低電圧の撮影では電圧降下分の出力低下の影響は大きくなる。保護抵抗による電圧降下は10kΩ（＋5kΩ，－5kΩ）の場合で管電流100mAあたり約1kV降下する。図48はコンデンサ容量1μFのコン

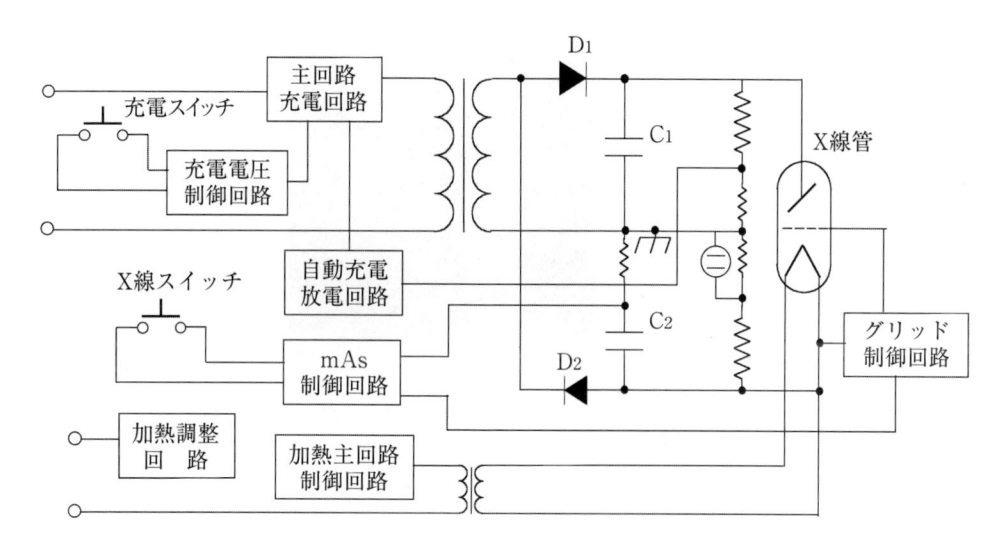

図46 コンデンサ式X線高電圧装置の構成

a 倍電圧充電回路（グライナッヘル）

b コッククロフト充電回路

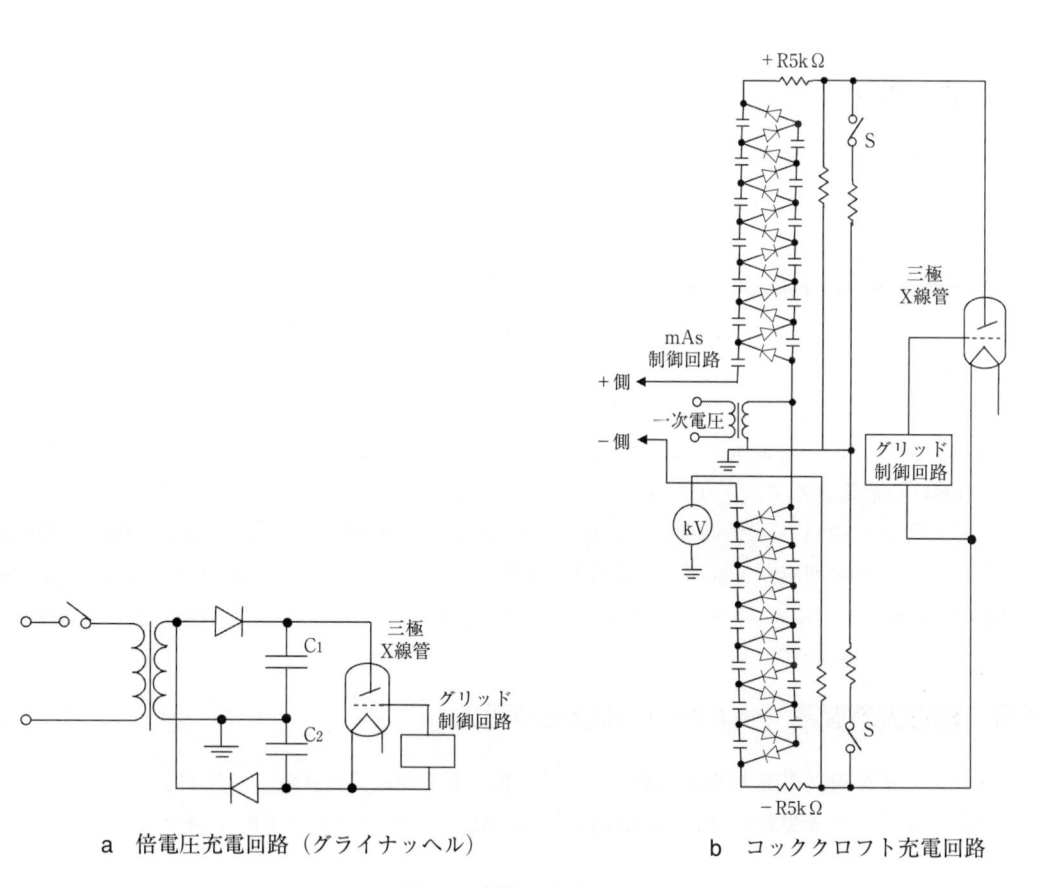

図47 高電圧充電回路

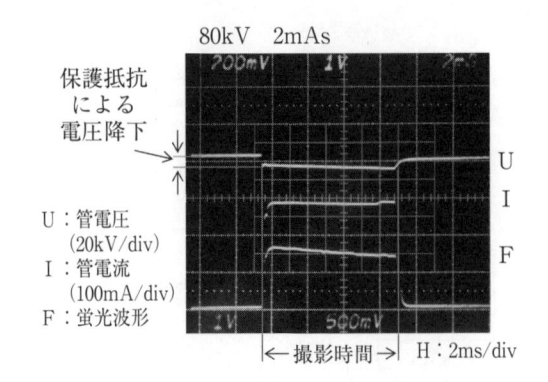

図48 コンデンサ式X線高電圧装置（1μF）の放電波形

デンサ式装置の管電圧80kV，管電流時間積2mAs時の管電圧，管電流および蛍光強度の各波形である。管電流は約300mA流れているため保護抵抗による電圧降下は3kV程度あることがわかる。

4.4 撮影時間

コンデンサ式X線高電圧装置の撮影時間は放電開始時の管電圧をE_0，そのときの管電流をI_0，放電開始してからt秒後の管電圧をEとして，X線管を単純な抵抗（R）とみれば

$$E = E_0 \times \varepsilon^{\frac{-t}{RC}} \quad \therefore \quad t = R \times C \log \frac{E_0}{E} = \frac{E_0}{I_0} \times C \log \frac{E_0}{E}$$

で表される[8]。コンデンサ式の場合，管電流の大小はX線出力に関係ないが，管電流は放電時間（撮影時間）に関係するため，X線管負荷に許容される範囲内でX線照射中に流れる管電流が大きければ放電時間は短く，短時間の撮影となる。図49はコンデンサ容量1μFのコンデンサ式装置の2mAsにおける放電波形で，左が管電圧80kV，右が100kVである。撮影時間をみると，同じ2mAsであっても管電圧80kVの撮影時間は約7.6msであるのに対し100kVでは約12.2msで80kVに比べ撮影時間は長い。この理由はX線照射中に流れる管電流によるもので，管電流は管電圧80kVでは約280mAp，100kVで160mAp程度で80kVに対して管電流が57％程度しか流れていないため同一mAsであっても撮影時間は異なる。

4.5 管電流時間積（mAs）とX線量の関係

コンデンサ式X線高電圧装置は高電圧コンデンサに蓄えた電荷を放電させX線を発生させる方式のため，コンデンサ式装置のmAsは変圧器式X線高電圧装置のmAsと同一に考えることはできない。

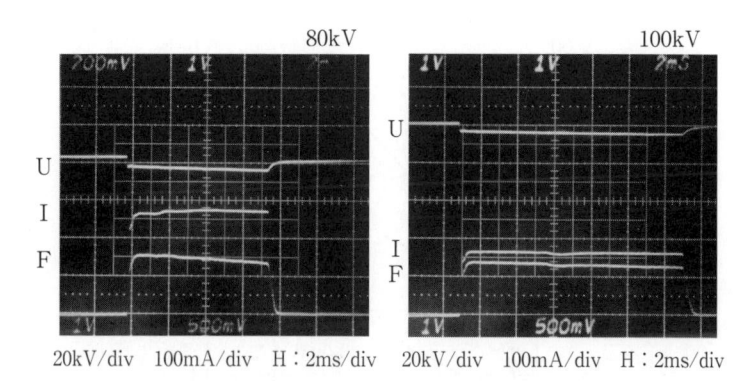

図49 コンデンサ式X線高電圧装置（コンデンサ容量1μF）の放電波形
管電流時間積2mAs，吸収体Al 10mm

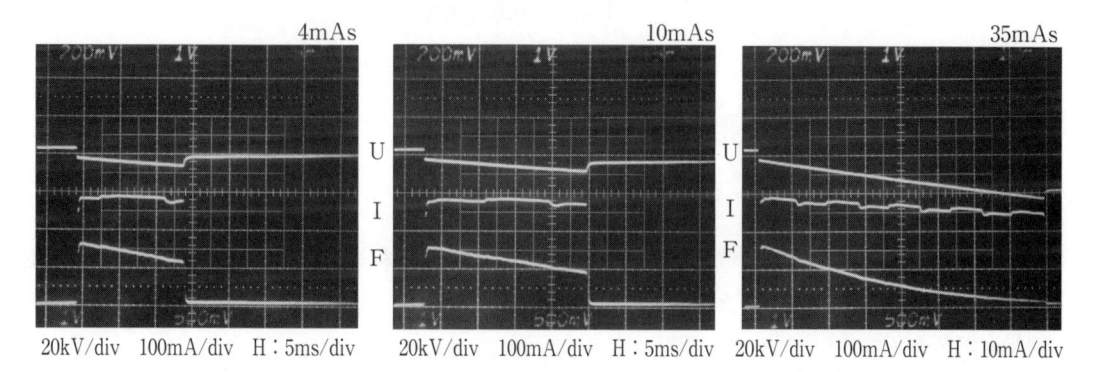

図50 コンデンサ式X線高電圧装置（コンデンサ容量1μF）の放電波形
管電圧80kV，吸収体Al 10mm

コンデンサに蓄えられる電荷をQ，コンデンサ容量C，充電電圧をVとすると，電荷Qは

$$Q = CV$$

で表される。コンデンサ容量CをμF，充電電圧VをkVで表せば電荷QはmAsとなる。コンデンサ容量1μFの装置で100kV充電した場合，コンデンサに蓄積される電荷は100mAsとなり，この値がその充電電圧における最大mAsとなる。100kV充電し80kVで波尾切断した場合，充電電圧と放電電圧の差は20kVとなり，Qは20mAsとなる。したがって，コンデンサ容量が1μFの場合は1mAsあたりの電圧効果は1kVとなる。前述したようにコンデンサ式装置は蓄積電気量が有限のため，mAsが大きくなると，管電圧は指数関数的に低くなるためX線出力も低下し，写真効果もなくなりmAsを大きくしても写真効果は変わらなく，被ばくのみが増えることになる。図50は管電圧80kV，吸収体Al 10mmを透過したときの管電圧，管電流および蛍光強度の各波形である。35mAsになると写真効果はほとんどなくなり，それ以上大きなmAsにしても写真効果に関与しないことがわかる。図51は被写体厚にAl 10mmを付加したときの写真効果の直線性を求めたもので，管電圧が低くなるに従いX線出力の直線性が失われ，少ないmAsでなくては直線性が保たれないことがわかる。こ

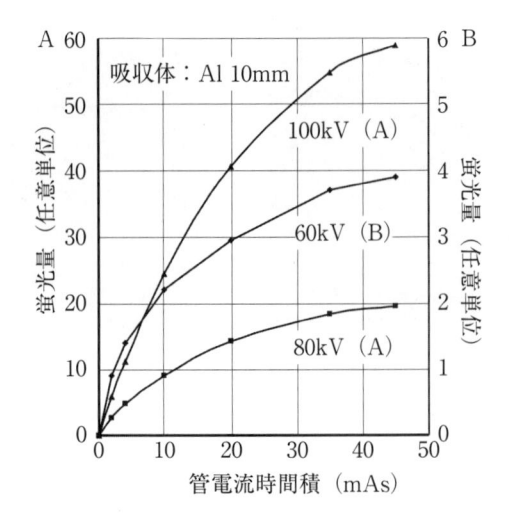

図51　mAsとX線出力の関係
コンデンサ容量：1μF

れから，コンデンサ式高電圧装置によるX線写真撮影では吸収体に合った管電圧を用いることが必要で，被写体に対し低い管電圧を使用した場合，被ばくのみが多くなり期待した写真効果が得られない場合がある。

5．自動露出制御装置[6), 24)]

　自動露出制御装置は照射されたX線を検出し，被写体に応じた適正な露出が得られるように考えられた装置である。X線写真撮影は撮影条件として，管電圧，管電流および撮影時間を被写体の吸収に応じ設定し撮影を行うが，X線の吸収が異なる被写体に対し適正なX線条件を決定するには高い技術が必要となる。このような理由から任意の撮影部位に対して常に適正な画像が得られるように考えられた装置が自動露出制御装置である。

　自動露出制御装置のX線制御方式は，胸腹部や骨部などの一般撮影装置および消化管撮影に使用されるX線TV透視撮影装置のように撮影時間のみを制御するタイマ制御方式と，血管撮影などに使用されるX線シネ撮影装置やDR (digital radiography) 撮影装置に用いられているような管電圧，管電流および撮影時間の3因子を制御するAEC (automatic exposure control) に大別できる[2)]。また，撮影以外の透視時のX線量をリアルタイムに自動制御する自動露出制御装置がある。安全面では，装置の故障時などによる過度照射防止にバックアップタイマを設けるようになっている。ここでは，主にタイマ制御方式（ホトタイマ）について記述する。

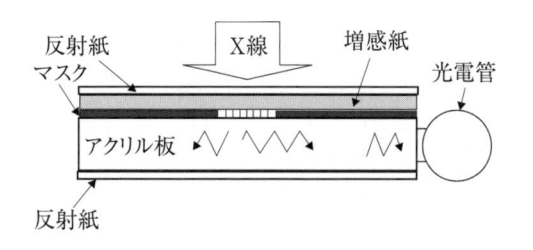

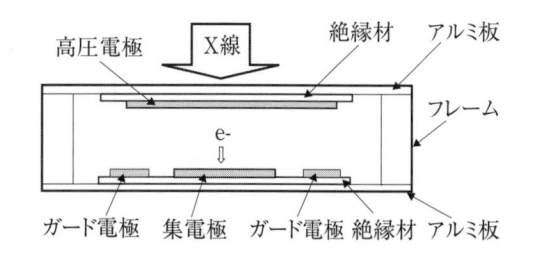

図52　蛍光体検出器の構造

図53　電離箱形検出器の構造

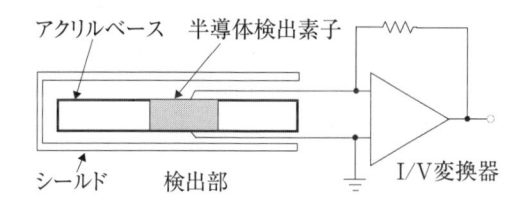

図54　半導体検出器の構造

5.1　X線検出器

1）蛍光体検出器

　X線によって発生する蛍光を光電子増倍管で検出し光電変換された後，電気信号として外部に出力し制御する方法でホトタイマと呼ばれている。図52は検出器の構造を示したもので，光変換された光はマスク（遮光紙）に開けられた採光野から選択され，アクリル板の界面で全反射を繰り返しながら光電子増倍管へ導かれる。蛍光体検出器は構造が簡単で薄くX線の吸収が少ないなどの特長がある。

2）電離箱検出器

　X線による電離作用を利用したもので，電離電流を検出し制御する方法でイオンタイマと呼ばれる。図53に検出器の構造を示す。採光野の形状は集電極の形状で決まる。

　採光野の形状が自由に選択でき，複数の採光野が必要な場合に対応が容易であるなどの長所がある。

3）半導体検出器

　図54に半導体検出器の構造を示す。半導体検出器はX線検出部とI/V変換器とで構成されている。検出部のなかにある半導体検出素子（N形シリコンの表面に異種の金属を蒸着した表面障壁形素子）は，X線エネルギーの強さに比例した電気信号を発生する。発生した微小電流をI/V変換器で増幅し制御装置へ送られX線制御をする方式である。

　採光野の形状が自由に選択でき，複数の採光野に対応が容易のほか，構造的に強度が大きいなどの特長がある。

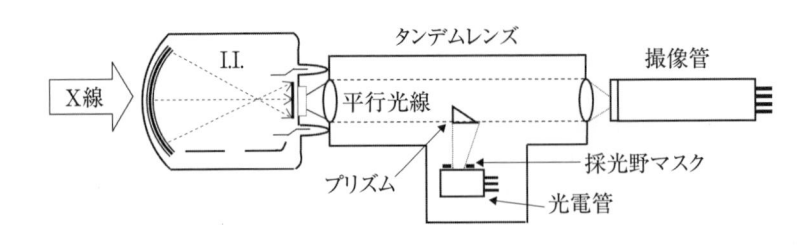

図55　I.I.検出器の構造

4）I.I.検出器

イメージインテンシファイア（I.I.）により光変換された像はタンデムレンズ系を経て撮像管に導かれるが，このタンデムレンズ系の間にプリズムを配置し，光量の一部を光電子増倍管へ導き電気信号として出力しX線を制御する方式である。図55はI.I.検出器の構造を示したもので，採光野の形状は光電子増倍管の前にあるマスクで決定される。検出器は受像系（フィルム，増感紙カセッテなど）の後方に位置するため検出器による吸収，散乱線などがないため，画像に悪影響を及ぼすことはない。

自動露出制御装置のX線検出（採光）方法には，カセッテ（受像体）の前面にX線検出器を配置した前面検出（前面採光）法と，カセッテの後ろにX線検出器を配置した後面検出（後面採光）法によるタイマ制御方式（ホトタイマ）があり，蛍光体，電離箱および半導体検出器は前面検出法に，I.I.検出器は後面検出法に主に使用される。

5.2　ホトタイマの動作原理

図56に前面検出法のホトタイマの原理図を示す。X線高電圧装置に前もって設定されたX線条件でX線源装置から照射されたX線は，被写体を透過した後グリッド，X線検出器を経てフィルムを露光する。このとき，

(1) ホトタイマのX線検出器によりカセッテ（増感紙/フィルム：S/F）に対し適正なX線量が検出される。
(2) 検出器で検出されたX線量は電気信号としてホトタイマ制御装置へ出力する。
(3) 出力された電気信号は制御装置内の増幅回路により増幅され積分回路に出力する。
(4) 積分回路は増幅回路の出力を積分し比較回路へ信号を出力する。
　　積分回路はX線の強さに比例した電気信号を出力する。
(5) 比較回路は積分回路からの出力電圧が基準濃度の値に達したとき，X線遮断信号発生回路へ信号を出力する。
(6) X線遮断信号発生回路はX線遮断信号をX線高電圧装置へ出力する。
(7) X線高電圧装置はX線照射を停止する。

こうした一連の動作で撮影部位に適した適正濃度になるように入射線量を一定に保つ装置が自動露出制御装置であるが，実際はいろいろな特性がありその特性に対して補償が必要となる。また，

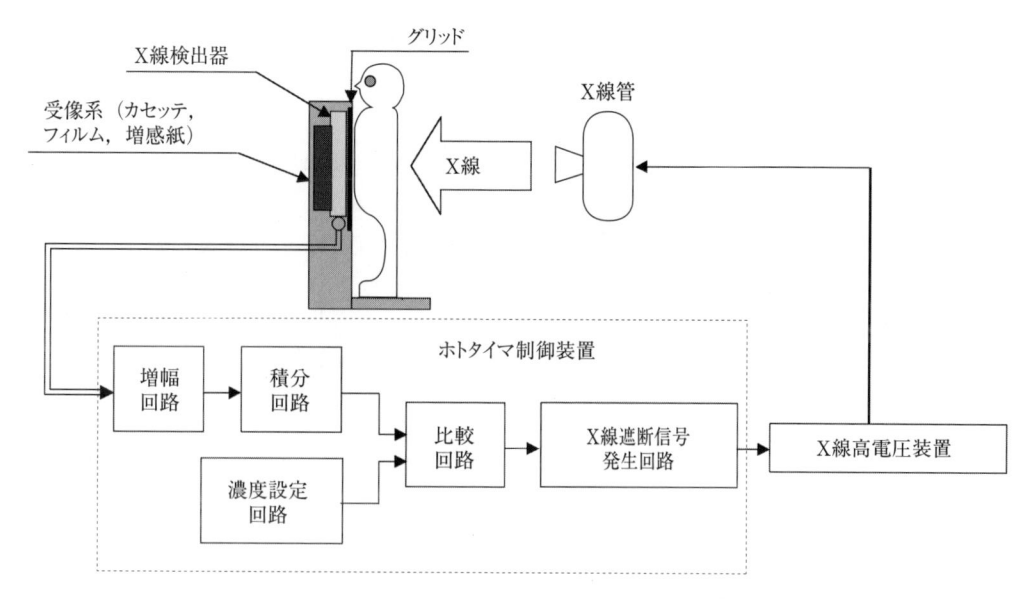

図56 自動露出制御装置の動作原理（カセッテ前面検出方式）

I.I.検出器などを用いた後面検出法も，基本的に制御は同様である。

5.3 ホトタイマの特性

　ホトタイマは任意な撮影部位の任意な被写体厚に対し，常に適正濃度のX線写真が得られるように撮影時間を制御している。こうしたホトタイマの性能評価を行うため，図57に示したように，縦軸に濃度および撮影時間を，横軸に被写体厚を示すグラフを作成することで，後述する主な特性を評価することができる。ホトタイマの主な特性には，被写体厚特性，管電圧特性および採光野による特性などが考えられ，被写体厚特性には短時間特性と長時間特性が含まれる。

5.3.1 被写体厚特性

　ホトタイマの被写体厚特性は図57に示すように，被写体厚が薄い短時間撮影領域では濃度が高く，被写体厚が厚い長時間撮影領域で濃度が低下する。

1）短時間特性

　被写体厚の薄い領域で濃度が高くなる要因には次の2点が考えられる。

（1）自動露出制御装置からX線停止信号が出力されてから，実際にX線照射が停止されるまでの遅れ時間によるもの。

（2）被写体のX線吸収とあらかじめ設定されたX線条件が大きく異なり，X線強度があまりにも強すぎることで，光電子増倍管や増幅回路が飽和現象を起こした場合。

（1）の場合はX線高電圧装置に起因する応答遅れであり，（2）は自動露出制御装置自体による応答遅れによるものである。

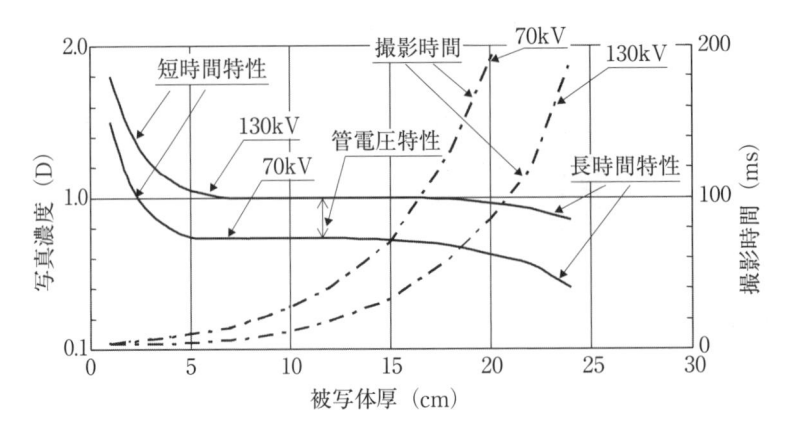

図57 ホトタイマ（カセッテ前面採光形）の基本特性

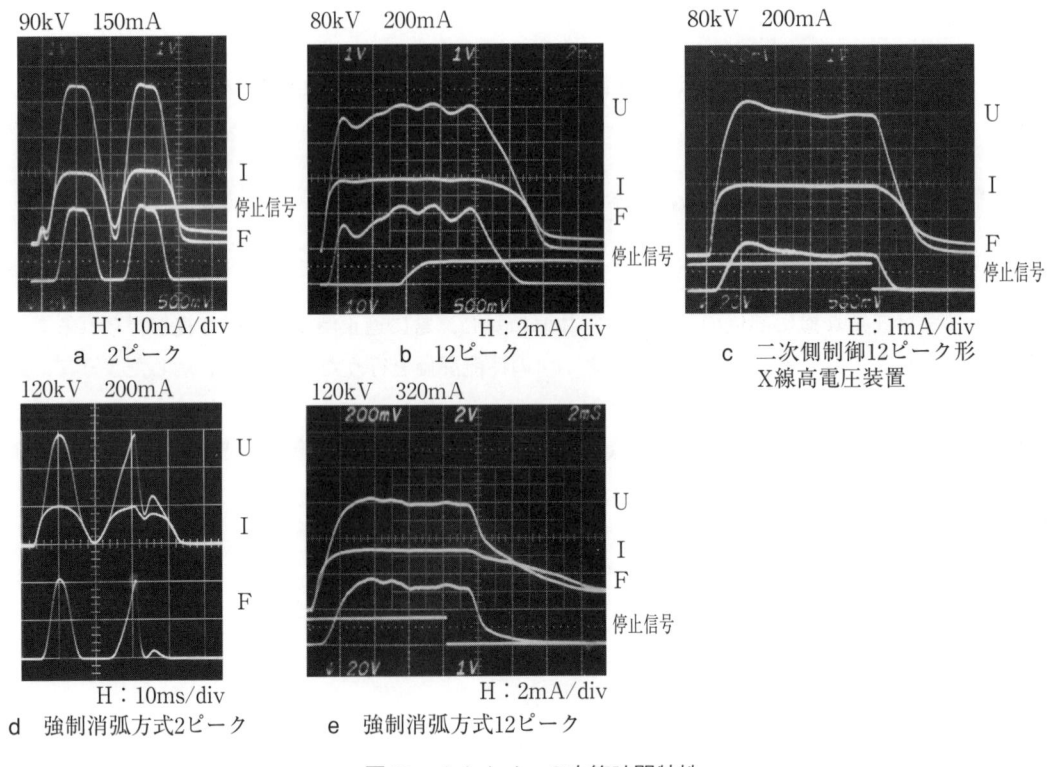

図58 ホトタイマの応答時間特性

a 2ピーク
b 12ピーク
c 二次側制御12ピーク形X線高電圧装置
d 強制消弧方式2ピーク
e 強制消弧方式12ピーク

　図58は2ピーク（a），12ピーク（b），二次側制御12ピーク形X線高電圧装置（c），強制消弧方式2ピーク（d），強制消弧方式12ピーク（e）の応答時間の遅れ時間を示したオシログラムである。2ピーク形の主回路開閉器はサイリスタ制御である。サイリスタはアノード電流が保持電流以下に

ならないとターンオフしないため，主回路を開路にできずX線照射を停止できない。これにより1パルスごとのX線制御となるため，最大1パルスの遅れを生じる。12ピーク形X線高電圧装置も同様にサイリスタ制御では3msごとの制御となる。こうした制御の遅れを少なくする目的でサイリスタに対して，一時的に逆方向電圧を加えて強制的にターンオフさせる強制消弧方式を用いた2ピーク形（d）および12ピーク形X線高電圧装置（e）もある。強制消弧を行うことで2ピーク形では5ms，12ピーク形で1.7msの遅れで応答することができる。この遅れ時間を応答時間と呼び，X線高電圧装置による固有の値となる。また，この応答の遅れ時間によって写真濃度は上昇することになる。テトロード管を使用した二次側制御のX線高電圧装置は電子制御であることから遅れ時間は0.1msと非常に少ない（**図58e**）。インバータ式X線高電圧装置はインバータが駆動する半周期ごとにタイマを制御できるため，遅れ時間は0.2ms以下と短く二次側制御装置に匹敵する性能をもつ。こうした応答時間の早い装置では短時間領域の写真濃度の上昇は少なく，写真濃度の上昇は管電圧波形の立ち下りによる写真効果や光電子増倍管などの飽和現象による影響が大きいといえる。

2）長時間特性

長時間特性はX線検出器に使用している光電子増倍管の暗電流に起因する。暗電流は光電子増倍管に光が入射しなくてもわずかに電流が流れる性質があり，この電流を暗電流という。長時間の撮影ではこの暗電流が積分されるため，積分コンデンサの両端電圧は設定された適正濃度の電圧値に実際の適正濃度になる前に達し，早く停止信号を発信するため濃度は低下する。したがって，この現象は被写体が厚く長時間撮影になるほど影響は大きく濃度は低下する。

5.3.2 管電圧特性

管電圧特性は管電圧（線質）によって写真濃度が変化する現象で，その原因には次の2つがある。
(1) 増感紙とX線検出器に使用している蛍光体の線質依存性の違い。
(2) 増感紙とX線検出器に入射するX線量が異なる。

1）蛍光体の線質依存性

蛍光体の発光は管電圧（線質）の変化に対して一定の発光でなく，管電圧によって発光量が異なる。したがって，使用する増感紙とホトタイマのX線検出用蛍光体の管電圧（線質）特性が一致しない場合は，使用する管電圧によって写真濃度は変化する。

図59はX線検出用蛍光体（S）と増感紙（$CaWO_4$，$Gd_2O_2S:Tb$）との管電圧特性を求めたもので縦軸に検出用蛍光体に対する相対感度を，横軸は管電圧である。この図から増感紙$CaWO_4$は管電圧130kVに至るまで検出用蛍光体とほぼ同一の発光特性を示している。増感紙$Gd_2O_2S:Tb$は管電圧90kVまで管電圧に対する発光特性は増加し90kV以上で一定な値となる。したがって増感紙$Gd_2O_2S:Tb$を検出器に使用した場合，管電圧90kV以下で使用する場合は管電圧によって写真濃度は変化することを示している。

2）増感紙とX線検出器の入射線量の差

X線が物質を透過すると必ずそのエネルギーは減衰し，その度合いはX線質が軟らかいほど大きい。したがって，自動露出制御装置がX線検出器によって適正濃度値と判断しX線照射が停止されても，カセッテ（増感紙）およびX線検出器に到達するX線量は同じにならず，その差は管電圧が

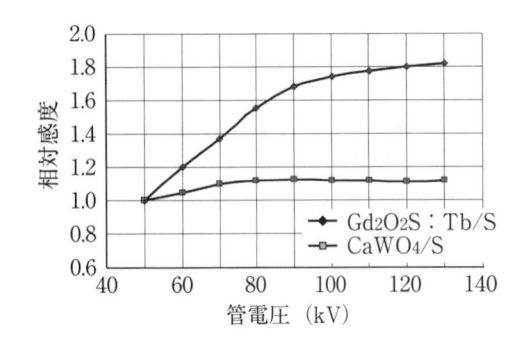

図59　X線検出器の蛍光体（S）に対する増感紙の管電圧特性

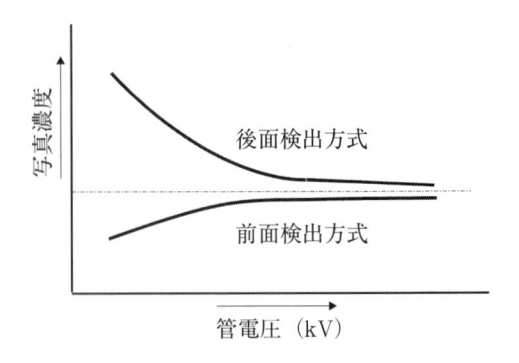

図60　X線検出方式の違いによる管電圧特性

低いほど大きくなる。

　管電圧に対する写真濃度差は自動露出制御装置によるX線検出方式によって異なり，図60はX線検出方式の違いによる写真濃度の変化の傾向を示したものである。

a）カセッテ前面検出方式

　この方式は胸・腹部撮影などのブッキーテーブル撮影台に主に設置される自動露出制御装置のX線検出方式に使用されている（図56）。X線管から照射されたX線はX線検出器を透過した後カセッテに入射するため，検出器によるX線吸収が生じ，カセッテに到達するX線量はX線検出器に比べて減少するため写真濃度は低くなる。その傾向は管電圧が低いほど顕著に現れるが，管電圧が高くなるに従い，カセッテに到達する線量はX線検出器と差が少なくなり，写真濃度は適正値に近づく。

　画質に対する影響としてはカセッテの前面に検出器があるため，検出器からの散乱線および被写体とカセッテの距離が大きくなるなどの影響が生じる。

b）カセッテ後面検出方式

　この方式は主に消化管撮影に用いられるTV透視撮影装置に組み込まれ，I.I.ホトタイマとして使用されている（図61）。I.I.ホトタイマは天板，グリッドおよびカセッテ（フィルム，増感紙）などを支持したフィルム送り機構などを透過した後のX線を，X線検出器で適正濃度になる値を検出することから，自動露出制御装置のX線検出器は比較的X線吸収の大きい物体を透過した後のX線を検出することになる。したがって，管電圧が低い場合，X線検出器に入射するX線量はフィルム・増感紙に比べ少なくなるため，適正濃度としてX線を停止しても写真濃度は高くなる。その傾向は管電圧が低いほど顕著に現れるが，管電圧が高くなればフィルム・増感紙と検出器に入射するX線量の差は少なくなり適性濃度に近づく。

5.3.3　採光野

　適正濃度は自動露出制御装置のX線検出用蛍光体の平均蛍光量で決められるため，撮影部位に適した採光野が必要とされる。胸・腹部および骨部など一般撮影系に用いられる採光野の形状はハート形，台形，円形および長方形といった形状を組み合わせたもので，複数の採光野をもつものは撮

図61　カセッテ後面検出方式（I.I.ホトタイマ）

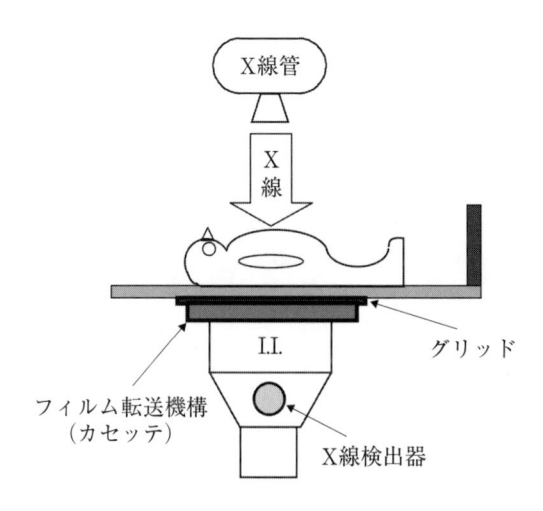

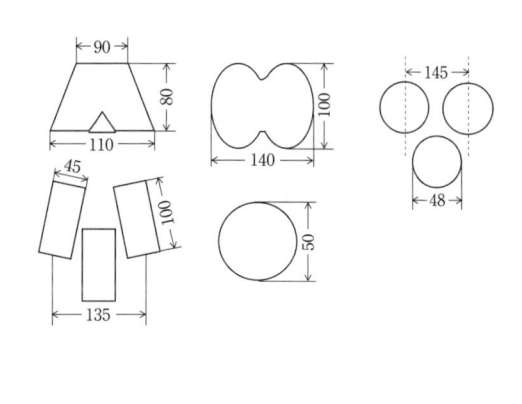

図62　一般撮影用ホトタイマの検出器用採光野の形状

影部位によって選択が可能となっている（図62）。前述のように，適正濃度は検出器の蛍光体の平均蛍光量で制御されるため，目的部位のＸ線吸収に合わない場合はＸ線の照射が極端に早く遮断されたり，長時間の撮影になったりするため採光野の位置や形状を把握して使用することが重要である。消化管撮影に使用される自動露出制御装置は造影剤の影響を受け，目的とする撮影部位の適正濃度を得られない場合があることから，多数に分割した採光野をもつマルチチャンネルの自動露出制御装置や造影剤によるＸ線検出器（採光野）の被覆率を補正し制御する装置などがある。

5.3.4　ホトタイマの性能

　ホトタイマがもっている主な特性について述べてきた。これらの動作特性を一つひとつ正しく把握することでホトタイマを正しく使用し，患者被ばくの低減を図ることができる。図63は12ピーク形Ｘ線高電圧装置（二次側制御）を用い，管電圧70, 80, 90kV，管電流200mAで自動露出制御装置を動作させたときの特性を表したものである。図64はそのときの管電圧80kV，管電流200mAの撮影条件でホトタイマを動作させたときの管電圧，管電流，蛍光強度およびＸ線停止信号の各波形を表したものである。管電圧80kV，管電流200mAにおいてＸ線停止信号は，メタクリル樹脂ファントム1～3cmまでＸ線停止信号は変わらない。これは，被写体厚のＸ線吸収に対しＸ線強度が強すぎ，光電子増倍管や増幅回路が飽和現象を起こしたためである。その影響からファントム1～3cmのときの写真濃度は急激に上昇し高くなる（図63）。公称最短撮影時間（JIS Z 4702）から性能を評価すると，管電圧70kVではファントム厚2cmで撮影時間4ms，管電圧80kVではファントム厚5cmで3.2ms，管電圧90kVではファントム厚7cmで撮影時間3.5ms程度でこの装置としての最短応答時間は約3msといえる。また，管電圧特性は電圧による濃度差が少なく補償回路がよく調整されている。長時間補正もよく補償されているが管電圧70kVはやや過補償となる[25]。

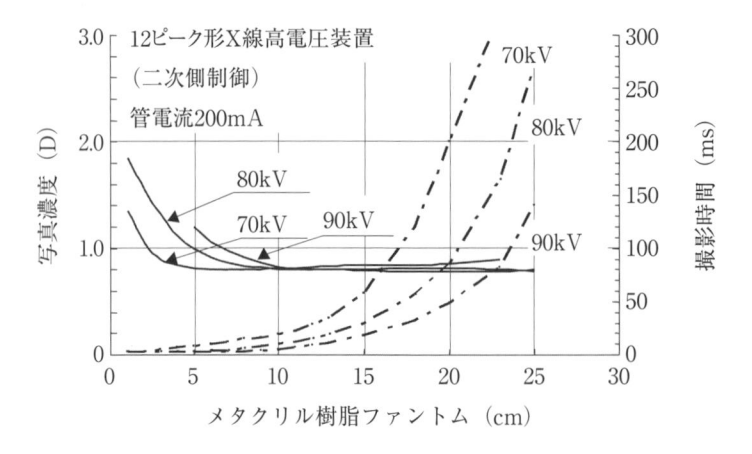

図63 12ピーク形X線高電圧装置（二次側制御）のホタイマ特性

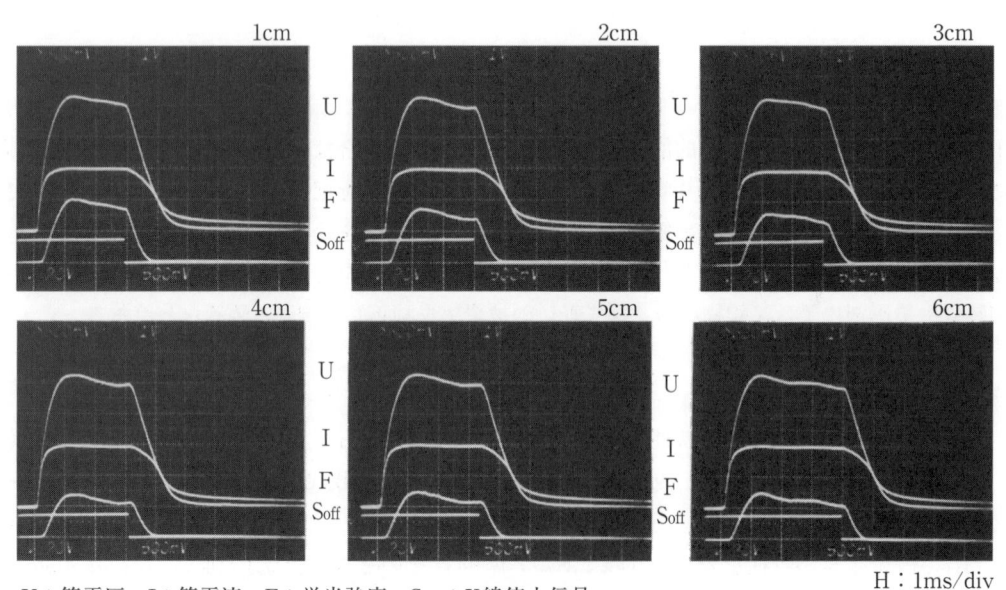

U：管電圧，I：管電流，F：蛍光強度，Soff：X線停止信号

図64 12ピーク形X線高電圧装置（二次側制御）の応答時間特性
　　　管電圧80kV，管電流200mA

　血管撮影装置などを除く自動露出制御装置ではほとんどが撮影時間を制御するものであることから，被写体厚に合った撮影条件（管電圧，管電流）を設定する必要がある。管電圧の設定が低すぎた場合は撮影時間が長くなり被ばく線量が増大することとなる。また，極端に高すぎた場合は短時

間の応答時間を超えて適正濃度が得られなくなる。管電流の設定も同様なことがいえる。ホトタイマでは装置などの故障による過照射を防ぐ意味でのバックアップタイマが設けられているが，この設定においても撮影部位から判断した撮影時間より極端に長くとった場合は，バックアップタイマの意味をなさないことから適正な設定が必要となる。

　CR，FPDを用いたデジタルX線撮影装置は，ある一定のX線量が入射すれば画像が得られ，X線量の増減は画像のノイズとして現れるのみでX線写真として使用できる。したがって，デジタルX線撮影装置に用いる自動露出制御装置は今まで述べてきた主な特性が正しく調整されてない場合は，過照射による患者被ばくの増大が生じるため，フィルム／スクリーン系のX線装置以上に自動露出制御装置の管理が必要となる。

6．電源設備

　X線写真撮影に使用するX線発生装置は被写体の動きによるボケを少なく鮮明な写真を得るため短時間で撮影することが望ましい。したがって，短時間のなかで大きな出力を必要とするが，こうした大きな負荷は電力を供給する面から考えると不経済で好ましくない。例えば，公称電力80kWのインバータ式X線高電圧装置を使用した場合，JISで推奨する配電変圧器の容量は75kVAである。この装置で1日に胸部写真を200枚，腹部写真を70枚撮影したとすると胸部の撮影時間は40ms，腹部は80ms程度と計算した場合，1日の総使用時間は18.6sであり電源設備の利用率はきわめて悪いことがわかる。

　X線出力による写真効果は前述の

$$RE = c \times \frac{kV^n \times mA \times s}{d^2}$$

で表され，電源電圧の変動は管電圧のn乗の変化を与え，X線管フィラメント電流の変化は管電流に大きな変動を与えることから，電源電圧の変動の少ない電源設備が必要となる。

　インバータ式X線高電圧装置では，高電圧装置の出力に対する電源入力電力の効率は変圧器式X線高電圧装置に比べて悪い（0.5～0.7程度）。また，インバータ式では装置の管電圧フィードバック制御には，出力が低下した場合，入力電流を増やし補正しようとする性質があるため，電源の見かけの抵抗の大きい電源設備では，入力電流の増大により電源電圧の低下がより大きくなり，さらに出力が出にくくなるという現象が起き，高圧側の出力が落ちたりブレーカがトリップしたりすることがある。したがって，電源設備は変圧器式X線高電圧装置に比べより重要となる。

　電源設備はJIS Z 4702で定められており，短時間定格負荷時の電源電圧変動率は10％以下とされている。電源電圧変動率（％）は

$$\frac{U_N - U_L}{U_L} \times 100$$

　U_N：無負荷時の電源電圧（V），U_L：短時間定格負荷時の電圧（V）

表1 電源設備（200V配電の場合）

形　名	公称最大電力kW	相　数	周波数Hz	定格標準電圧V	無負荷時の電圧範囲V	電源の見かけの抵抗Ω	配電変圧器の容量kVA
RF-500-125	−	1	50または60	200	180〜220	0.064	50
RF-500-150	−	1	50または60	200	180〜220	0.051	50
IRF-200-125	16	1	50または60	200	180〜220	0.12	20
IRF-400-150	32	1	50または60	200	180〜220	0.08	30
IRF-630-150	50	1または3	50または60	200	180〜220	0.087	50
IRF-1000-150	80	3	50または60	200	180〜220	0.054	75
IRF-1250-150	100	3	50または60	200	180〜220	0.043	100

```
RF - 500 - 125      1項   RF：単相交流電源を電源とし，撮影および透視に用いる．
1項  2項  3項            IRF：インバータ式の撮影および透視に用いる．
                   2項  500：公称最大管電流の値．
                   3項  125：公称最大管電流の値．
```

で求められる[5]．

　2ピーク形X線高電圧装置およびインバータ式X線高電圧装置における電源の相数，周波数，定格標準電圧およびその許容電圧範囲，電源の見かけの抵抗ならびに推奨される配電変圧器容量を表1に示す．詳細はJIS Z 4702の電源設備を参照されたい．

参考文献

1) 齋藤一彦，宮﨑　茂，吉田熙宜，他．X線出力について．日本放射線技術学会雑誌，1978；34（4）：469-476．
2) 神田幸助．放射線情報学　診療放射線技術学大系‐専門技術学系7．（社）日本放射線技術学会．通商産業研究社．1990．
3) 田中　仁，他・編．医用放射線技術実験　第3版　基礎編．共立出版．1996．P239-244．
4) JIS Z 4701-1997　医用X線装置通則．日本規格協会．1997．
5) JIS Z 4702-1999　医用X線高電圧装置通則．日本規格協会．1999．
6) 青柳泰司．改定　診断用X線装置．コロナ社．1984．
7) 青柳泰司，安部真治，小倉　泉，他．新版放射線機器工学（I）X線診断機器．コロナ社．2004．
8) 青柳泰司，津田元久，金森宏司，他．放射線機器学　診療放射線技術学大系‐専門技術学系3．日本放射線技術学会・編．通商産業研究社．1983．
9) JIS Z 4732-1993　医用X線装置用プラグ付高電圧ケーブル．日本規格協会．1993．
10) 青柳泰司．放射線機器工学（I）．コロナ社．1990．
11) JIS C 2320-1999　電気絶縁油．日本規格協会．1999．
12) 青柳泰司，安部真治，小倉　泉，他．改定放射線機器工学（I）X線診断機器．コロナ社．1998．
13) JIS Z 4711-1997　診断用一体形X線発生装置．日本規格協会．1997．
14) レントゲン回顧．（株）島津製作所．1994．

15) 青柳泰司．医用X線装置発達史．恒星社厚生閣．2001．
16) 宮﨑　茂，青柳泰司，酒井幸雄，他．三相12ピーク装置のフィラメント直流加熱方式とその問題点．第38回日本放射線技術学会総会．1982．
17) 中鹿正明，渡辺広行，大久保寿男，他．最近の循環器診断システム．東芝レビュー．1969；24（2）：142-146．
18) 根谷崎敏彦，江川南翔，仲田　祐，他．診断用拘束X線映画撮影装置．東芝レビュー．1969；24（8）：1043-1047．
19) 日本放射線技術学会・編．インバータ式X線装置の特性と臨床への適用　放射線医療技術学叢書（10）．日本放射線技術学会．1995．
20) 宮﨑　茂，安部真治，小倉　泉，他．インバータ式X線発生装置の諸特性．日放技学誌．1994；50（10）：1735-1743．
21) 放射線診断機器工学　医用放射線科学講座　第13巻．医歯薬出版．1998．
22) 辻　久男，鈴木英文，柴田邦夫，他．インバータ式X線高電圧装置UDシリーズの開発．島津評論，1989；45（4）：403-409．
23) 青柳泰司．放射線機器工学（1）X線診断機器（別冊）．都立医療技術短期大学放射線学科放射線機器工学研究室．1992．
24) 日本放射線技術学会・編．臨床放射線技術実験ハンドブック．通商産業研究社．1996．
25) 宮﨑　茂，齋藤一彦，青柳泰司．直接撮影用自動露出機構の特性とその現状．日放技学誌，1985；41（7）：1054-1062．

第4章　映像装置

1. 概要

　X線映像装置とはX線像を検出または観察する装置であり，①直接撮影，②間接撮影，③透視を行う装置に分けられる。

1.1 直接撮影

　直接撮影とはX線像を受像面で直接記録する撮影方式である。映像装置の種類には，アナログシステムである増感紙/フィルムシステム（S/F），デジタルシステムであるCR装置，FPD（flat panel detector）装置などがある。直接撮影用映像装置については第8章で詳述する。

1.2 間接撮影

　間接撮影とはX線像を蛍光板，X線イメージインテンシファイア（image intensifier：I.I.）などを用いて可視光像に変換した後，可視光像を縮小または拡大してからフィルムに記録する撮影方式であり，集団検診など多人数を効率よく経済的に検査するときに用いられる。

1.2.1　ミラーカメラ間接撮影装置

　ミラーカメラ間接撮影装置（図1）は，主に胸部集団検診で使用される。初期の胸部X線間接撮影装置は，蛍光板の可視光像をレンズで縮小してフィルムに記録していた（レンズカメラ方式）。しかし，像が暗いため多くのX線量を必要とし，さらに色収差の補正に限界があった。このため，現在では，像が明るく収差の少ない集束・結像光学系を実現できる凹面反射鏡を用いたミラーカメラ方式が主流となっている。

　蛍光板（400mm×400mm）には，従来の硫化物系蛍光体ZnCdS:Agから希土類蛍光体Gd_2O_2S:Tbが用いられるようになり感度が高くなった。また，蛍光体層を薄くできることから鮮鋭度も向上した。

　使用フィルムはオルソタイプの超微粒子乳剤，フィルムサイズは幅100mm，長さ23〜35mのロールフィルムが一般的である。

　ミラーカメラの形状には直フード形（図1a）と曲フード形（図1b）がある。曲フード形は蛍光板からの光束を，平面反射鏡を用いて90°屈曲させたものであり，奥行きが短いため，検診車内などスペースが限られる場所への設置が容易である。

a 直フード形　　　　　　　　　　b 曲フード形

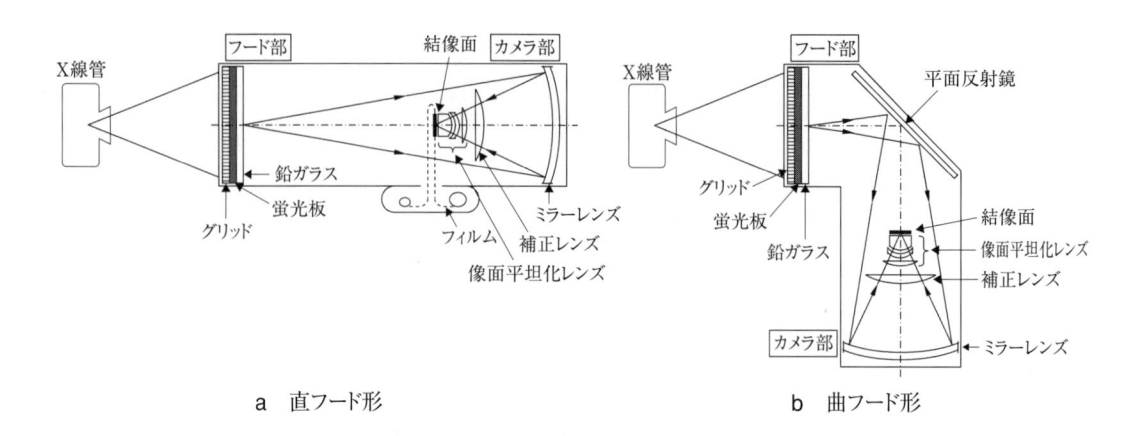

図1　ミラーカメラ間接撮影装置の構造

1.2.2 I.I.間接撮影装置

I.I.間接撮影装置（図2）は，X線テレビジョンと一体になった装置であり，I.I.の出力像をレンズで拡大してフィルムに記録する方式である．主に透視と撮影を併用する胃の集団検診で使用される．使用するフィルムは幅100mmのロールフィルムが一般的である．

1.3 透視

従来，透視はX線像を蛍光板を用いて可視光像に変換し，直接肉眼で観察していた（直接透視法）．しかし，像が暗く，術者の被ばく線量が多いため現在はほとんど行われない．これらを解決するために開発されたのがX線テレビジョンによる透視である．図3にX線TV装置の構成を示す．I.I.の出力像をTVカメラ（撮像管やCCD〔charge coupled device；電荷結合素子〕カメラ）でアナログ映像信号（電気信号）に変換し，TVモニタ（CRTディスプレイや液晶ディスプレイ）に表示して観察する．

1980年代から，アナログ映像信号をデジタル化し，画像処理装置で診断に適した画像に処理した後，リアルタイムでTVモニタに画像を表示するDF（digital fluoloscopy）が普及している．さらに最近，動画対応のFPDが開発され，I.I.-TVシステムからFPDへの置換えが始まりつつある．

FPDについては第8章に詳述し，本章ではI.I.-TVシステムについて解説する．

2. I.I.-TVシステム

透視が行われる主な部位は消化器領域や循環器領域であり，それぞれ装置は異なるが基本的な構成は同じである．I.I.-TVシステムは，「①I.I.→②光学系→③TVカメラ→④画像表示装置」の各要素で構成される．

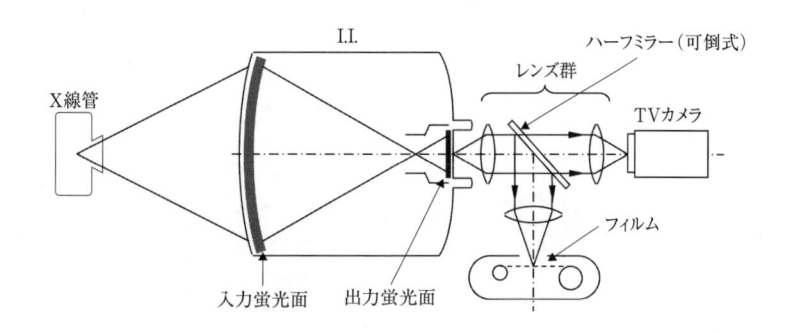

図2　I.I.間接撮影装置の構造

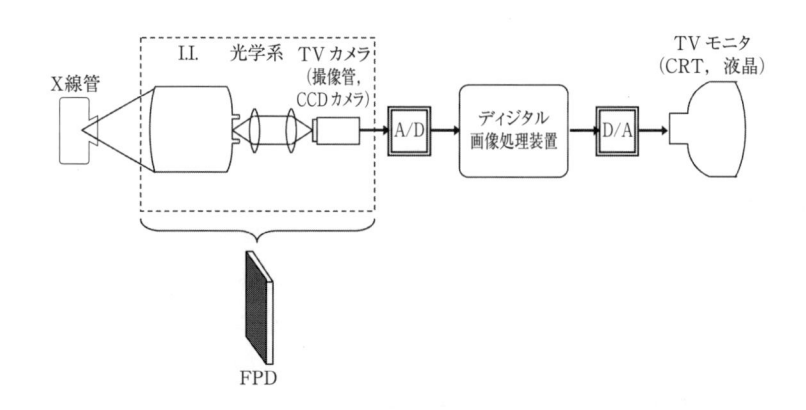

図3　X線TV装置の構成

2.1　I.I.

2.1.1　構造と原理

I.I.の機能には，「①X線像を可視光像へ変換，②輝度増倍，③像の縮小」がある。

I.I.の構造を図4に示す。本体はステンレスまたはガラス製の真空容器で，入力窓にはX線透過率の高いアルミニウムまたはチタンが使われている。

入力窓を透過したX線像は入力蛍光面で可視光像に変換され，これに接した光電面（光電陰極）から光電子が発生し電子像に変換される。光電子は25～30kVの電圧で加速集束される。電子の速度は光速の1/3程度にまで加速され，出力蛍光面へ衝突する際，約1000倍の輝度増倍が起こる。また，出力像は直径2～6cm程度の大きさに縮小され，像の縮小で輝度増倍が起こる。例えば入力蛍光面の1/10に縮小された場合（拡大率=1/10），面積は1/100に縮小されることになり，電子密度は100倍，輝度も100倍になる。したがって，I.I.では「(像の拡大率の逆数)^2×(陽極電圧)」に比例する数万倍の輝度増倍が得られる。

図4　I.I.の構造

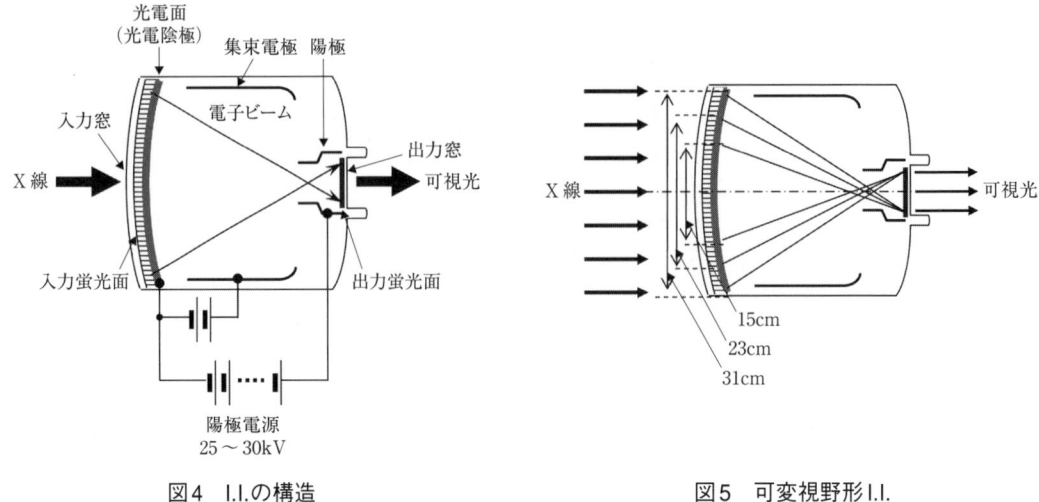

図5　可変視野形I.I.

　入力蛍光面の蛍光体としてはCsI:Naが使われている。CsI:Naの発光ピーク波長は420nmで光電面の分光感度によく合っているため感度が高い。また，針状結晶化が容易（太さ直径5～10μm，長さ400～500μm）で蛍光を横方向に散乱させることが少なくなり解像度は高い。入力蛍光面の大きさは直径15cm（6インチ）～40cm（16インチ）まで各種のものがある。
　出力蛍光面の蛍光体としてはZnCdS:Agが使われている。ZnCdS:Agの発光ピーク波長は540nmでTVカメラの撮像管や記録用フィルムの分光感度によく合っている。また，適度な残光（蛍光寿命：数ms）を生じる。
　I.I.の種類には視野が単一の固定視野形と2～3段階の視野が選択できる可変視野形（図5）とがある。可変視野形では管内の電極電圧を切り換えることで視野の大きさを変更できる。

2.1.2　特性
　I.I.の主な特性と測定方法はJIS Z 4721に規定されている。
1）変換係数
　変換係数G_xは入射X線の空気カーマ率$\dot{K}$［μGy/s］に対する出力蛍光面の輝度L［cd/m²］の比で次式で示される。

$$G_x = \frac{L}{\dot{K}}$$

　単位はcd m^{-2}/μGy s^{-1}で表し，値が大きくなるほど高感度と評価できる。
2）像ひずみ
　I.I.の入力面は彎曲している。また，光電子を電場によって集束し出力蛍光面に結像させている（電子レンズ）。入力面の彎曲と電子レンズの収差により像ひずみが発生する。ひずみは中心から離

れるほど大きくなる糸巻きひずみである。像ひずみは次式で得られる。

・径方向微分像ひずみ（V_d）

$$V_d = \frac{a_d - a_c}{a_c}$$

a_d：測定位置における拡大率　　a_c：中心部の拡大率

・積分像ひずみ（V_i）

$$V_i = \frac{a_i - a_c}{a_c}$$

a_i：中心から測定位置までの全体の拡大率

3）コントラスト比およびベーリンググレア指数

I.I.の入力面の一部をX線が透過しないように遮へいしたとしても，入力面でのX線の散乱，入力蛍光面で発生した散乱光や反射光による電子の発生，入射X線が直接出力蛍光面で蛍光を発生させるなどの理由で，本来，X線が入射していない位置の輝度が増加し，コントラストが低下する（ベーリンググレア）。コントラスト比C_Rとは遮へいしていないときの出力像の輝度L_Bと遮へいしているときの輝度L_Dとの比である。

$$C_R = \frac{L_B}{L_D}$$

また，コントラスト比の逆数をベーリンググレア指数VGIという。

$$VGI = \frac{L_D}{L_B}$$

4）解像度

入力面の彎曲などが原因で，I.I.の解像度は中心部に比べて周辺部で低下する。解像度の評価は解像力チャートを用いて目視で行うが，定量的評価には変調伝達関数（modulation transfer function：MTF）を測定する。MTFの1例を図6に示す。I.I.ではベーリンググレアにより0〜0.1cycles/mmの低空間周波数領域で急激に値が低下する低周波ドロップ（low frequency drop：LFD）という現象が見られる。

5）量子検出効率（DQE）

DQE（detective quantum efficiency）はI.I.に入射した全光子数のうち，蛍光出力像に利用できる光子数の割合を表す指数であり，I.I.の量子吸収効率A_Qと蛍光効率Iとの積で表される。

$$DQE = A_Q \times I$$

入射光子数q，出力に利用できる光子数q'で書き換えると次式が得られる。

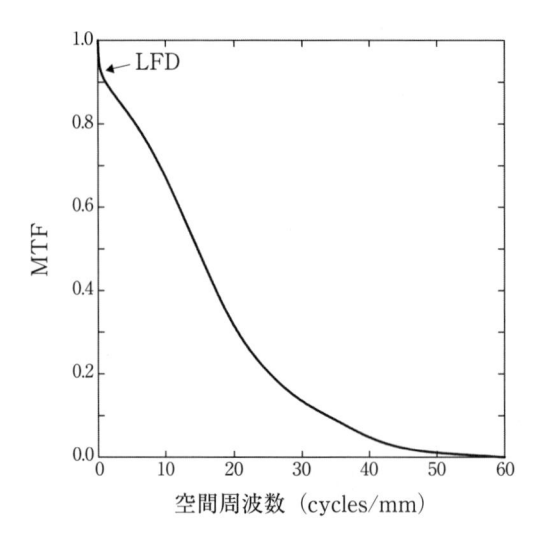

図6　I.I.のMTFの一例

$$DQE = \frac{q'}{q} = \frac{(S/N)_{out}^2}{(S/N)_{in}^2}$$

(S/N)$_{out}$：出力のSN比　　　(S/N)$_{in}$：入力のSN比

　DQEはSN比の伝達効率を意味し，同じ入射X線量の場合，DQEが小さいI.I.ほど雑音の多い画像となる。I.I.のDQEは通常40～65%である。

2.2　光学系

　I.I.の出力像は，光学系を介してTVカメラで撮影する。

　光学系の基本構成を図7に示す。2枚のレンズL_1，L_2を1列に配置し，L_1で一度平行光線とし，L_2で撮像面に結像することで収差の少ない鮮鋭な画像が得られる（このようなレンズの配置をタンデムレンズという）。L_1，L_2の焦点距離をそれぞれf_1，f_2とすると結像面での像の拡大率はf_2/f_1となる。

　TVカメラのダイナミックレンジはあまり広くないため，NDフィルタと絞りの組み合わせで光量を調整する。両者の組み合わせで3桁程度の光量調整が可能である。

　平行光の領域には映像出力を目的に応じて分配できるように半透明ミラーを配置している（映像分配器）。映像分配器には2方向分配器や3方向分配器がある（図8）。映像分配器で取り出された信号は，TVカメラで利用されるほか，適切な画像濃度になるようにX線量を制御するのに利用されたり（自動露出制御），フィルム撮影に利用されたり（I.I.間接撮影），循環器撮影用X線装置では35mmのシネフィルムに動画を撮影するのに利用されたりする（X線シネ撮影）。

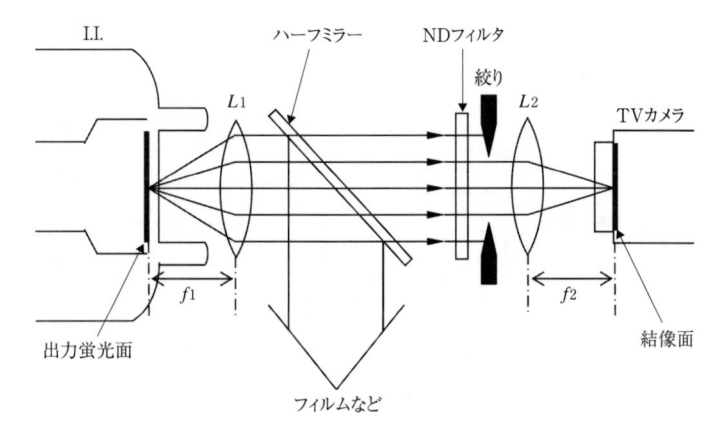

図7　光学系の基本構成

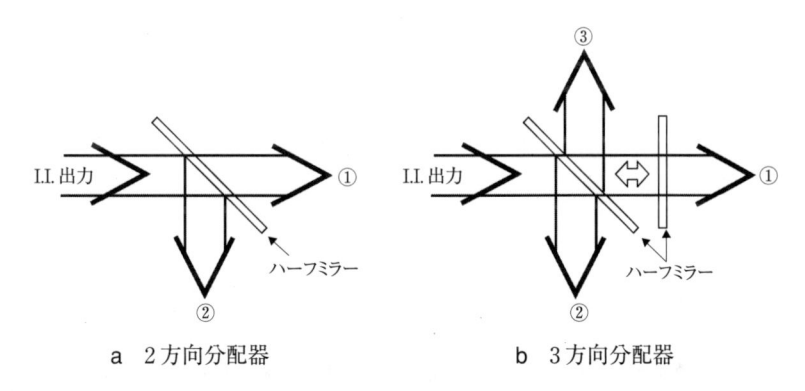

図8　映像分配器
a　2方向分配器
b　3方向分配器

2.3　TVカメラ

TVカメラは可視光像を電気信号に変換する。TVカメラの種類には撮像管やCCDカメラがある。

2.3.1　撮像管

撮像管の種類には，可視光像を光電陰極面に結像して放出された光電子を利用する光電子放出形と，可視光像を光伝導性ターゲット面に結像して電位像を読み出す光伝導形とがある。1970年ころまでは光電子放出形撮像管（イメージオルシコンなど）が使用されたが，その後，種々の光伝導形撮像管（ビジコン，プランビコン，カルニコン，サチコン，ニュービコンなど）が開発され，現在では小型で取り扱いが容易な光伝導形撮像管が使用されている。

光伝導形撮像管の構造を図9に示す。円形（直径は最大のもので25mm程度）のガラス面板上に透明電極（SnO_2，In_2O_3などの光透過性の導電膜），さらにその上に厚さ$5\mu m$程度の光導電膜を蒸

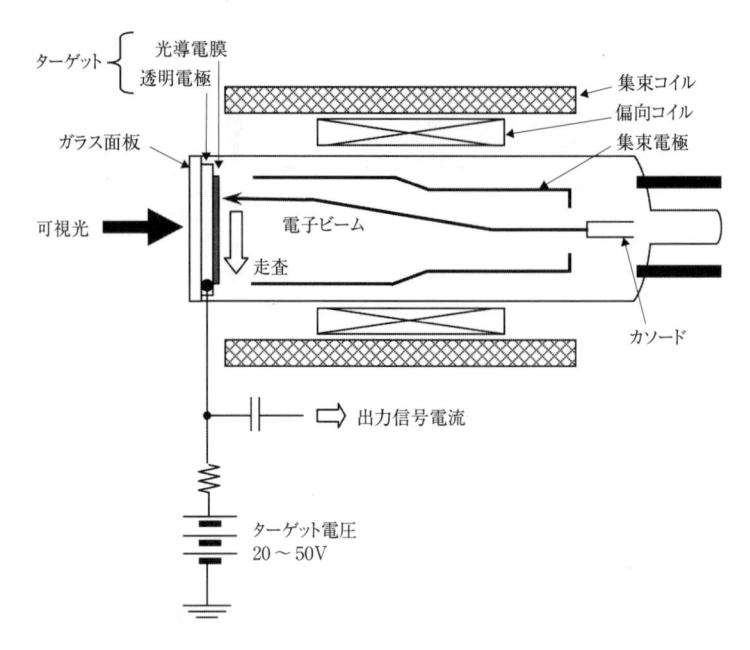

図9 光伝導形撮像管の構造

着している。光導電膜材料には，Sb_2S_3，PbO，CdSeなど種々のものがある。

投影された可視光像は，光導電膜で吸収され，光の強さに比例する伝導電子・正孔対が発生し，電荷像に変換される。裏面から電子ビームを当てると透明電極を介して電流が流れ，光導電面全域を電子ビームで走査することで電荷像を信号電流に変換する。

2.3.2 CCDカメラ

近年，TVカメラは従来の撮像管から，より小型で機械的強度が強く寿命も半永久的な固体撮像素子であるCCDカメラが使用される傾向にある。CCDカメラは撮像管と比較して，空間分解能が高く，ダイナミックレンジが広く，歪みがなく，残像・焼付けが少なく，磁界の影響もほとんどなく，消費電力が少ないといった利点をもつ。現在，I.I.-TVシステムでは100万〜400万画素のものが普及している。

1）構造と原理

一般的なCCDの構造を図10に示す。Si基板上にSiO_2膜（絶縁層）を形成し，その上にAl電極を付けたMOS（metal oxide semiconductor；金属-酸化膜-半導体）構造となっている。p形（正孔が多い状態）Si基板の場合，電極に正電位を印加すると，電極近傍から正孔が除去されSi基板とSiO_2膜の間で空乏化が起こる（空乏層の形成）。Si基板に入射した可視光像の光の強度に応じて，発生した電子が蓄積され電荷像を形成する。各電極の電位を変化させることで電子を1ステップずつ移動させて電荷像を転送する。

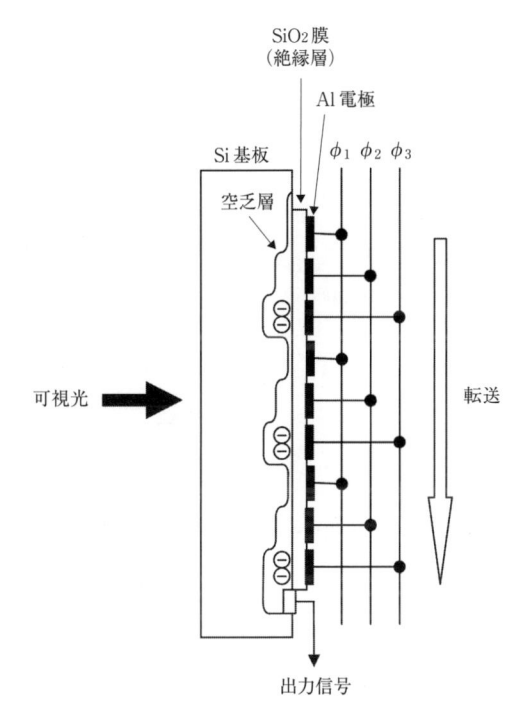

図10 CCDの構造

2) 走査方式

CCDの走査方式には，IT（interline transfer）形（図11a）やFT（frame transfer）形（図11b）などがある。

IT形では光電変換はフォトダイオードで行われる。フォトダイオードに蓄積された電荷は垂直CCDの各セルに同一タイミングで転送され，同時にフォトダイオードは次の蓄積動作を開始する。次に垂直CCDは1段分，水平CCDに電荷を転送する。このとき垂直CCDの各セルの電荷は水平CCD方向にすべて1段分転送される。水平CCDでは電荷を順次信号検出部へ転送し，1走査線の出力が得られる。再び垂直CCDは1段分，水平CCDに電荷を転送し，次の走査線の出力が得られる。これを最終走査線まで繰り返す。IT形はホームビデオカメラに利用されるなど最も代表的な走査方式であるが，撮像部の面積に占める受光部の面積（開口率）が小さく（30～50％），光の利用効率は低い。

FT形では垂直CCDが光電変換素子となる。受光部の垂直CCDで蓄積された電荷は垂直走査周期ごとに高速でメモリ部に転送される。その後はIT形と同様な転送を行い出力を得る。FT形はCCDの伝送路を受光部としているため構造は簡単で，また，開口率がほぼ100％であり感度が高い利点がある。しかしメモリ部のCCDが追加されるため高価である。

このほか，IT形とFT形を組み合わせたFIT（frame interline transfer）形（図11c），FT形からメモリ部を除去したFF（full frame）形（図11d）がある。

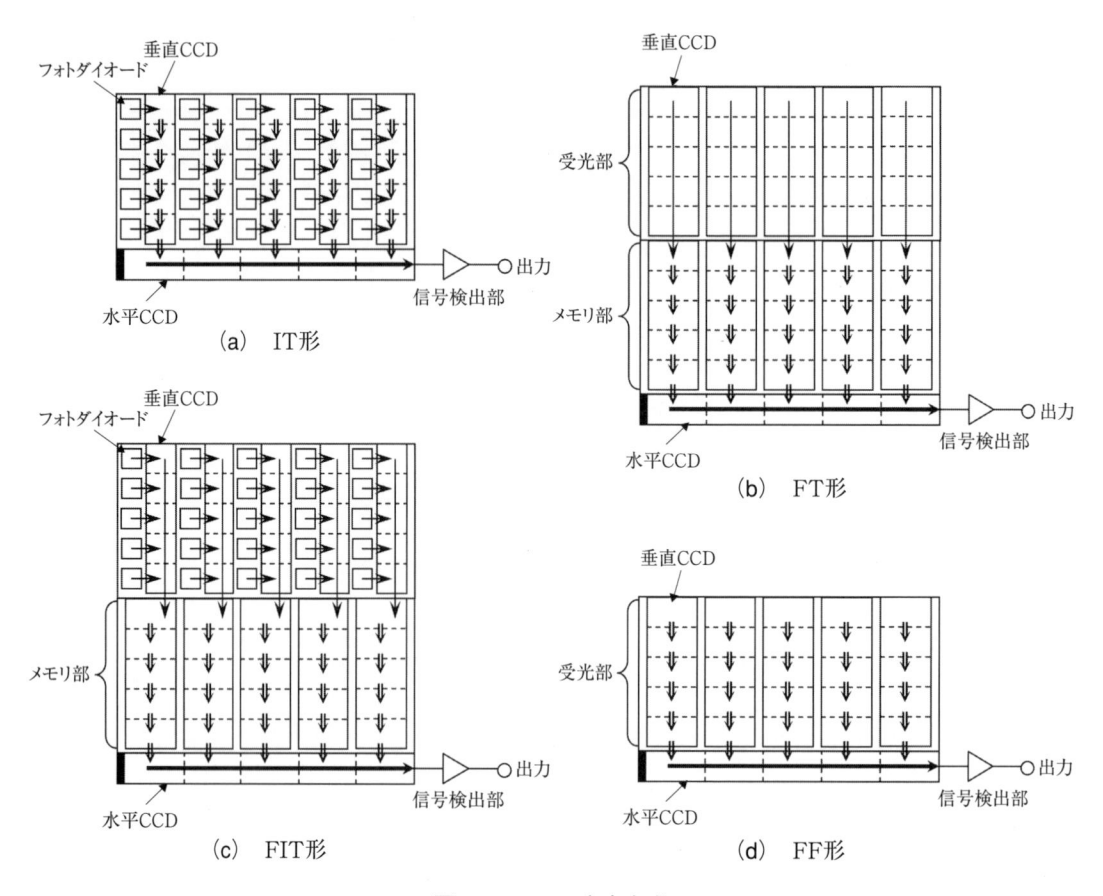

図11 CCDの走査方式

2.4 画像表示装置

　医療で実用化されている画像表示モニタの種類には，CRTディスプレイと液晶ディスプレイとがある。

2.4.1 CRTディスプレイ

　CRT（cathode ray tube）とは陰極線管のことであり，本来は電子線を発生させる真空管を指す。発明者の名を冠してブラウン管とも呼ぶ。

　CRTディスプレイの構造を図12に示す。入力信号は，画像の各位置の輝度を変調するアナログ映像信号，電子ビームを走査するための水平同期信号，垂直同期信号である。真空のガラス管内には熱電子の発生，集束，加速を行う電子銃があり，放射された電子ビームが蛍光面に当たると発光する。

　電子ビームは，偏向コイルで発生する磁界を通過する際に曲げられる。図13のように，画面の左

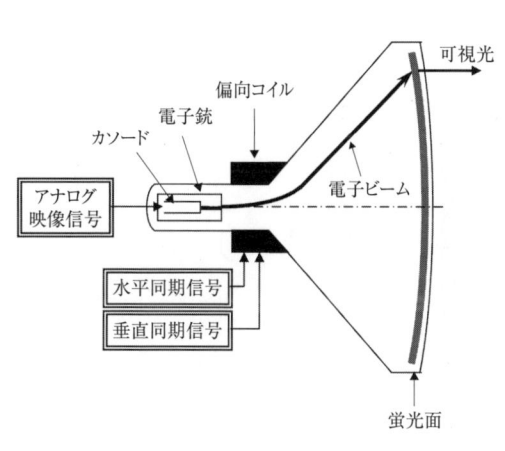

図12　CRTディスプレイの構造 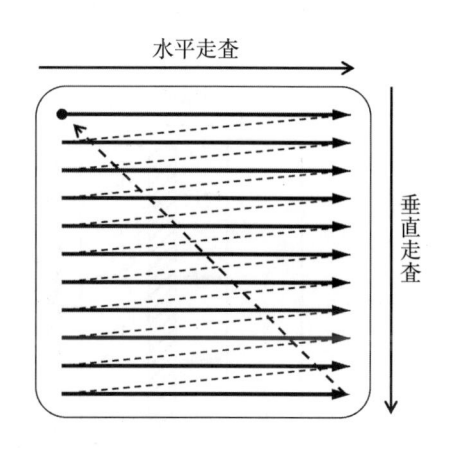　　　図13　電子ビームの動き（画面上）

上端から右に走査し，右端に達するとすばやく下の行の左端に移り，再び右に走査し，右下端に達するとすばやく左上端に戻る。ある瞬間の電子ビームは蛍光面の1点にしか当たっていないが，蛍光体の残光があるため，すばやく走査することで人間の目には常に画面全体に画像が表示されているように見える。1本の横線を走査線という。

2.4.2 液晶ディスプレイ

　CRTディスプレイは100年以上の歴史があり技術的完成度は高いものの，原理的に，重量，体積，消費電力が大きいという欠点がある。近年，これらの欠点を解消できるフラットパネルディスプレイの技術が進展し，医療現場では，フラットパネルディスプレイの代表である液晶ディスプレイの普及が進んでいる。
　液晶ディスプレイにはさまざまな方式があるが，現在の主流はアクティブマトリクス型TFT(thin film transister；薄膜トランジスタ）液晶ディスプレイである。
　アクティブマトリクス型TFT液晶ディスプレイの構造を図14に示す。液晶ディスプレイは非発光型の表示デバイスであるため光源を必要とし，液晶パネル背面に冷陰極蛍光管が複数配置されている（バックライトシステム）。パネル背面への入射光は無偏光であるが，背面偏光板により直線偏光となる（直交する偏光成分は通過できない）。液晶層には太さ1nm，長さ10nm程度の細長い棒状または盤状の分子構造をもつ液晶を配列している。
　液晶層をはさむ配向膜は，液晶分子を一定方向に並べるためのものであり，電圧が印加されていない場合（図14のA，C部）は液晶分子の長軸が液晶層の前面と後面で90°ずれるように，ねじれて配列している。液晶層に入射した光の偏光方向は分子のねじれに沿って回転し，液晶層を通過後，偏光方向は90°回転する。前面偏光板は背面偏光板と直交する配置となっており，偏光方向が90°回

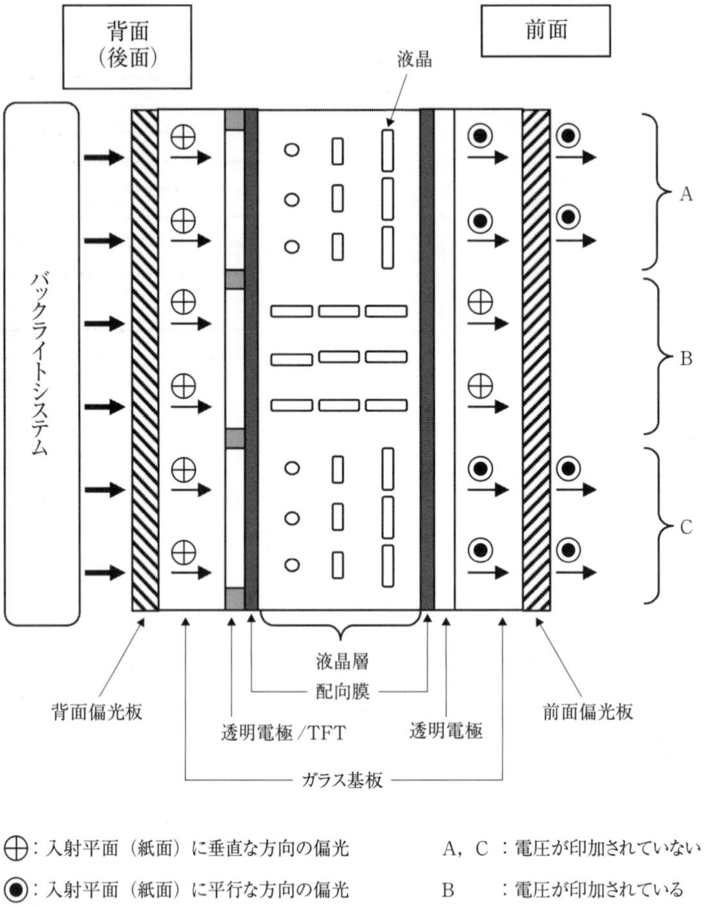

⊕：入射平面（紙面）に垂直な方向の偏光　　A, C：電圧が印加されていない
●：入射平面（紙面）に平行な方向の偏光　　B　：電圧が印加されている

図14　アクティブマトリクス型TFT液晶ディスプレイの構造

転した光のみが通過する。
　透明電極に電圧を印加すると液晶分子の長軸が電場方向を向き，電場と平行に再配列する（図14のB部）。このとき液晶層に入射した光の偏光方向は変化せず，前面偏向板で遮断されることになる。
　各画素に対応して電圧を印加するため，画素ごとにTFTが形成されている。

参考文献

1）青柳泰司，安部真治，小倉泉，清水悦雄．新版　放射線機器学（Ⅰ）—診療画像機器—．コロナ社．2004．
2）岡部哲夫，瓜谷富三・編．医用放射線科学講座13放射線機器工学第2版．医歯薬出版．2003．
3）日本規格協会・編．JISハンドブック2006　39放射線（能）．日本規格協会．2006．
4）岡部哲夫，藤田広志・編．医用放射線科学講座14医用画像工学第2版．医歯薬出版．2004．
5）金場敏憲，葉山和弘・編．放射線技術学シリーズ　診療画像技術学—X線—．オーム社．2003．
6）橋本憲幸．画像表示装置（2）—CRTモニタ．日放技学誌．2002；58（11）：1421-1428．
7）橋本憲幸．画像表示装置（3）—LCDモニタ．日放技学誌．2003；59（1）：21-28．
8）藤岡清登，木村直博．液晶ディスプレイの原理と最近の動向．画像通信．2003；26（2）：2-8．
9）高橋正治・編．図解　診療放射線技術実践ガイド．文光堂．2002．
10）辻内順平．理工学基礎講座11光学概論Ⅰ—基礎と幾何光学—．朝倉書店．1979．

第5章　X線検査システム

1．X線撮影システム

1.1　一般撮影装置

　一般撮影装置とは，診断に用いられる最も汎用的な撮影装置システムのことである。主に胸部撮影や腹部撮影，骨撮影などに用いることを目的としている。この一般撮影装置のシステム構成はJIS Z 4701 3.2[1)]で定められているX線装置の構成（第3章図3）のなかからX線発生装置とX線機械装置のX線撮影台を組み合わせたもので構成されている（図1）。

　X線撮影では最もポピュラーなシステム構成であり，現在ではX線高電圧発生装置は定格32～80kW程度のインバータ式装置が主流で使用されている。インバータ式装置はインバータ周波数を高周波数化することにより，高圧トランスを小型軽量にすることが可能になるため，撮影室内のスペースが拡張され有効である。またインバータ式装置では，フィードバック制御により管電圧や管電流の高精度化が図られているので，再現性の良いX線出力が得られ撮影条件の安定化が行われている。高電圧発生装置で発生された電力は高電圧ケーブルを介しX線源装置に送られる。

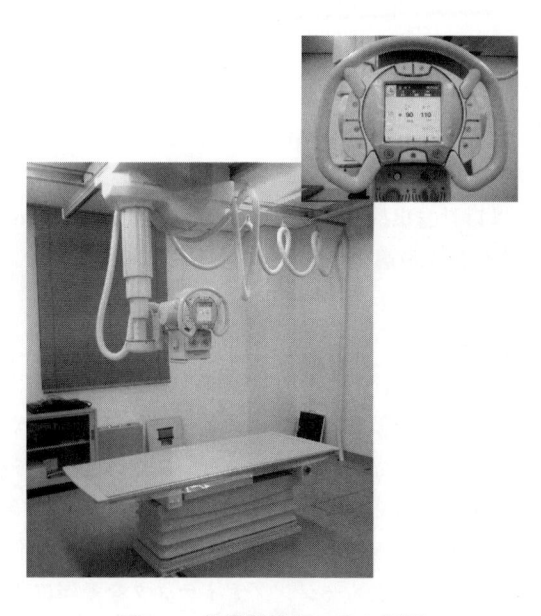

図1　一般撮影用システム概観

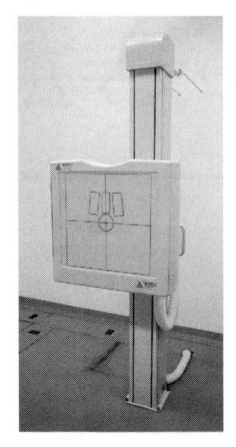

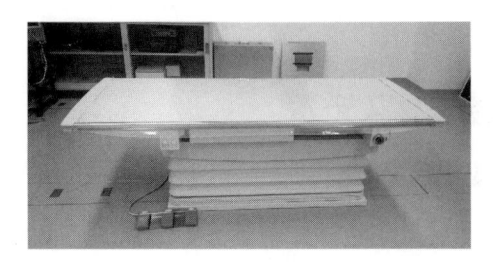

立位システム　　　　　　　　臥位システム

図2　可動寝台システム

　X線源装置のX線管は主に大焦点1.2mm，小焦点0.6mm程度のものが多く使用されており，このX線管を含めたX線源装置と照射野限定器をX線保持装置にて移動して撮影している。最近のX線源装置には，受診者までの撮影距離を自動計測したり，撮影条件を制御可能な表示パネルが装備されたものもある。

　X線撮影台は主に立位タイプと臥位タイプに類別され（図2），立位タイプは主に胸部撮影や腹部立位撮影などが行えるようになっており，従来ではブッキーにアナログシステムのカセッテやカセッテタイプのイメージングディテクタを用いていたが，最近ではフラットパネルディテクタ（flat panel detector：FPD）を用いたものが多く使用されている。また，撮影時に受診者の体型に合わせてポジショニングを行うと同時に，X線管が自動追尾する装置があり，照射野の欠けなどによる再撮影を防止できるシステムも広く普及している。臥位撮影では受診者の状態に合わせて昇降するタイプのX線撮影台が主流となっており，腹部臥位撮影や整形領域の撮影などで多用されている。

　またこれらのX線撮影台は自動露出機構（automatic exposure control：AEC）を備えており，被ばくと画質の両面から撮影条件を最適化して使用している。

1.2　断層撮影装置

　断層撮影装置とは，被写体の撮影方向のなかからある任意の断面を撮影するシステムで（図3），主に胸部や胆道造影検査，内耳道や整形領域での撮影に使用されている。X線管の軌道に対し，イメージングディテクタ（imaging detector）面が移動を行い任意の断層像を作成する。断層軌道は直線軌道のほかに，円軌道，螺旋軌道などもある。軌道が複雑になるほど障害陰影が除去できるが，撮影時間も長くなる傾向がある。また一般的に照射角度は5～50°程度が使用され，角度が大きくなるほど断層厚が薄くなる[3]。このほかイメージングディテクタを多層に設けた同時多層断層システムなども使用されていた。

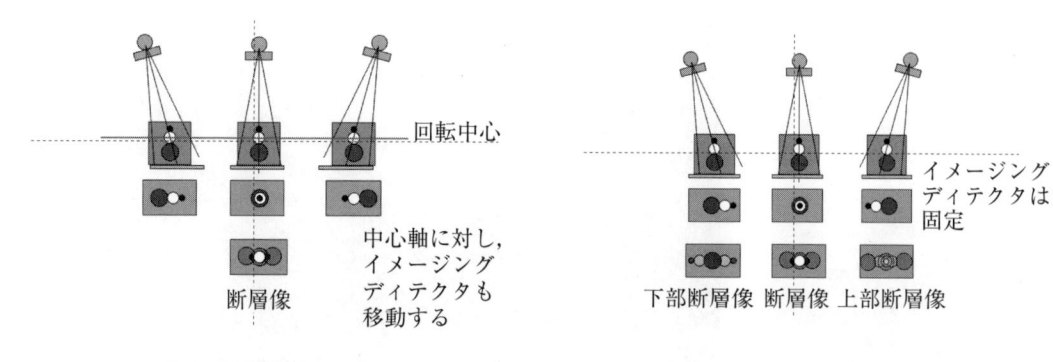

図3　断層撮影の原理

図4　トモシンセシスの原理

近年X線CT装置やMRI装置の進歩により，デジタルイメージングディテクタを用いたデジタルトモシンセシスなどの技術（図4）により，新たに見直されつつある撮影技術である。

1.3　乳房用X線装置

乳房用X線装置（軟部組織撮影装置）とは，乳房にある乳腺と微細な病変部位（腫瘤や石灰化など）のわずかなコントラストを描出するために使用される特殊撮影装置で，一般撮影装置にはない多くの特徴を有している。現在の乳房用X線装置の原型は1967年にC.M. Grossによるモリブデン（Mo）ターゲット／モリブデン（Mo）フィルタを用いた専用装置であり，現在も多くの乳房用X線装置にこの組み合わせが使用されている（図5）。

1.3.1　X線源装置

1）X線管

X線吸収差の少ない病変を描出するため，陽極物質にMoターゲットを使用している。これは，Moターゲットから放出される特性X線（K_α：17.4keV，K_β：19.6keV）が，X線吸収差の少ない乳腺組織と腫瘤組織との被写体コントラストをつけるのに有効なためである。最近では乳房厚が厚い，あるいは乳腺密度が高い乳房に対応するためにRhターゲット（K_α：20.2keV，K_β：22.7keV）やWターゲット（マンモグラフィ領域では連続X線中心で撮影）を切り替え式で利用するX線管も利用されている。

また微細な病変部位を描出するため，0.3mm程度の焦点が大焦点として用いられ鮮鋭性を向上させている。1.5～2.0倍拡大撮影用に0.1～0.15mm程度の小焦点が使用されている。これにより陰極であるフィラメントに大電流を負荷することが困難であるため，通常大焦点で100mA程度，小焦点で30mA程度となり，撮影時間が長くなる要因となっている。

また低い管電圧（主に25～32kV）が使用されるため，X線管の照射口には原子番号の小さなBe（Z：4）が用いられ，低エネルギー成分を有効に利用可能な構造になっている[4]。

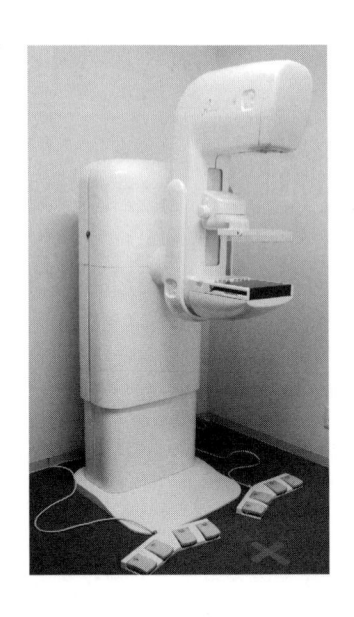

図5　乳房用X線装置概観　　　図6　一般撮影装置と乳房用X線装置の照射線束

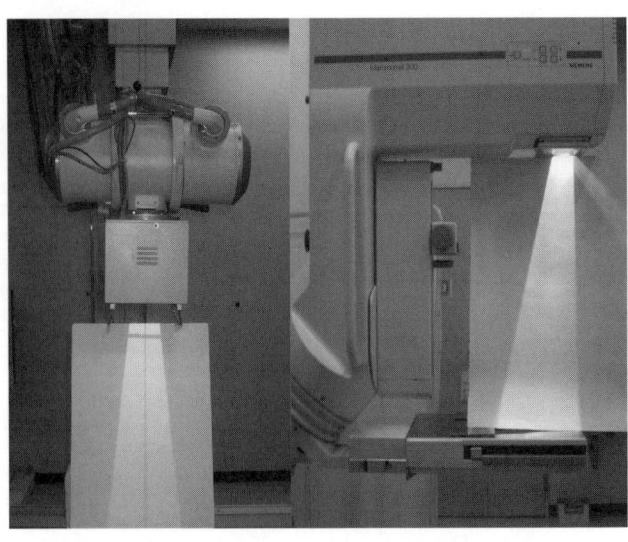

　このX線管を用いて撮影するために，乳房の形状から胸壁側にX線量の多い陰極側が胸壁端側に来るようにレイアウトされている。また，照射されるX線は一般撮影などで使用される照射線束の半分程度しか使用していないことになる（図6）。
　さらにX線管の熱容量を増加するためターゲットアングルは16～20°程度のものが一般的に使用されているが，ターゲットアングルが16°の場合，照射野が乳頭側まで開口しない。また撮影距離が600～700mmと短く，X線管におけるヒール効果の影響もあるため管軸の角度を5～6°傾けて使用している。これによりX線出力の一番大きい強度分布を胸壁端で使用できるというメリットもある。また特殊なX線管ではターゲットアングルが0°というものもあり，管軸の角度を24°ほどつけて使用している。

2）付加フィルタ

　照射口から放出されたX線は，被ばく低減とコントラスト向上のために付加フィルタとしてMoフィルタ（K吸収端：20keV）や，Rhフィルタ（K吸収端：23.2keV）が用いられている。
　図7にX線管から放出されたX線スペクトルと付加フィルタ透過後のX線スペクトルとの比較を示す。
　付加フィルタを用いることにより画質に影響しない低エネルギー成分の大幅な低減と，被写体コントラストを劣化させる高エネルギー成分を同時に吸収していることがわかる。さらに付加フィルタをMoフィルタからRhフィルタに変更することにより，20～23.2keVの連続X線成分が増加し，比較的圧迫乳房厚の厚い被写体や乳腺密度の高い被写体などに有効である。しかし，付加フィルタを使用することによりエックス線出力が低減してしまうため，フィルムに到達するX線量を考え，

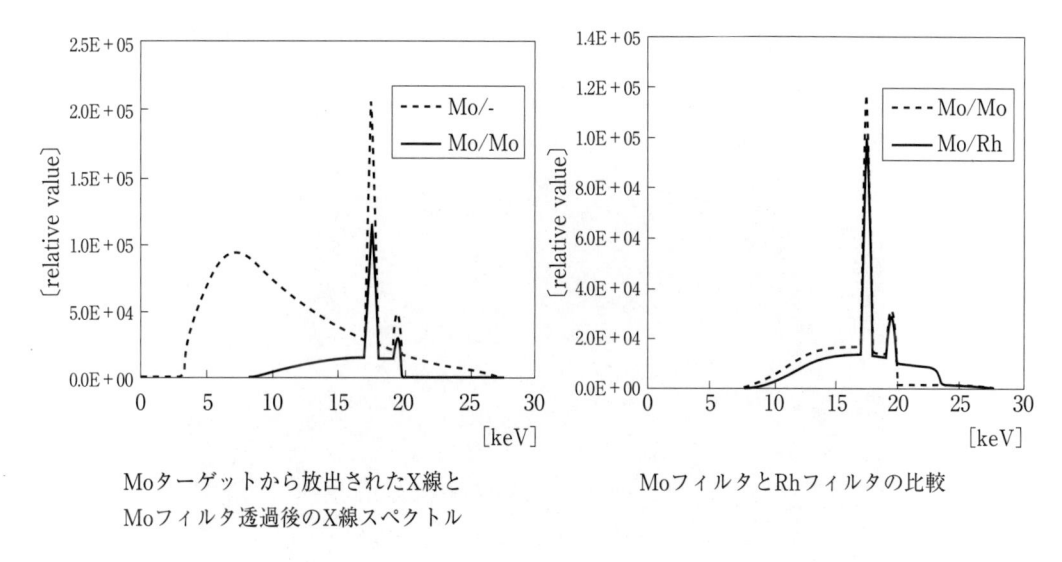

図7 マンモグラフィ領域のX線スペクトル比較

（左）Moターゲットから放出されたX線とMoフィルタ透過後のX線スペクトル
（右）MoフィルタとRhフィルタの比較

撮影距離（焦点‐画像受像部間距離：SID）は600～700mm程度の装置が多く使用されている。

3）照射野ミラー

X線照射野を確認するために反射ミラーを用いて光照射野を投影している。しかし，照射野内にミラーが存在してしまうと被写体コントラストを向上させる低エネルギーX線成分から吸収されてしまうため，X線照射時に反射ミラーを退避する機構を備えた乳房用X線装置が一般的である。また，退避しないタイプの乳房用X線装置では薄いフィルム上にアルミニウムを蒸着させた反射フィルムを用いてX線量の減少を最低限に抑えている。

4）照射野限定器

乳房撮影では特に胸壁端部分の欠損による画像情報の損失と，過剰照射野による被ばくの増大が問題となる。そのため胸壁端のX線照射野の整合性は非常に精度を求められており，胸壁端から0～5mmのはみだしが認められているだけであり，欠損は不適合となる。なお，左右方向および乳頭側の整合性は両側の絶対値を加算した誤差がSIDの2%（12～14mm程度）の範囲内で収まっていればよい。

1.3.2 乳房支持台

1）圧迫板

乳房の形状が円錐形のため，そのまま撮影してしまうと，被写体厚の厚い胸壁端側はX線の吸収が大きく，逆に被写体厚が薄い乳頭側ではX線の吸収が少ないため濃度差が大きくなり診断上に困難をきたす。そのため被写体コントラスト向上のため乳房を一定圧で圧迫する機構として圧迫板を備えている。

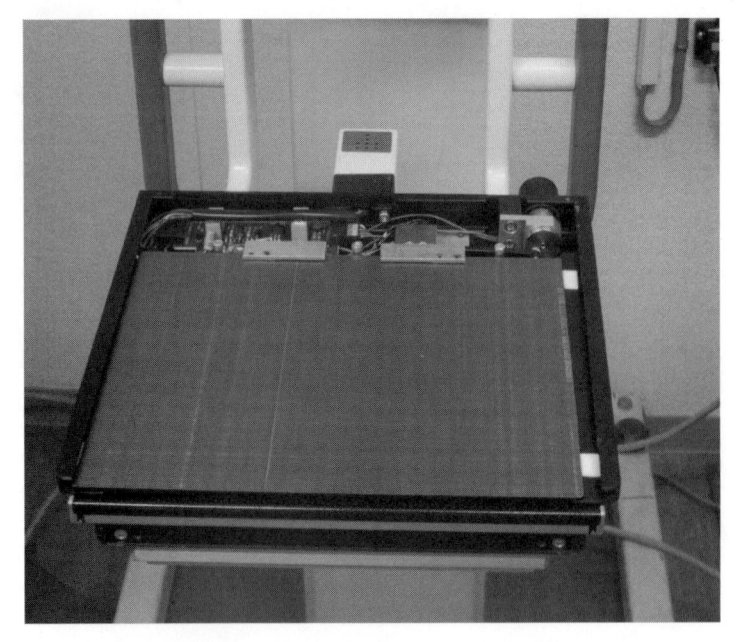

図8 運動グリッドと駆動回路
（右上のカムにX線停止スイッチがついている）

乳房を圧迫することにより得られる利点には次のようなものがある。
(1) X線の減弱がより均一になり，乳腺全域が観察可能な画像
(2) 散乱線が減少し，乳腺内コントラストおよび解像度が向上
(3) 被ばく線量が減少（入射表面線量は1cm薄くなるとおよそ1/2）
(4) フィルム・被写体間距離が短くなり，幾何学的不鋭が減少
(5) 乳腺組織が分離され，組織間コントラストが向上
(6) 乳房が固定され，体動による不鋭が防止

圧迫板は主にアクリライト（polymethylmethacrylate：PMMA）よりX線の吸収が少ないポリカーボネート（polycarbonate：PC）で作成されている。近年ではさらに吸収の少ない素材（K-レジン等）で作成されているものや，圧迫機構などにさまざまな工夫がなされている。

2）乳房支持台

上記圧迫板と乳房支持台とで乳房を挟むためにある程度強度をもたせた構造が必要である。しかし，X線吸収が大きくなると被写体透過後の画像情報であるX線量が減少してしまうため，カーボンファイバーで作成された乳房支持台が用いられることが多い。また，乳房の痛みを軽減するため，加圧時に1～3mm程度のたわみを有する装置もある。

3）運動グリッド

運動グリッドはグリッドと稼動制御部から構成されている（図8）。グリッドは一般撮影用のものでは中間物質にアルミニウムが用いられているが，乳房X線装置ではファイバー（紙など）が用い

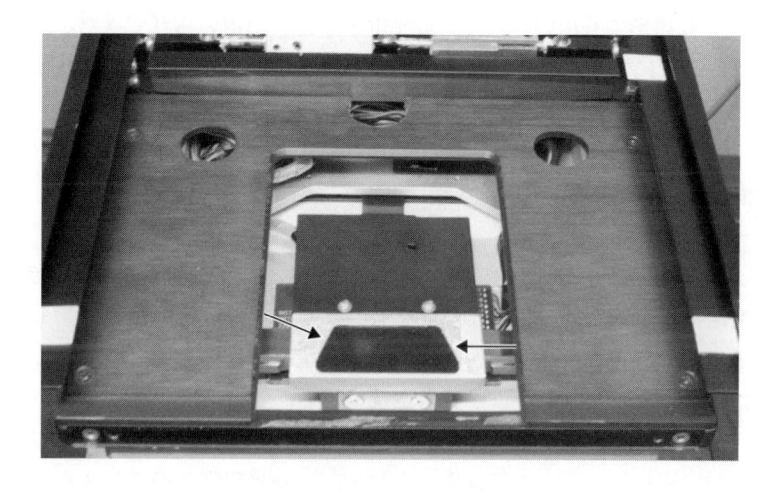

図9 乳房支持台の内部にあるAEC
（中央下にある黒い台形部分がAEC）

られている。最近ではクロスグリッドにして中間物質を用いない（空気層）グリッドも使用されている。これらは稼動制御部と合わせて運動グリッド（ブッキー）として使用されている。稼動制御部は可能なかぎりアーチファクト（グリッドの縞目）が出ないように工夫されており，特にグリッドの折り返し点にてX線が照射されないようにすることでアーチファクトの減少を図っている。

図8の撮影台の内部には運動グリッド（ブッキーシステム）が内蔵されている。グリッドは主に3：1～5：1程度の低格子比のものが使用されている。一般撮影などに使用されるグリッドは主にスペーサ（中間物質）としてAl（アルミニウム）が使用されているが，こちらでも低エネルギー成分を効率よく透過させるためにスペーサにファイバ（紙など）を用いている。また，近年ではクロスグリッドを採用することにより，X線吸収物質を独立で支持することによりスペーサを使用しないエアギャップグリッド（中間物質は空気）のタイプのグリッドも使用され，低エネルギー成分を有効に利用している。

さらに，マンモグラフィシステムは高コントラスト・高解像度であるため運動グリッドであっても，移動時の死点（両端の折り返し部）でのグリッドの縞目が描出されてしまい読影に支障をきたすことがあるため，死点でX線照射を一時的に休止したり，グリッドの移動速度を調整することにより画質向上を図っている。

4）AEC

撮影条件はフルオート設定においては圧迫乳房厚や圧迫圧力などで自動設定し，その後の照射条件にて調整するためにAEC（automatic exposure control，自動露出機構）が用いられている（図9）。装置によっては事前照射（pre expose）が行われ，管電圧だけでなくターゲットやフィルタ材質を決定するものもある。これらはS/F系やCR系などに用いられるイメージングディテクタの後面に設けられており，一定の撮影条件になると高電圧発生装置へ遮断信号を送り制御している。

AECの素子には一般撮影でも用いられている光電子増倍管が用いられてきたが，近年では半導体検出器が使用されるようになり，小型の素子を多数使用することで，不均質な乳腺の分布に対応できるAECも使用されている。

1.3.3　画像受像システム
1）S/F系
　従来，マンモグラフィではX線吸収差の少ない乳腺組織と腫瘍組織とのコントラストを増強し，微細な石灰化病変を描出するため高精細な画像を必要としてきた。そのためマンモグラフィに用いられるS/F系は専用に設計された高コントラスト・高鮮鋭度の片面スクリーンと片面乳剤フィルムとを組み合わせたオルソタイプシステムが利用されている。これらマンモグラフィシステムに用いられるS/F系は，①高感度，②高コントラスト，③高鮮鋭度，であることが求められている。
　マンモグラフィで撮影に用いられる管電圧は主に25～32kV程度と低く，スクリーンに用いられる蛍光体の層を厚くしたり，粒状を大きくするなどして感度を向上することが困難であった。よって蛍光体の微細粒子を均一に塗付し，高密度充填を行うことにより感度を向上させても，鮮鋭性や粒状性が低下しないシステムになっている。また，ここで使用される蛍光体は希土類が用いられており，一般的にGd$_2$O$_2$S:Tb（テルビウム賦活硫化ガドリニウム酸）が用いられている。この希土類蛍光体の特徴としてはピーク波長が545nm程度（緑）にある。
　フィルムは乳剤が片側だけに塗付されている片面乳剤タイプのものが一般的である。これはクロスオーバー効果をなくし画質を向上させるために用いられている。しかし，近年のマンモグラフィ用フィルムは高コントラストを実現するために光学濃度4.0以上の写真濃度を有するため，乳剤の厚みも増しているので現像に時間がかかる。従来使用されてきた自動現像機の30～45秒処理では十分な現像ができないため90秒処理以上が推奨されている。

2）デジタル装置
　従来，マンモグラフィでは微細な石灰化や構造を描出するためにS/F系，いわゆるアナログ画像が主流であった。しかし近年になりメーカーの開発技術の向上により適正な画像処理が可能となったこともあり急速に増えており，2006年では日本全国で使用される約3200台の乳房用X線装置のうち半数がデジタル装置である。これにより，ほかのモダリティと同様に医用画像のネットワークへの接続が可能となり，フィルムの保管場所の削減や過去のデータとの比較読影の簡便化など多くの利点を有している。
　このデジタル装置にはCRシステム，FPD（間接変換方式，直接変換方式）があり，それぞれの特徴を有している。

3）CRシステム
　CRシステムでは，輝尽性蛍光体を用いたプレートにX線を照射させ，輝尽性蛍光体に蓄蔵したX線エネルギーを，赤色レーザ光を照射することにより輝尽発光させ，光電子増倍管にて光電変換したデータをコンピュータ処理することにより画像化するものである（図10）。
　CRを用いたマンモグラフィに使用されている画素サイズは微細な病変を描出するため43.75～50μm程度のものが主流である。

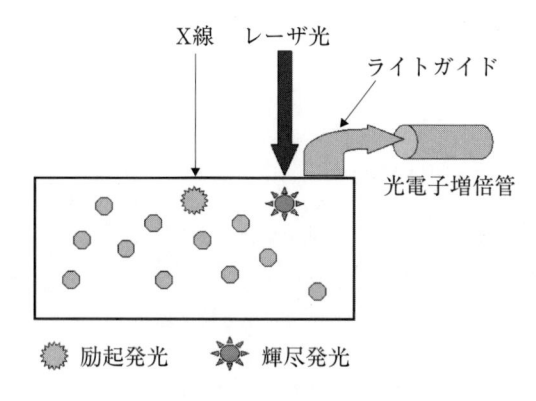

図10　輝尽性蛍光体の画像データ検出方法

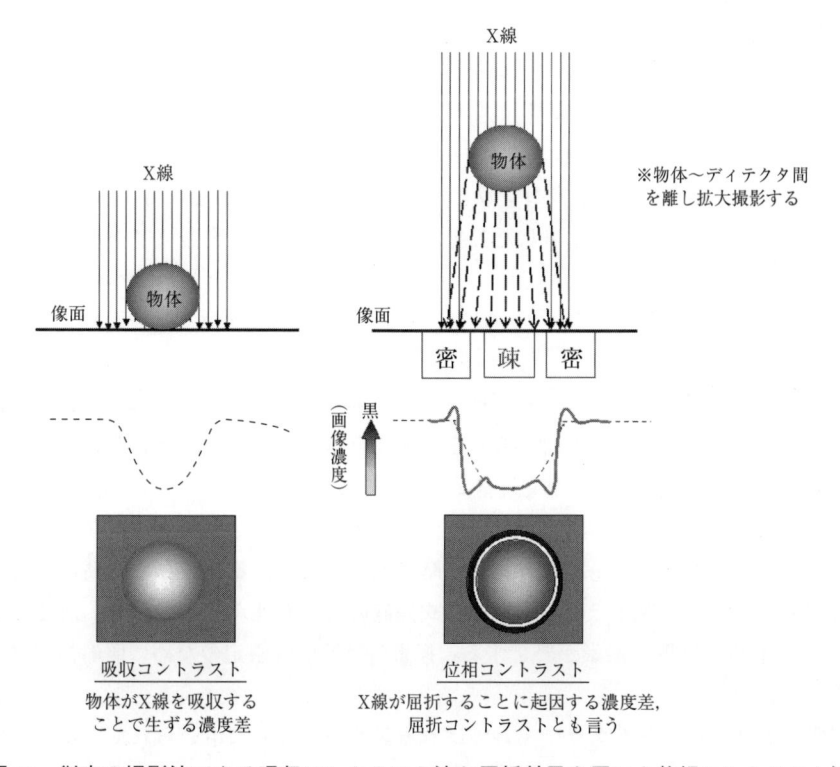

図11　従来の撮影法である吸収コントラスト法と屈折効果を用いた位相コントラスト法

　近年では，低倍率（1.5倍程度）で拡大撮影しX線の屈折効果を画質改善に利用した位相コントラストマンモグラフィ（phase contrast mammography：PCM）と呼ばれる装置も開発されている。特に微小石灰化の輪郭強調には多少の画質改善が認められる。原理を図11に示す。この撮影装置では拡大撮影したものを縮小し画素サイズを25μm相当で描出している。

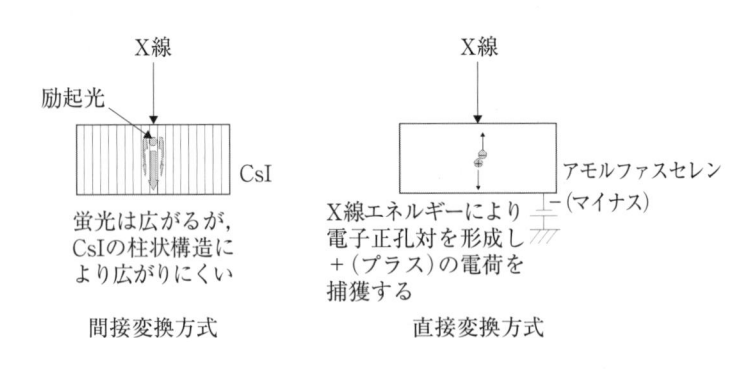

図12 FPDの画像検出方法

4）FPD

マンモグラフィに用いられるFPDには間接変換方式と直接変換方式とがあり，それぞれに特徴を有しており，現在使用されている画素サイズは50〜100μm程度のものが主流である（図12）。

間接変換方式は，入射されたX線エネルギーをシンチレータ（CsIなど）にて光に変換させた後，フォトダイオード（アモルファスシリコンなど）で光電変換させ画像を取得する。

これに対し直接変換方式は，入射されたX線エネルギーをX線検出器（アモルファスセレン）にて直接電気信号に変換する。そのためCRシステムや間接変換方式などと比べ画像取得に光を介在しないため，光の散乱などによるデータの損失が少ないため高鮮鋭度が得られる。

1.4 歯科用X線装置

歯科用X線装置とは，歯科領域で用いられる歯牙像を得るために開発された装置であり，全歯列撮影や形成領域などでも用いられる頭蓋規格撮影なども撮影可能なシステムである。

一般的な歯科用X線装置は撮影部位が比較的薄いこともあり，自己整流装置なども依然として使用されている。自己整流装置は先点火方式と同時点火方式とがある。詳しくは高電圧発生器のところを参照してもらいたい。最近ではインバータ式装置の普及も進んできており，前述した自己整流装置の1/2〜1/3程度の時間で撮影が終了する。撮影時は照射野限定のために照射筒（コーン）をつけて撮影する（図13）。

全歯列撮影装置は，パントモグラフィと呼ばれる装置が一般的に用いられている。このほかにパナグラフィと呼ばれる体腔管式全歯列撮影装置があったが，X線管焦点を口腔内に入れ撮影を行うといった煩雑さもあり現在ではほとんど使用されていない。

頭蓋規格撮影ではセファログラフィと呼ばれる専用装置が用いられている。これはロッドと呼ばれる棒状のものを耳孔に入れ固定し，頭蓋の中心からX線管焦点までの距離を150cm，イメージングディテクタまでの距離を15cmとし，1.1倍拡大とした規格撮影である（SID = 165cm）。この装置で経時的に撮影を行うことにより頭蓋の発育測定や矯正歯科に用いられている。このパントモグラフィとセファログラフィが兼用になっている装置も多く使用されている（図14）。

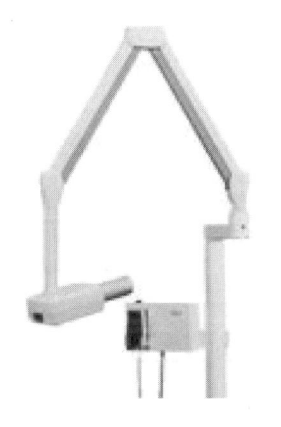

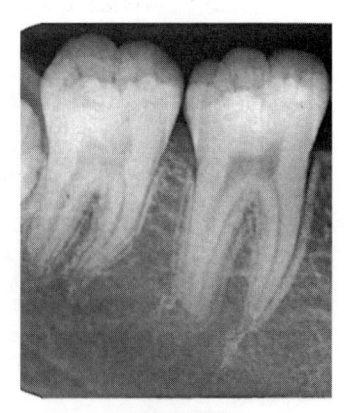

歯牙撮影画像

図13　歯科用Ｘ線装置概観

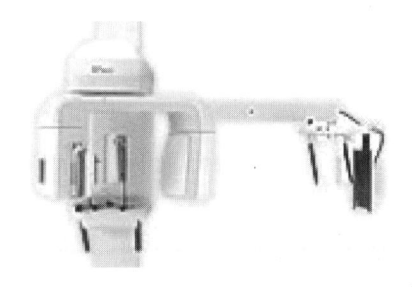

セファログラフィ兼用型装置　　　　　　　全歯列断層画像

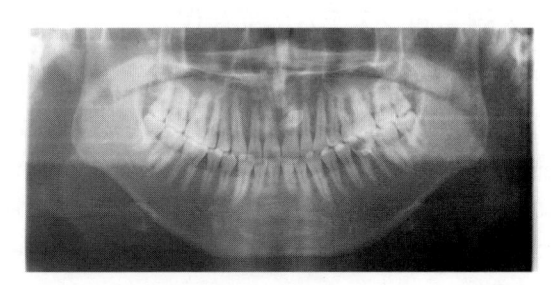

図14　パントモグラフィ装置

　最近ではこの分野においてもFPDを用いたシステムやX線CTなどを使用する検査も増えてきている。

1.5　間接撮影システム

　間接撮影の定義は直接フィルムにX線が露光に寄与しない撮影システムのため，通常ミラーカメラを用いた胸部集団検診や消化管集団検診システムなどに用いられている撮影装置を指す。このミラーカメラとは被写体を透過したあとのX線が蛍光板上に蛍光像を作る。この蛍光像をミラーカメラにて間接撮影用フィルムに撮影するシステムである。主に使用されるフィルムサイズは100mmのものが多いため，撮影部位に比べて縮小して撮影される。ミラーカメラには直フード形と曲フード

表1 直接撮影用X線装置の不変性試験項目

1. X線源からのX線出力
    a. マニュアル制御試験
    b. 自動露出制御試験
2. 受像面のX線入力
    a. マニュアル制御試験
    b. 自動露出制御試験
3. 幾何学的特性
    a. 表示された焦点受像機間距離（SID）
    b. 放射線ビーム軸とX線受像器との垂直度
    c. 放射線照射野と光照射野の一致
    d. 放射線照射野と受像器との一致
    e. X線照射野サイズの数値表示の正確さ
4. 高コントラスト解像度
5. X線像全域の光学的濃度変化

形があり，曲フード形は直フード形に比べ光束を曲げて使用しているのでコンパクトである。また，消化管集団検診においてはI.I.を用いた間接撮影装置も使用されている。

1.6 X線装置システムの品質保証

現在，臨床現場で最も多く用いられているのが，X線撮影システムである。これらの装置を取り扱うのに際し，現在ではJIS Z 4751シリーズやJIS Z 4752シリーズにおいて装置の受入試験（acceptance test）や，現状試験（status test），不変性試験（constancy test）といった装置の性能保全に関する規格が多く出されている[1],[2]。これらの規格は装置の安全運用に関する内容であり，患者に対する安全と正確な画像情報を提供するためによく理解しX線撮影システムを管理運用する必要がある。

表1に1例として直接撮影用X線装置の不変性試験項目を示す。これらの項目について3か月ごとに行うことと定められている。

2. X線TVシステム

2.1 消化器撮影システム

透視撮影装置とは，リアルタイムに透視画像にて検査部位を確認し，撮影も行えるシステムである。主に消化管の検査や動態機能撮影などに用いることを目的としている。この透視撮影装置のシステム構成は，X線発生装置とX線機械装置の透視撮影台を組み合わせたもので構成されている。透視の形態としては被ばく線量の低減から，三極X線管を用いたパルス透視が行われるようになってきており，血管撮影なども行えるようにX線画像処理装置のデジタル透視装置が採用され，DSA装置を備えたタイプのものもある。

なかでも消化管透視撮影の技術は古くから行われており，当初は蛍光板を用いたX線透視システムが一般的であった。その後，術者への被ばくが問題となり，透視画像をTVに映し出せるよう撮

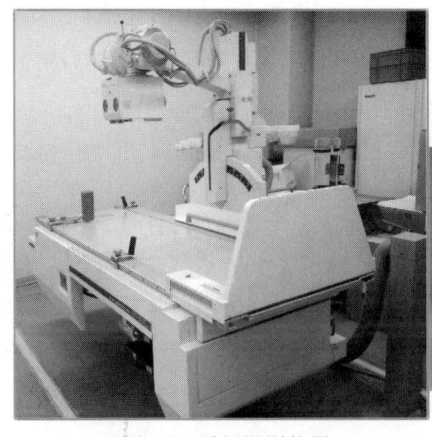

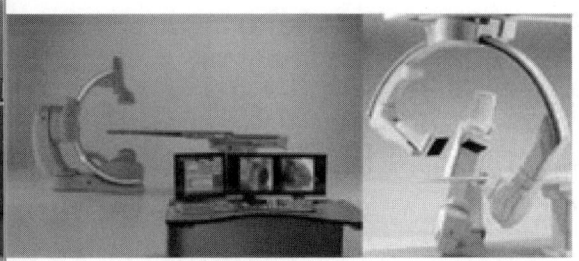

消化器用透視撮影装置　　　　　血管撮影装置　　　バイプレーン
　　　　　　　　　　　　　　　　　　　　　　　血管撮影装置

図15　透視撮影システム概観

像装置を用いた現在のような遠隔透視撮影システムに変革してきた。その概観図を図15に示す。

　撮像装置はI.I.と撮像管（ビジコン，サチコン，イメージオルシコンなど）の組み合わせが一般的であったが，撮像管にCCDを用いたものや，I.I.の代わりに画像の歪みや残像などの特性に優れたFPDを用いたデジタル透視装置が普及してきている。

　透視撮影台は大きく分けてオーバーテーブルX線管形とアンダーテーブルX線管形とに分類され，オーバーテーブルX線管形のほうが汎用的であり多く使用されている。これに対しアンダーテーブルX線管形は受像機と被写体との距離が近く鮮鋭性が良好なため，消化管検査などで使用される。また，可搬型のものでは術中透視なども行えるタイプのものが広く使用されており，整形外科領域などで多く使われている。

2.2　集団検診（消化管）システム

　集団検診（消化管）システムは撮影台が船形に彎曲しており，撮影時の体位変換がスムーズになり，また細かな角度調整も容易に行えるようになった。さらに被写体とI.I.との距離を近づけることが可能となり，鮮鋭度の向上にも役立っている。また，撮影台が汎用型と比較し省スペース化が図られているうえ，日本の車両規格では車幅を2.5m未満と制限しているため車載型に適していることもあげられる。

2.3　循環器検査システム

　循環器撮影システムは心臓の動態機能撮影を主に行うことを目的としているため，短時間でのパルス状X線出力が必要となる。また，比較的被写体厚が厚く，冠状動脈造影検査を行うときは目的とする血管部位によっては撮影条件が大幅に増大するため，X線出力も膨大な容量（100kW）が必要となる。そこで，高電圧発生装置はテトロード管（四極管）を用いた定電圧装置が用いられてい

た。近年ではインバータ式高電圧発生装置が主に使用されている。また，検査手技の進歩に伴い撮影時の被ばく線量が増加傾向にあるため，撮影に寄与しないX線成分除去のため，波尾切断やTa（タンタル）フィルタなどを用いている。

2.4 血管造影IVRシステム

　血管造影IVRシステムは主に血管内にカテーテル（細いチューブ）を挿入し，目的とする病変部位に誘導し薬や塞栓物を投与したり，風船状のものやステントと呼ばれるかご状のものを用いて血管拡張を行ったり，吸引機や切除器を用いて塞栓物を除去するなどの術式が行われている。これらの手技を円滑に行うために循環器検査システムと同様な装置が必要となるが，患部治療のための作業スペースを多くとるため，多くの装置はシングルプレーン方式を採用している。

参考文献

1) JISハンドブック2005放射線（能）．日本規格協会．2005．
2) 放射線医療技術学叢書（24）―医用画像部門における不変性試験マニュアル―．日本放射線技術学会．2006．
3) 青柳泰司・他．新版放射線機器工学（I）．コロナ社．2004．
4) 石栗一男．マンモグラフィ技術編．医療科学社．2004．

第6章　関連機器

1. カセッテ
1.1　構造[1],[2]

　被写体を透過したX線は，増感紙で蛍光に変換され密着したフィルムを感光するが，このとき増感紙とともにX線フィルムを収納するものが放射線用フィルムカセッテ（以下カセッテ）である。カセッテの役割は，フィルムを可視光から遮光することにより光漏れによるカブリをなくし，増感紙と密着することで濃度ムラをなくすことである。カセッテの裏ぶたを開いた状態を図1に示す。カセッテは蝶番（ヒンジ）により，フィルム収納部と裏ぶたが連結して片開きする。裏ぶたにはフィルムと増感紙を密着するためクッション材が貼られている。また，裏ぶたに鉛板を貼り付けることにより，カセッテの背後から入射する後方散乱X線を防いでいるが，軽量化のため貼り付けていないものもある。フィルム収納部はX線吸収の少ない，軽量でかつ容易に反りが生じない構造で，十分な強度をもち，内面の周囲には側枠がある。裏ぶたを閉めるとフィルム収納部の側枠のなかに入り，裏ぶたに付いているラッチにより圧迫し固定する。なかには患者IDをX線フィルムに光で写し込むネームプリンタが使用できる窓付きカセッテも使われている。

　アルミニウムや炭素繊維強化樹脂（carbon fiber reinforced plastics：CFRP）を材料として用いたカセッテが使われているが，最近ではCFRPカセッテ（カーボンカセッテ）が軽量でX線吸収が少ないため，被ばく線量を低減しコントラストを改善することから普及している。

1.2　試験方法[3],[4]

　カセッテの試験方法はJIS 4905に一般撮影用カセッテと乳房撮影用カセッテに分けて規定されている。標準寸法の公称寸法，寸法，許容差および質量が適合しなければならない。幾何学的精度としてカセッテの外側は直角度，平面度，平行度，また，カセッテの内側は直角度で規定されている。そのほかに入射X線ビームの減弱や遮光性，密着性が適合していなければならない。

1）直角度

　外側寸法，内側寸法の最大値および最小値に相当する別々な2枚の完璧な長方形の試験用シートと同時に比較して，どの点も小さいほうの長方形より内側に入り込まず，かつ外側を超えてはならない。

2）平面度

　カセッテを閉じて平らな表面上に置いた場合，カセッテのどの部分もその表面から16mmを超えて突出してはならない。

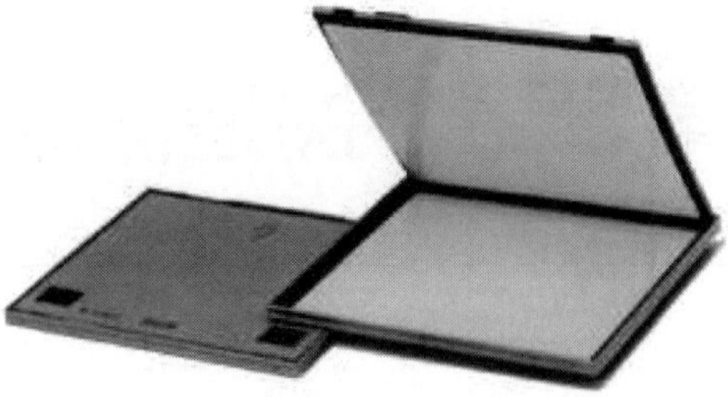

図1　カセッテ

3）平行度

　前面板（フロント板）および裏板（バック板）はどこでも100mmの長さにわたって，0.3mm以内で互いに平行でなければならない。

4）入射X線ビームの減弱

　一般撮影用のカセッテの前面板は，線質RQA4（約60kV）のX線が透過したとき，アルミニウム（99％）等量で1.8mmAlを超える吸収があってはならない。乳房撮影用のカセッテの前面板は，線質RQN-M（MoターゲットのX線管，管電圧28±1kV，リップル4％以下，総ろ過0.03±0.002mmMo）のX線が透過したとき，アルミニウム（99％）等量で0.2mmAlを超える吸収があってはならない。

5）遮光性

　増感紙を貼り付けたカセッテにフィルムを装填して，白熱電球（100W内面艶消しタングステンフィラメント）を用いて距離1mで10分，または医用X線写真観察器（平均輝度3000cd/m²以上の同等物）にカセッテの後面を密着して5分露光する。フィルムの光漏れによる光学濃度の増加は，診断上重要な領域では0.1未満であることが望ましい。

6）密着性

　一般撮影用のカセッテでは，六角形に配列された直径1〜2.5mmの穴（隣接する穴の中心間の距離は3.5〜4mm）をもつ厚さ1±0.1mmの金属板やメッシュ幅が3.15±0.03mm，ワイヤの直径が0.71±0.008mmのワイヤメッシュを使用して，X線が直接入射した部分の光学濃度が2.4±0.4になるように撮影する。2m以上離れた距離から観察すると密着不良の場合，穴のボケによるムラが認められる。乳房撮影用のカセッテでは，銅スクリーン40メッシュを使用して胸壁側に近いメッシュ部分の光学濃度が0.7〜0.8を得られるように管電圧28kVで撮影する。少なくとも1mの距離で観察し，密着不良の領域を探す。

2. 増感紙

2.1　構造と種類

1）使用目的[2), 5)〜7)]

　増感紙を使用する目的は，少ない線量で撮影することにより被ばく線量を低減することである。直接撮影を行う場合，増感紙を用いずにX線のみでフィルムを感光させるには増感紙使用時の数十

表1 増感紙を使用した場合と使用しない場合の比較

	使用	不使用
被ばく線量	少ない	多い
撮影時間	短い	長い
X線管焦点	小焦点可	小焦点不可
被写体の動きの影響	小さい	大きい
X線写真コントラスト	大きい	小さい

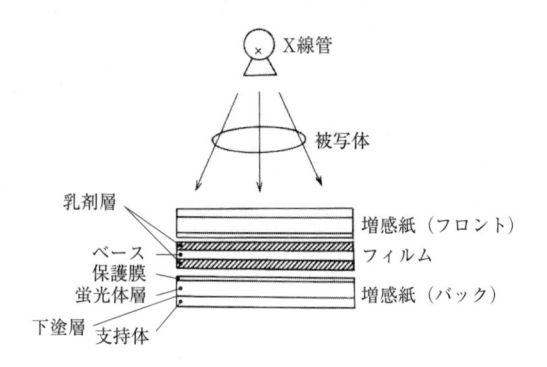

図2 増感紙の構造とフィルムとの位置関係

倍から数百倍程度のX線量を必要とする。増感紙を使用した場合，大部分は増感紙の蛍光による感光であり，フィルムに直接感光するのはごくわずかである。増感紙を使用した場合と使用しない場合の比較を表1に示す。増感紙を使用しなければ，撮影に必要なX線量が増大するため被ばく線量は多くなり，撮影時間も長くなる。また，大容量の装置を必要とし，大きなX線管焦点を使用するため半影の影響が大きくなる。さらに，撮影時間が長くなるため被写体の動きの影響が大きく，不鮮鋭な画像となる。

2) 増感紙の構造[5)~8)]

増感紙はPET（polyetylen-terephthalate）や紙の片面に蛍光体を塗布した板状のもので，通常は2枚の増感紙の蛍光体を塗布した側を向き合わせ，そのなかに両面に乳剤層をもつX線フィルムを挟んで撮影する（図2）。2枚の増感紙はX線管側に近い前面増感紙（フロント増感紙）と，X線管側に遠い後面増感紙（バック増感紙）からなるが，これらの増感紙は同一のものでなく性質が異なっている。その理由は，後面増感紙に到達するX線量は前面増感紙とフィルムに吸収されるため少なくなることから，後面増感紙の蛍光体層の厚さを前面増感紙より厚くしている。

増感紙の各層の材質は，保護膜（保護層），蛍光体層，下塗層，支持体よりなる。保護膜は，蛍光体層を保護するための透明な薄い膜で，ポリエステル（特にPET）やアセテート（特にTAC：cellulose triacetate）などが用いられる。蛍光体層は，透明な結合剤（ポリウレタン，塩化ビニール樹脂，硝酸セルロースなど）のなかに蛍光体を分散したものである。下塗層は，支持体に蛍光体層を接着するためのものであり，さらに感度を高めるための光反射層，鮮鋭度を高めるための光吸収

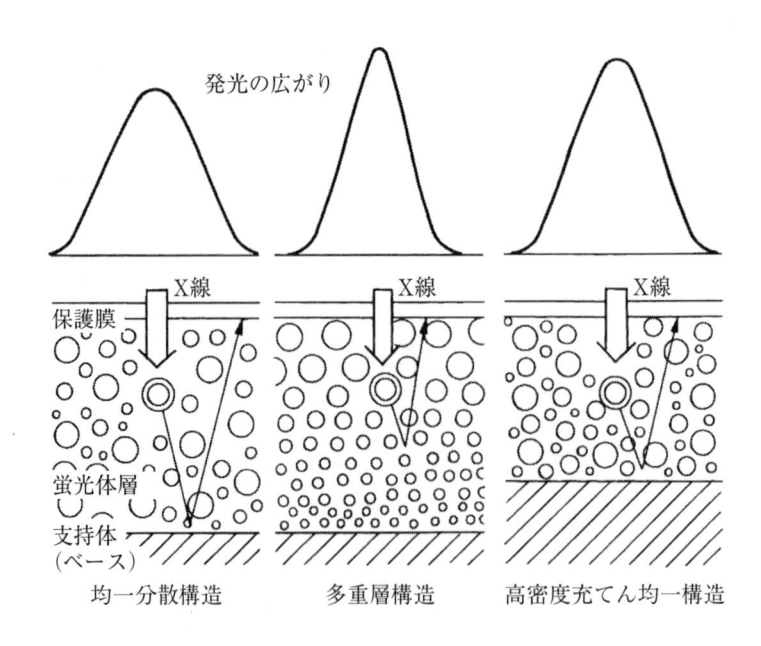

図3 蛍光体層中での発光

層といった働きをさせたものもある。支持体はポリエステル（PET）でできたものが多く，高感度化のために白色顔料により光反射率を高めた光反射支持体，高鮮鋭度化のために黒色顔料により光吸収率を高めた光吸収支持体などがある。

　蛍光の広がりは，蛍光体の粒子径，充てん度，配列，蛍光体層の厚さによって異なり，これらの組み合わせで感度と鮮鋭性が決定される。図3の多重構造のように蛍光体の粒子径の大きなものを表面の近い位置に，小さなものを遠い位置に配置することにより，発光が広がらず，効率よく表面に取り出すことができることから，高鮮鋭度化が可能になる。粒状性に関しては，蛍光体層の不均一性による増感紙の構造モトルがあるが，蛍光体の種類が同じならば実用の範囲では増感紙の感度を変えてもさほど変わらないといわれている。

3) 増感紙の種類[5],[6]

　一般に用いられている増感紙の種類を図4に示す。増感紙は，X線写真の画質に対する要求，被ばく線量の低減に対する要求，X線装置の容量の制約によって使い分けられる。増感紙の性能によって，鮮鋭度を高くした場合には感度が低下し，感度を高くした場合には鮮鋭度が低下することから，撮影部位や撮影目的によって選択する必要がある。

　使用方法別では，一般カセッテ用とフィルム機械搬送用がある。一般撮影用増感紙には，性能別に超高鮮鋭度用，高鮮鋭度用，標準用，高感度用および超高感度用がある。これらは診断目的により，鮮鋭性を重視するような胸部や骨などは比較的高鮮鋭度のタイプを使用するが，臓器の動きや被ばく線量を少なくするためには比較的高感度のタイプを使用する。特殊撮影用には，乳房撮影用，感度補償用および同時多層断層撮影用などがある。乳房撮影用は低い管電圧で高解像度が求められ

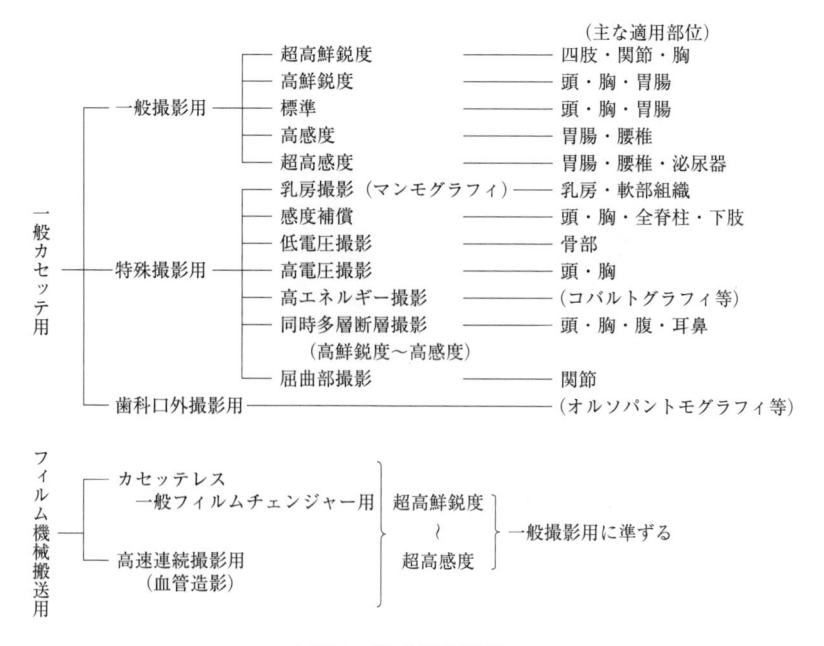

```
                                                                    （主な適用部位）
                        ┌─ 超高鮮鋭度        ─────── 四肢・関節・胸
                        ├─ 高鮮鋭度         ─────── 頭・胸・胃腸
              ┌─ 一般撮影用 ┼─ 標準            ─────── 頭・胸・胃腸
              │         ├─ 高感度           ─────── 胃腸・腰椎
              │         └─ 超高感度          ─────── 胃腸・腰椎・泌尿器
              │         ┌─ 乳房撮影（マンモグラフィ）── 乳房・軟部組織
  一          │         ├─ 感度補償         ─────── 頭・胸・全脊柱・下肢
  般          │         ├─ 低電圧撮影       ─────── 骨部
  カ          ├─ 特殊撮影用 ┼─ 高電圧撮影       ─────── 頭・胸
  セ          │         ├─ 高エネルギー撮影  ─────── （コバルトグラフィ等）
  ッ          │         ├─ 同時多層断層撮影  ─────── 頭・胸・腹・耳鼻
  ト          │         │   （高鮮鋭度〜高感度）
  用          │         └─ 屈曲部撮影       ─────── 関節
              └─ 歯科口外撮影用 ───────────────────── （オルソパントモグラフィ等）

  フ          ┌─ カセッテレス
  ィ          │    一般フィルムチェンジャー用  ┐ 超高鮮鋭度
  ル          │                           ├    〜        ├ 一般撮影用に準ずる
  ム          └─ 高速連続撮影用             ┘ 超高感度
  機                （血管造影）
  械
  搬
  送
  用
```

図4　増感紙の種類

るため，片面増感紙と片面乳剤フィルムを組み合わせて用いられる。感度補償用は全脊柱や下肢のようにX線吸収に大きな差がある場合，適切な濃度で全体を撮影できるように，増感紙の場所ごとに感度を変化させた増感紙である。同時多層断層撮影用は，断層撮影を行う際1回のX線ばく射で同時に多層を撮影できる増感紙で，通常5mmまたは10mm間隔に3または5層のフィルムと増感紙よりなる。下層ほど到達するX線量が減少するため，上層に比べ下層では感度を高くしている。フィルム機械搬送用は機械搬送時の物理的耐久性を向上させるため増感紙の保護膜表面を強化したものである。そのほかに病室撮影専用の増感紙がある。補強板付きの増感紙を専用ビニールフォルダに入れプレッサーで挟んで使用するもので，従来のカセッテより軽く，厚みが薄いので容易に持ち運びができる。

2.2　蛍光物質の種類[5), 6), 8)]

　現在，一般に広く用いられている，ブルー発光増感紙である$CaWO_4$とグリーン発光増感紙である$Gd_2O_2S:Tb$を蛍光体として用いた増感紙について述べる。

　増感紙に利用される蛍光物質の性質は，①X線による発光効率が良く，②増感紙の発光スペクトルが使用フィルムの感光特性と一致している必要がある。増感紙の発光スペクトルと組み合わせて使用するフィルムの分光感度を図5に示す。$CaWO_4$は連続的に分布するスペクトルで，そのピークを示す波長は425nmであり，青色光を発する。$Gd_2O_2S:Tb$は輝線状のスペクトルで，その主発光スペクトルは545nmであり，緑色光を発する。図中の$CaWO_4$と$Gd_2O_2S:Tb$のそれぞれの発光スペクトルは，相対蛍光強度で表しているため絶対的な蛍光強度の比較ができないが，一般に$Gd_2O_2S:Tb$

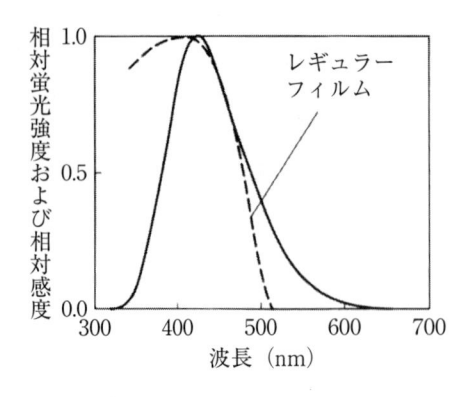

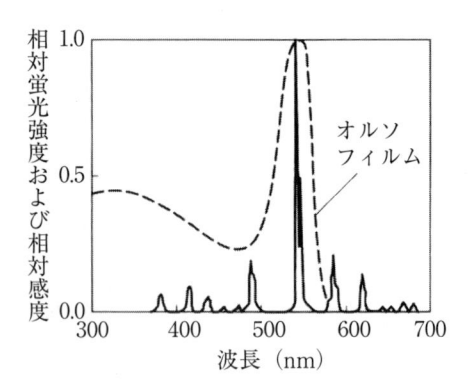

a　CaWO₄の発光スペクトルとレギュラーフィルムの分光

b　Gd₂O₂S:Tbの発光スペクトルとオルソフィルムの分光感度

図5　増感紙の発光スペクトルとフィルムの分光感度

はCaWO₄に比べ高い蛍光変換効率をもつ。使用するフィルムには，分光感度によりレギュラーとオルソクロマチックがある。レギュラーはハロゲン化銀固有の感色性のもので近紫外光から青色光まで（約350nmから約520nm）の分光感度（非整色性）がある。オルソはハロゲン化銀に適度な分光増感色素を添加して感光波長域を広げることにより近紫外光から黄色光まで（約350nmから約600nm）の分光感度（整色性）がある。CaWO₄とGd₂O₂S:Tbの発光スペクトルがレギュラーフィルムとオルソフィルムの分光感度にそれぞれよく一致している。

3. 散乱X線除去用グリッド

3.1　構造と種類[7], [9], [10]

　X線画像の画質低下の原因には種々のものがあるが，そのうちのひとつに散乱線がある。散乱線は，X線が被写体と相互作用した結果生じたもので，コンプトン散乱が主である。散乱線はX線画像のコントラストを低下させるため除去することが必要であり，そのため散乱X線除去用グリッド（以下グリッド）が使われている（図6）。

　グリッドには静止グリッドと運動グリッドがあり，前者はブッキー（Bucky，1913年）によって，後者はポッター（Potter，1920年）によって発明された。ブッキーは格子間隔の粗い散乱X線除去板（ブッキーブレンデ）を駆動させて縞目を除去するブッキー装置を1915年に考案した。Buckyの静止グリッドは後にリスホルム（Lysholm）が改良して（1926年）薄い箔片のグリッドとなり，今日ではリスホルムとかリスという呼称が使われている。

　グリッドの目的は被写体に入射してそのまま直進して出た一次X線を透過させ，方向を変えた散乱線を除去することである。このためにはX線透過性の高い中間物質と低い吸収物質を交互に並べている。中間物質としてアルミニウム，木，空気，合成樹脂などが使われており，また，吸収物質

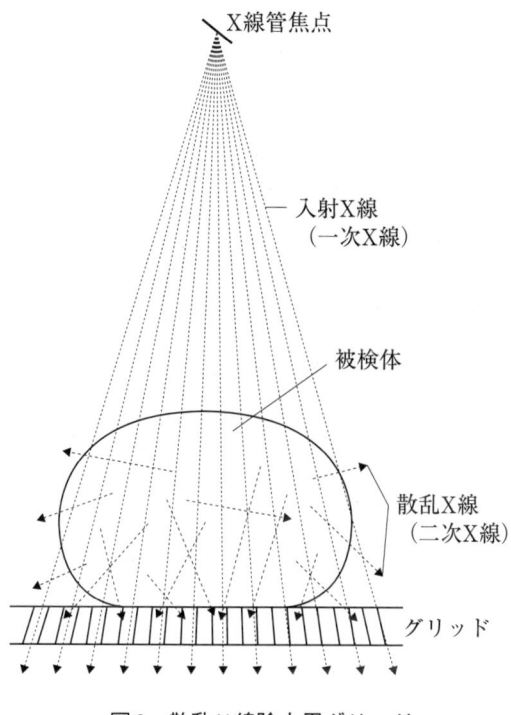

図6 散乱X線除去用グリッド

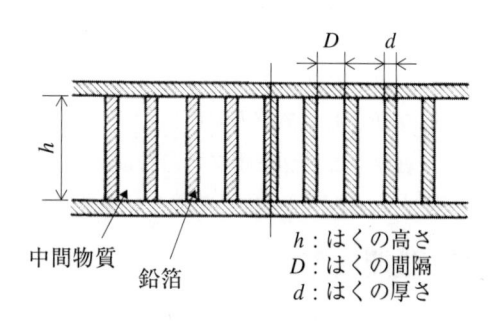

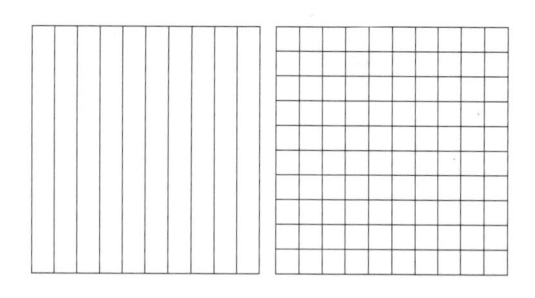

図7 グリッドの断面
h：はくの高さ
D：はくの間隔
d：はくの厚さ

図8 直線グリッドとクロスグリッド（上面図）

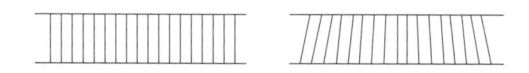

図9 平行グリッドと集束グリッド（断面図）

として薄い鉛箔が使われている（図7）。グリッドの保護のため被覆材が使われているが，主にアルミに塗装を施したものやX線吸収の少ないカーボンファイバーが使われている。

グリッドの使用方法により，静止グリッドと運動グリッドに分けられる。また，グリッドは構造で分類すると直線グリッドとクロスグリッドがあり（図8），さらにそれぞれ平行グリッドと集束グリッドとに分けられる（図9）。

a) 静止グリッド：グリッドを静止した状態で使うもので，箔の縞目が生じる。しかし，最近では箔が高密度なグリッドが使われ，縞目の障害はなくなった。リスホルムブレンデとも呼ぶ。
b) 運動グリッド：箔の縞目を消す目的でグリッドが撮影時に箔と直交する方向に移動する。ほとんどは撮影中に連続的な往復運動をする。撮影時間の短縮は，ストロボ効果が生じるために限界がある。横方向変位により，一次X線の吸収が多くなる[9]。グッキーブレンデとも呼ぶ。
c) 直線グリッド：X線吸収物質を直線状に平行に配置したグリッドで，現在よく使われている。

d) クロスグリッド：直線グリッドを前後面にそれぞれ配置し，90°で直交する直交グリッドやそれ以外の角度で交差する斜交グリッドがある。
e) 平行グリッド：箔が入射面に対して垂直で，互いに平行なグリッドである。X線管焦点とグリッドが近づくとカットオフの影響が大きくなる。
f) 集束グリッド：箔の面の延長が，1つの直線に集束するグリッドである。

3.2 性能 [1), 9), 11)]

グリッドの性能には，幾何学的性能と物理的性能がある。幾何学的性能はグリッド密度N，グリッド比r，集束距離f_0，使用距離限界f_1，f_2，平面度，平行度，直角度および均一性などがある。また，物理的性能には露出倍数B，選択度Σ，コントラスト改善度Kがある。

3.2.1 幾何学的性能

1) グリッド密度

グリッド中心部の横1cmあたりに含まれる箔の数である。箔の間隔をD，箔の厚さをdとすると，

$$N = \frac{1}{D+d} \text{ (cm}^{-1})$$

で表される。密度が高くなると縞目の障害は目立たなくなる。この特性の製造許容差は±10％以内でなければならない。

2) グリッド比：r

グリッド中心部の箔の高さhと間隔Dの比で，

$$r = \frac{h}{D}$$

で表される。格子比とも呼ばれている。この特性の製造許容差は±10％以内でなければならない。

3) 集束距離：f_0(cm)

集束グリッドのすべての箔面を延長して集束する線からグリッドのX線入射面までの垂直線の長さである。

4) 使用距離限界：f_1，f_2(cm)

集束グリッドを集束距離以外で使用するとX線のカットオフが生じる。X線管焦点をグリッドの中心線直上に配置してX線を照射したとき，グリッド中心部の一次X線透過率に対して周辺部の一次X線透過率が一般撮影用グリッドの場合60％，乳房撮影用グリッドの場合80％になる距離を使用距離限界という。この使用距離限界はグリッド比，集束距離，グリッドの寸法により変わる。

3.2.2 物理的性能

グリッドの物理的性能を求めるために，以下の測定値を得る必要がある（図10）。

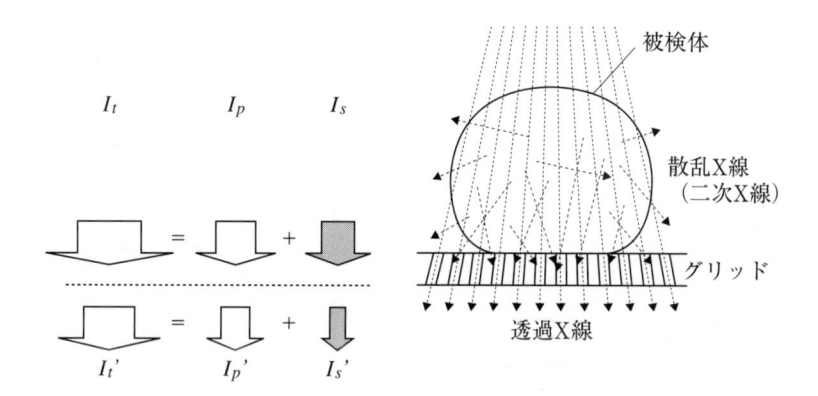

図10　グリッド入射前後のX線強度

I_p ＝グリッドに入射した一次X線の強度
I_p' ＝グリッドを透過した一次X線の強度
$T_p = \dfrac{I_p'}{I_p}$ ：一次X線透過率

I_t ＝グリッドに入射した全X線の強度
I_t' ＝グリッドを透過した全X線の強度
$T_t = \dfrac{I_t'}{I_t}$ ：全X線透過率

I_s ＝グリッドに入射した散乱X線の強度
I_s' ＝グリッドを透過した散乱X線の強度
$T_s = \dfrac{I_s'}{I_s}$ ：散乱X線透過率

これらの値から次の物理的性能を示す値が得られる。

1) 露出倍数：B

グリッドに対する入射全X線と透過全X線の比であり，全X線透過率の逆数となる。

$$B = \dfrac{I_p + I_s}{I_p' + I_s'} = \dfrac{1}{T_t}$$

グリッドを使わないときの線量に対して使ったときの線量を倍数で表したもので，その数値は小さいほど被ばく線量が少ない。この特性の正確度は，一般撮影用グリッド，乳房撮影用グリッドともに±10％以内でなければならない。

2) 選択度：Σ

グリッドに対する散乱X線透過率と一次X線透過率の比である。

$$\Sigma = \dfrac{T_p}{T_s}$$

散乱X線は少なく，一次X線は多いほど良いことから，その数値は大きいほど良い。この特性の

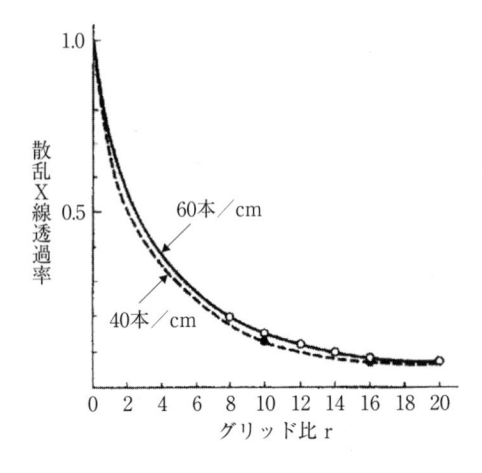

図11　グリッド密度の違いによる
　　　　グリッド比と散乱X線透過率

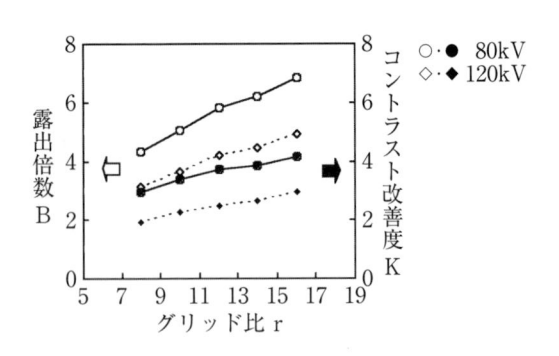

図12　グリッド比と露出倍数・
　　　　コントラスト改善度の比較

正確度は，一般撮影用グリッドで±10％，乳房撮影用グリッドで±5％以内でなければならない。

3）コントラスト改善度：K

グリッドに対する全X線透過率と一次X線透過率の比である。

$$K = \frac{T_p}{T_t}$$

一次X線が多いほど散乱X線が少ないということを意味するので，その数値は大きいほど良い。この特性の正確度は，一般撮影用グリッドで±10％，乳房撮影用グリッドで±5％以内でなければならない。

図11より，グリッド比を大きくするに従い散乱X線含有率が小さくなり，散乱X線が除去されコントラストがつくことがわかる。グリッド密度が40本／cmと60本／cmの場合を比べると，40本／cmのほうが散乱X線透過率が減少している。これはグリッドの構造に起因するもので，箔と中間物質の厚さ，グリッド比，グリッド密度によって決定される鉛容積（JISの用語ではない）の違いによる。この図の場合，同一グリッド比であれば40本／cmのほうが鉛容積が大きい。図12より，グリッド比が大きくなれば，露出倍数とコントラスト改善度ともに大きくなることがわかる。しかし，露出倍数の増加ほどコントラスト改善度は増加せず，管電圧が低い場合その傾向はより顕著である。

3.2.3　使用上の注意点

(1) グリッド比は，被写体厚や管電圧，ポジショニング不良による一次X線のカットオフを考慮して決めなければならない。

(2) グリッド密度は，縞目の障害を目立たなくするため高密度グリッドが使用されてきている。グリッドを駆動するブッキー装置を必要としないことから，①ストロボ現象が生じないため

短時間撮影ができ，②グリッドの運動による一次X線の損失が少なく，③被写体と受像面の間を最短にできるので幾何学的拡大によるボケの影響が小さい。
(3) 集束距離は，焦点とグリッドのX線入射面までの距離であり，この距離で使えば一次X線のカットオフはない。しかし，常に同一距離で撮影できるとはかぎらず，この場合使用距離限界に注意して使用する必要がある。使用距離限界内であっても受像面の周辺は一次X線のカットオフが生じることに注意する必要がある。
(4) CR画像をグリッドを使って撮影する場合，モアレ現象が生じることがある。モアレ現象はCR画像読取装置の走査線がグリッドの縞目と平行に近くなると出現する干渉縞である。また，グリッドの箔のピッチとCRの読取ピッチの差が少ないと大きな干渉縞となって出現する。グリッドの縞目とCR画像読取装置の走査線の方向を直行させたり，またはグリッド密度を変えたりすることにより，モアレ現象を目立たなくすることができる。

4. X線機械装置[1), 12)〜15)]

医用X線機器は，高電圧を用いてX線をばく射し，患者を撮影台に乗せて移動し，診断機器などの重量物を患者に接近させるなど，患者や術者を放射線的，電気的，機械的に危険にさらす可能性がある。これらの危険に対して，性能，構造，安全，試験などの観点からJIS Z 4703に規定されている。

医用X線機械装置は，X線装置のなかの機械的な装置を指し，JIS Z 4703によりX線透視撮影台，X線撮影台，保持装置などがある。使用目的および移動方法により図13のように分類される。

4.1 保持装置の種類と構成

保持装置は，X線管装置やX線映像装置などを保持する装置を指し，天井式，床上式，天井・床上式，壁掛式，台車式保持装置に分類される。このなかでも天井式は，移動範囲が広く，床面を広く利用できるなどの理由で一般撮影検査に用いられ，広く普及している（図14）。床上式は床の障害となったり，X線管装置の可動範囲が支持腕の長さに限定されたりなどの欠点があるが，天井工事が不要で床のアンカー固定のみで据え付けられ，据付費用を最少にできることから，小規模の施設で使われることが多い（図15）。

X線管保持装置の固定は電磁ロックにより行われ，停電や電源電圧の降下時にロックが外れても患者に危害が及ばないよう落下防止の機構がついている。患者に危害を与えるおそれがある可動部分の制御は，デッドマン形制御（操作器に人が力を加えている間だけその回路を作動状態に保つ）が行われ，安全が図られている。最近の保持装置のなかには，X線撮影台と連動して動作する自動化機能が備わっているものがある。立位撮影台の場合に撮影中心にX線管球が自動追従したり，臥位撮影台の場合には撮影台の昇降に合わせてSIDが一定になるようにX線管装置が自動追従したりするオートトラッキング機能や，SIDを変更しても照射野が一定になるように絞りが自動追従する照射野連動機能が備わっている（図16）。

```
                                ┌─ 一般透視撮影台
                  ┌─ X線透視撮影台 ─┤
                  │              └─ 特殊透視撮影台
                  │
                  │              ┌─ 直接撮影台
                  │              ├─ 間接撮影台
  医用X線機械装置 ─┼─ X線撮影台 ───┼─ 断層撮影台
                  │              ├─ X線CT撮影台
                  │              └─ 特殊撮影台
                  │
                  │              ┌─ 天井式保持装置
                  │              ├─ 床上式保持装置
                  └─ 保持装置 ────┼─ 天井・床上式保持装置
                                 ├─ 壁掛式保持装置
                                 └─ 台車式保持装置
```

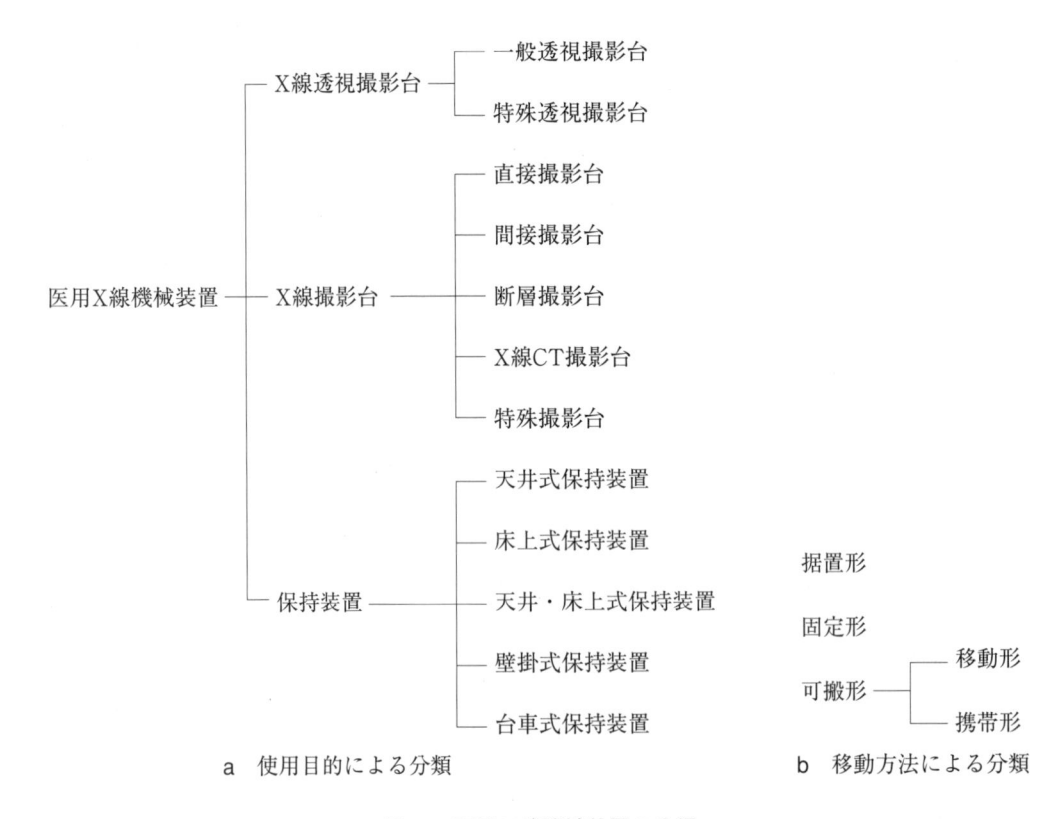

据置形

固定形
            ┌─ 移動形
可搬形 ─────┤
            └─ 携帯形

a　使用目的による分類　　　　　　b　移動方法による分類

図13　医用X線機械装置の分類

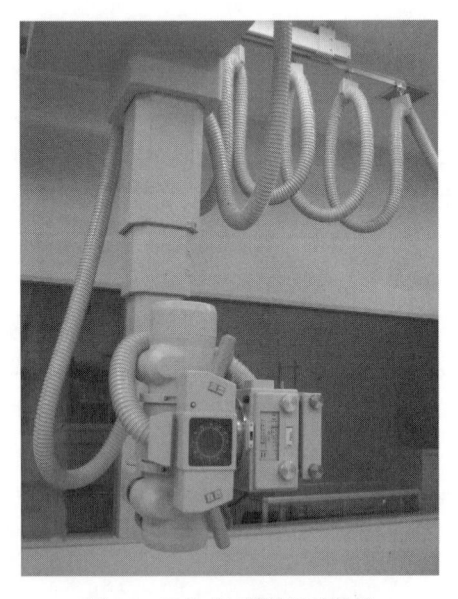

図14　天井式X線管保持装置

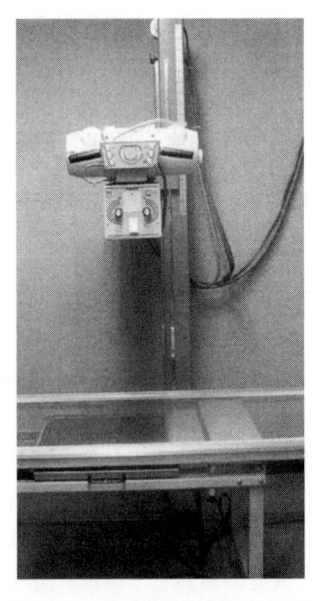

図15　床上式X線管保持装置

図16　自動化機能のある天井式X線管保持装置　　図17　天板移動形の水平式撮影台

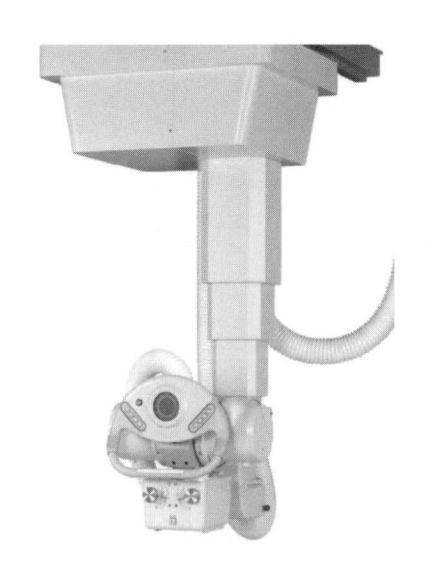

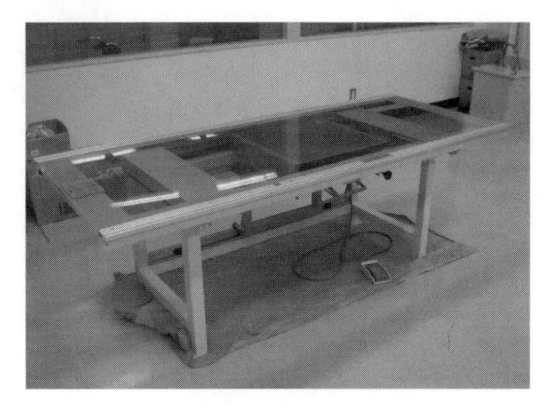

4.2　撮影台の種類と構成

　撮影台にはX線透視撮影台とX線撮影台がある。X線透視撮影台は人体の位置を決めることができ，X線映像装置を装備または装着してX線透視とX線撮影を行うことができる。一般透視撮影台には，蛍光板を用いて透視撮影を行う蛍光板式透視撮影台，X線TVを用いて透視撮影を行うX線TV式透視撮影台，消化器の集団検診に用いられるI.I.間接式の間接X線透視撮影台がある。特殊透視撮影台としては泌尿生殖器の透視撮影に用いられる砕石位が可能な泌尿生殖器透視撮影台がある。
　X線撮影台は人体の位置を決めることができ，直接撮影台，間接撮影台，断層撮影台，X線CT撮影台，特殊撮影台がある。直接撮影台には検査の目的により，天板部を水平位だけで使用する水平式撮影台，水平位から傾斜位にすることができる傾斜式撮影台，水平位から逆傾斜位にすることができる起倒式撮影台，立位だけで使用する立位式撮影台がある。ここでは代表的な直接撮影台についてふれる。

1）水平式撮影台

　水平式撮影台には天板部を固定したタイプ（天板固定形），前後左右に動くタイプ（天板移動形），上下方向に昇降するタイプ（天板昇降形）がある（図17）。最近では天板部が回転するタイプも一部に見られる。撮影台にはブッキー装置（運動グリッド）や使用目的に合った受光部をもつ自動露出制御装置が組み込まれている。最近は静止状態で使用しても縞目が目立たない高密度の静止グリッドが普及してきている。また，フィルムを数十枚マガジンに入れて，1枚ずつ自動的に供給する

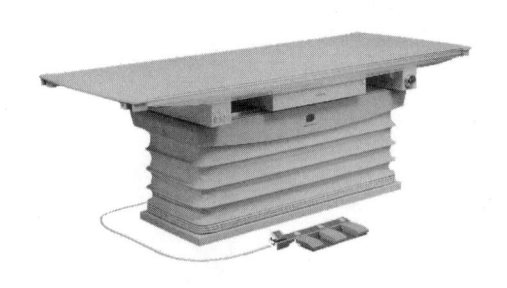

図18　FPD組み込み形水平式撮影台

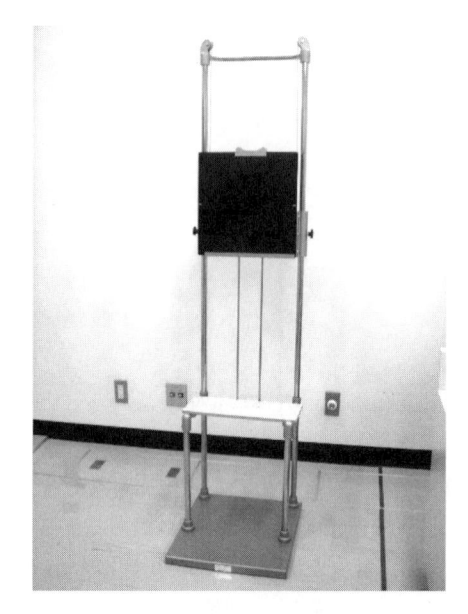

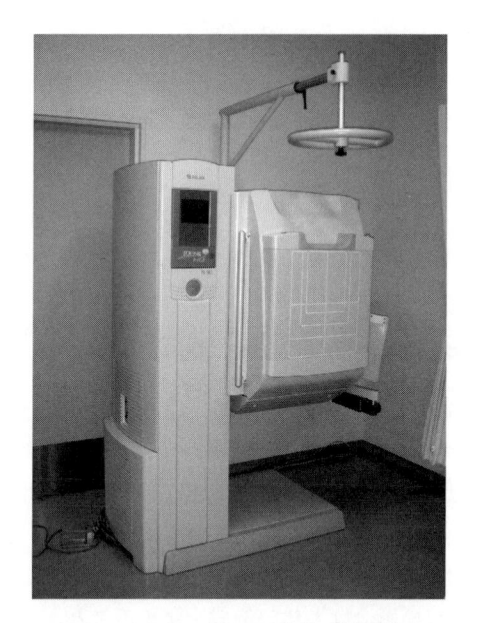

図19　リーダ撮影台　　　　図20　IP組み込み形立位式撮影台

フィルムチェンジャを組み込んで撮影効率を上げたものもある。最近では，IPやFPDを組み込んだものがある（図18）。
2）立位式撮影台

　立位式撮影台にはリーダ撮影台と立位ブッキー撮影台がある。リーダ撮影台はグリッドとカセッテを密着して保持し，上下に移動可能な構造の撮影台である（図19）。胸腹部以外にも頸椎や肩関節などの撮影にも利用されている。立位ブッキー撮影台のなかには，ブッキー装置や使用目的に合った受光部をもつ自動露出制御装置が組み込まれている。胸腹部は立位で撮影することが多く，撮

影効率を上げるためフィルムチェンジャを組み込んだ撮影台を使うことがある．最近では，IPやFPDを組み込んだものもある（図20）．

参考文献

1）青柳泰司，安部真治，小倉　泉，清水悦雄．新版　放射線機器学（Ⅰ）．コロナ社．2006．
2）吉田　明．X線検査の実際．第2版．マグブロス出版．1982．
3）JIS Z 4905-2005　写真－医用撮影用カセッテ・増感紙・フィルム－寸法及び使用．日本規格協会．2005．
4）日本画像医用システム工業会標準化委員会（JIRA-QA016）．医用放射線フィルムカセッテJIS Z 4905：1998ガイド．http://www.jira-net.or.jp/commission/hyoujunka/
5）化成オプトニクス（株）技術資料．増感紙・蛍光板．1990．
6）内田　勝，金森仁志，稲津　博．放射線画像情報工学（Ⅱ）．通商産業研究社．1982．
7）増田康治，松井健一，新開英秀，松本政典．放射線機器工学．南山堂．1996．
8）高尾慶人．新しい放射線写真学．アップルジャパン．1992．
9）熊倉賢二，橋本健二郎．散乱X線除去用グリッドの基礎．金原出版．1989．
10）飯田　昇．X線グリッドのやさしい理解．日放技学誌．1999；55（6）：529-535．
11）JIS Z 4910-2000　散乱X線除去用グリッド．日本規格協会．
12）JIS Z 4703-1995　医用X線機械装置通則．日本規格協会．
13）JIS Z 4904-1999　医用X線直接撮影台．日本規格協会．
14）上遠野昭．JIS Z 4703（医用X線機械装置通則）の改正について．日放技学誌．1996；52（2）：333-334．
15）立入　弘．診療放射線技術上巻　改訂第11版．南江堂．2004．

第7章　X線CT装置

1. X線CTの原理
1.1　画像再構成

　X線CTは，1971年のハンスフィールド（J.Hounsfield）による試作成功以来，臨床現場に大きなインパクトを与えた。このX線CTは被写体にさまざまな方向からX線を照射し，透過X線の強度を検出し，各点の線吸収係数を求めることにより断層像を得る。X線が被写体を透過して得られる投影像は被写体内部の積分情報である。多方向から得られた投影像から積分された内部情報を検出し，重ね合わせることによって被写体内部のX線吸収値の分布を知ることができる。

　物体の線吸収係数がf(cm^{-1})で厚さt(cm)の均一な物質に強度I_oのペンシルビームX線を照射し，透過したX線の強度をIとすると，

$$I = I_o e^{-ft} \quad (式1)$$

となる。この式よりI_oとIを測って不均一な物質全体の線吸収係数fと厚みtの積pを求めることができる。

$$p = ft = -\log_e(I/I_o) \quad (式2)$$

物体が人体のようにさまざまな物質で構成される場合，図1に示されるように位置sにおける線吸収係数を$f(s)$とするとftは$f(s)$を積分したもので，X線ビームが透過したfの投影pは，

$$p = ft = -\log_e(I/I_o) = \int_0^t f(s)\,ds \quad (式3)$$

となる。被写体にさまざまな方向からX線を照射し，透過したX線の強度を測定して投影pを求めれば，図2のような投影データが得られる。投影データpから画像を再構成する方法にはいくつかあるが，ほとんどのX線CT装置は収集した投影データを各投影方向について逆投影するコンボリューションバックプロジェクション法を使用している[1]。これは，畳み込み演算（コンボリューション）と逆投影演算（バックプロジェクション）の2つの段階を経て画像構成を行うものである。断層像の構成は図3の多方向からの投影像に対し，逆に各方向から逆投影することによって行う。しかし，多くの方向から逆投影を重ねると図3の断層像のようなボケを生ずる。図4は円柱の逆投影の例を示したものであるが，周りから逆投影を重ね合わせるとハブ状の構成画像ができる。ハブの中心にあたる部分はX線が吸収された場所となるが，その周りの中心から距離の2乗に逆比例したボケを生ずる。そこで，図5のように再構成関数と呼ばれる高周波強調フィルタ処理を行い，各方向

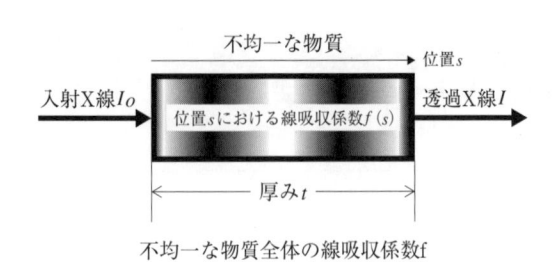

図1 不均一な物質によるX線の吸収
入射X線の強度I_oと透過X線強度Iを測って不均一な物質全体の線吸収係数fと厚みtの積を求めることができる。

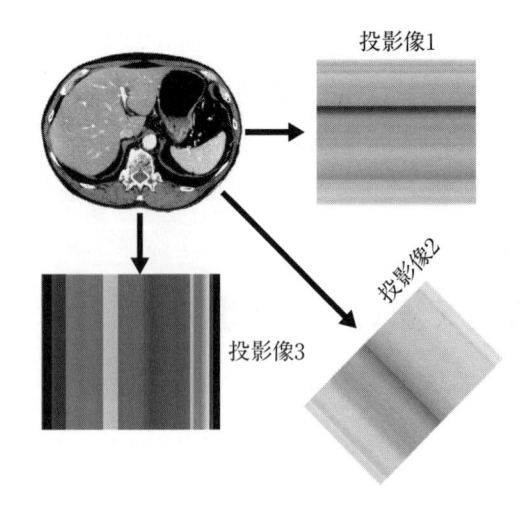

図2 さまざまな方向から得られた投影データ
被写体にさまざまな方向からX線を照射し,透過したX線の強度を測定し,投影データを求める。

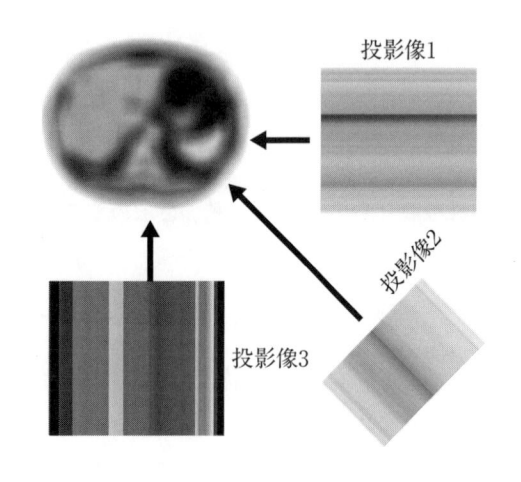

図3 投影データの逆投影
投影データをそのまま逆投影すると再構成横断画像はボケを生ずる。

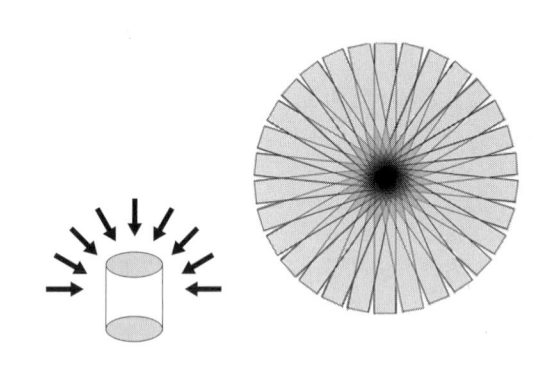

図4 円柱投影データの逆投影
円柱投影データをまわりから逆投影すると中心部にボケを生ずる。

から逆投影を行うと,ボケが除去された二次元断層像を得ることができる。

1.2 画素

　CT画像は図6のように画面上に白黒の濃淡の点で表示される。この一つひとつの画素の集合体を表示することによって体の断層像を描写する。CT画像を構成する最小の画素単位をピクセル（pixel）という。このピクセルは直方体あるいは立方体であるためボクセル（voxel）とも呼ばれる。

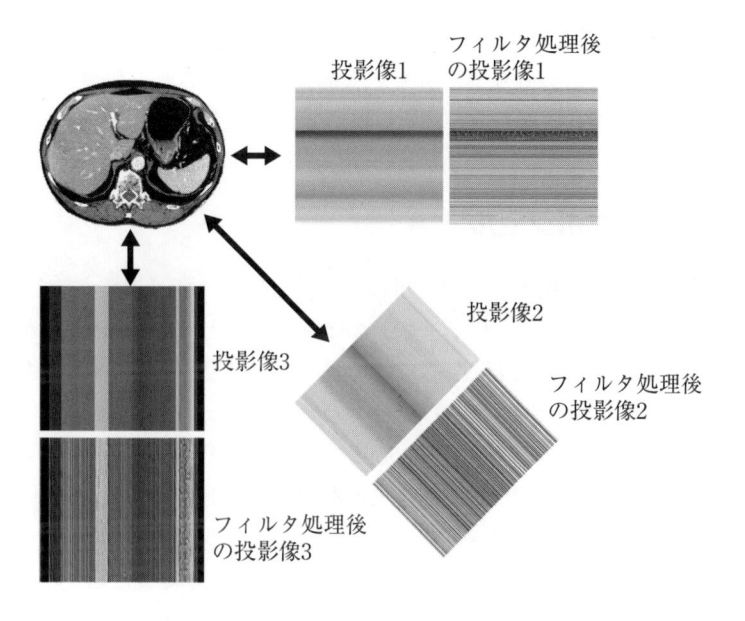

図5 フィルタ補正投影データからの逆投影
フィルタ補正された投影データを用い逆投影を行うと，ボケ像が除去された再構成横断画像が作成できる。

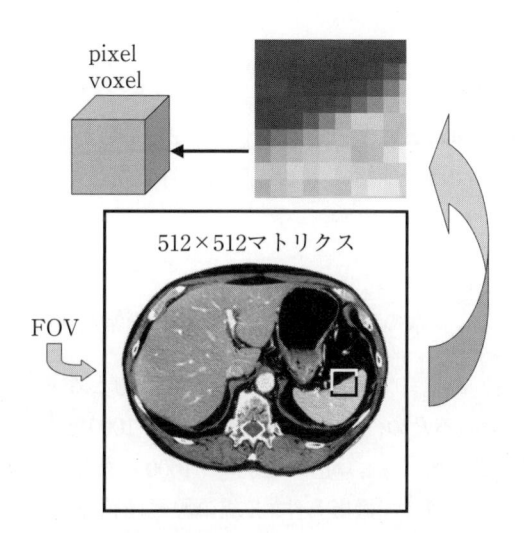

図6 CT画像を構成するピクセル（pixel）
例えば512×512のピクセルが縦横に並んでCT画像を構成した場合，理論上のピクセルの大きさは撮影領域（FOV）を512マトリックスで除したものとなる。ピクセルは直方体（立方体）であるためボクセル（voxel）とも呼ばれる。

CT画像はこのピクセルが，例えば512×512のマトリックスで配列され，それぞれの画素に白から黒にかけてさまざまな濃度の色を割り当て画像を構成する。撮影される領域は被検者の体格，撮影部位，関心領域の大きさによって変わるが，その撮影領域をFOV（field of view）という。ピクセルの理論上の大きさはFOVを512マトリックスで除したものとなる。

1.3 アイソトロピックボクセル

通常の横断面の画像において縦横の空間分解能と体軸方向の空間分解能が等しくなり，1つのボクセルが立方体となる場合をアイソトロピックボクセルという[2]。データの間隔がXYZ軸方向に対して等しいということではなく，解像度的に等方性のデータと解釈すべきである。例えば縦横512×512のピクセルで画像表示されている場合，FOVが320mmであれば1ピクセルは320/512で0.625mmとなる。すなわち1スライス厚が0.625mmであればFOVが320mmのとき，名目上アイソトロピックボクセルであるといえる。しかし，実際上のアイソトロピックボクセルは縦横と体軸方向の実測した空間分解能で評価し，すべての分解能が等しくなった場合をいい，テーブル移動速度にも影響される。アイソトロピックボクセルデータを用いて構成した図7のような多断面変換（multiplanar reconstruction：MPR）画像の冠状断，矢状断画像は横断画像と等しい空間分解能を有している。XYZ軸方向のデータ間隔でアイソトロピックボクセルを追求し，0.5mmスライス厚，0.5mmピッチで撮影すると逆にZ軸方向（体軸方向）の空間分解能が勝ってしまい，結果としてアイソトロピックボクセルデータでなくなってしまう。

1.4 CT値

CTの画像はX線の吸収係数の分布を表しており，一つひとつの画素はX線の吸収係数を表すCT値を有している。CT値は水を0，空気を−1000とし水の2倍の吸収値を＋1000と規定している。このCT値は生体組織の減弱係数の値を，水を0とした相対値で表したものをいい，次式の関係で表され，その単位はHU（hounsfield unit）である。

CT値 = $(\mu a - \mu w)/\mu w \times K$　　（式4）
μa：組織の減弱係数　　μw：水の減弱係数　　K：定数（通常1000）

この式より，水の場合，$\mu a - \mu w = 0$となるため，CT値は0HUとなる。

また，空気の場合$\mu a = 0$であるため，$-\mu w/\mu w \times 1000 = -1000$となりCT値は−1000HUとなる。

水の2倍の吸収値の場合$(2 \times \mu w - \mu w)/\mu w \times 1000 = 1000$となりCT値は1000HUとなる。

CT値は撮影される被写体の状態や，撮影条件，X線の線質硬化などさまざまな理由により変化し，たとえ水のCT値でも経時的に変化するので，水のCT値を正しく0に補正するキャリブレーションという作業を行う必要がある。人体各組織の代表的なCT値は，骨・石灰化＞凝固血液＞甲状腺＞肝臓＞血液＞水＞脂肪＞空気の順に低く，脳の灰白質と白質の比較では灰白質のほうがやや高い。図8に各種臓器のCT値を示す。

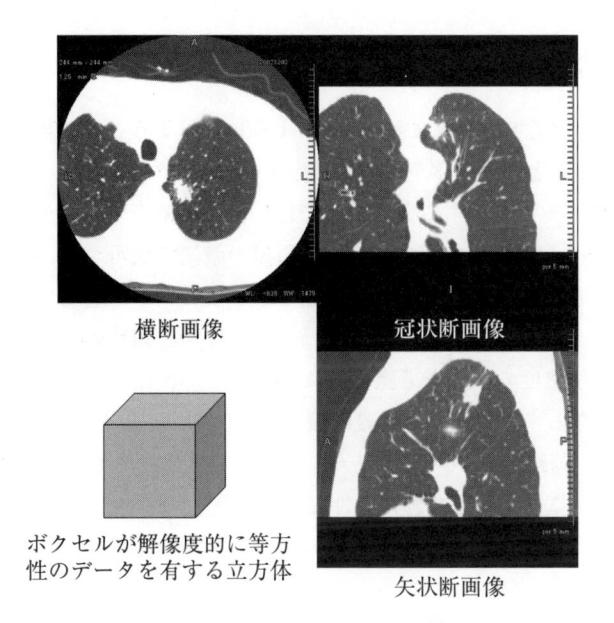

図7 アイソトロピックボクセルデータを用いて構成した多断面変換 (MPR) 画像

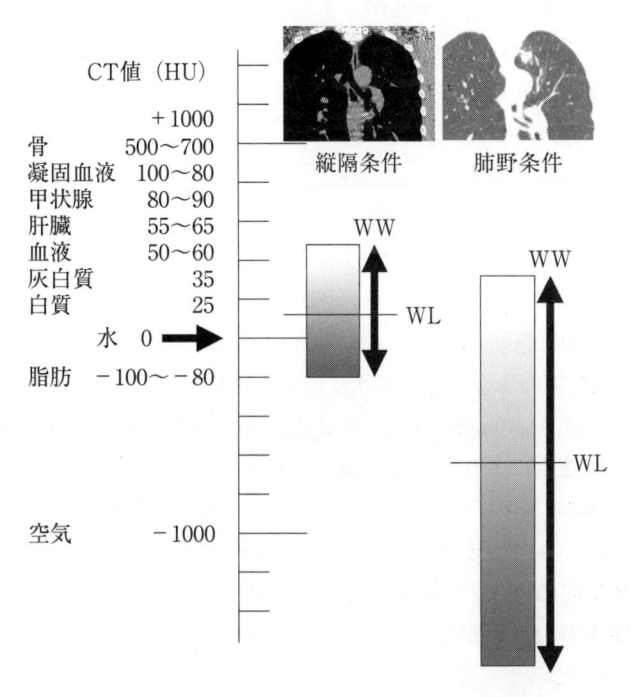

横断画像
冠状断画像
矢状断画像
ボクセルが解像度的に等方性のデータを有する立方体

CT値 (HU)
+1000
骨　　　　500〜700
凝固血液　100〜80
甲状腺　　80〜90
肝臓　　　55〜65
血液　　　50〜60
灰白質　　35
白質　　　25
水　　　　0
脂肪　　　−100〜−80
空気　　　−1000

縦隔条件　　肺野条件

図8 CT値とウインドウレベル (WL) とウインドウ幅 (WW) の関係
胸部の縦隔を表示する条件と肺野を表示する条件の2種類を示し，CT値表示欄に各種臓器のおおよそのCT値を示す。

1.5 ウインドウ処理

それぞれの画素におけるCT値が求まれば図8のように，見ようとする臓器ごとにウインドウレベル（window level：WL）とウインドウ幅（window width［ウインドウ・ウィズスと発音］：WW）を調節してグレースケールで表示する。この図では胸部の縦隔条件と肺野条件の2種類を示している。CT値－1000HUから1000HUまでのすべてを白黒の濃淡で表示すると，各種臓器の濃度差が非常に小さくなり判別できなくなる。そこで，関心のある領域のみを適切なコントラストと濃度で観察するために，次のようなウインドウ処理を行う。WLは関心領域のCT値近辺の値とし，WWは関心領域周辺臓器の表示濃度の状態を考慮に入れ決定する。WWを狭くするとコントラストが高くなり，広くすると低くなる。縦隔条件では縦隔臓器のCT値周辺をWLとし，WWを例えば300から400程度に設定すると，肺野の淡い病変は見えなく，真っ黒になるが，食道や，心臓，血管などの臓器が観察可能となる。これに対して肺野条件ではWLを－800など空気に近いCT値とし，WWを1600以上の大きい値に設定する。そうすることにより，肺野の画像が灰色で得られ，淡い肺野病変の描出が可能となる。

通常のCT装置では，あらかじめ関心領域ごとにWLとWWがプリセットされ，自動的に適切な濃度で表示されるようになっており，微調整のみ行えばよいことが多い。従来はCT画像をフィルムに焼きつけ，フィルムを用いて読影することがほとんどであったが，最近ではネットワーク経由で画像が観察できるようになり，モニタ診断が多く行われている。この場合はモニタを観察しながら適宜ウインドウレベルとウインドウ幅を調節しながら最良の画像表示濃度で読影が可能となる。しかし，逆に過剰な調節により病変の読み過ぎによるfalse positive（偽陽性）の増加も懸念され注意を要する。

1.6 スライス厚

スライス厚とは体軸方向における断層画像の厚みをいい，通常の撮影では0.5mm程度から設定できる。しかし，実際の厚さはヘリカルスキャンの場合，テーブル移動速度によっても異なり，スライス厚は体軸方向のスライス感度プロフィール（slice sensitivity profile：SSP）という感度分布を用いて評価する。従来型CTの場合SSPの形状はほぼ矩形なので，スライス厚は半値幅（full width at half maximum：FWHM）で代表できた。しかし，多列検出器型CT（multidetector row CT：MDCT）の場合ピッチの選択により同じ設定のスライス厚でも体軸方向のSSPの変動が大きくなりFWHMも変化する。再構成スライス厚を厚くすることにより，体軸方向のSSPの形状の対称性や形状の裾広がりの変動は小さくなるが，代表値として用いられるFWHMの中心位置の変動は大きくなる。よって，体軸方向のSSPの形状で示される実効的なスライス厚を実効スライス厚effective slice widthとして提案された。撮影しようとする設定スライス厚と実効スライス厚は，異なることを念頭におかなければならない。

1.7 部分体積効果（パーシャルボリューム効果）

スライス厚が厚ければ厚いほど生じやすい現象であるが，1スライスのなかに図9のように水と油

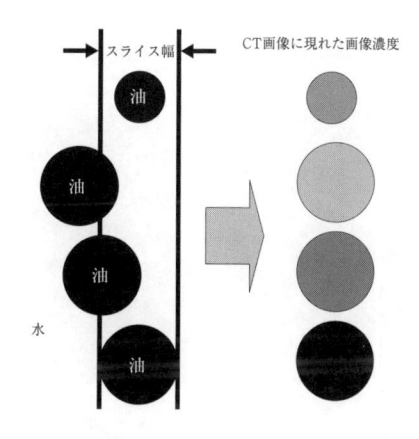

図9　部分体積効果
　水と油がさまざまな位置，大きさで混在していたとするとき，CT画像の現れ方はスライス幅や，油滴の大きさ，位置によって異なる。

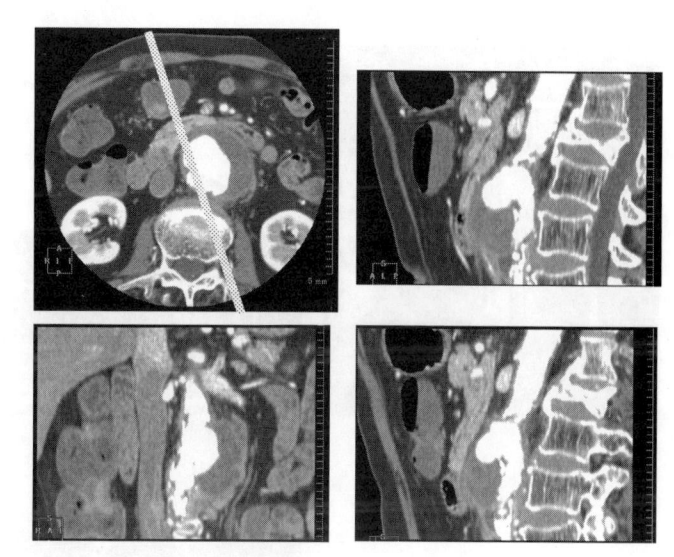

図10　多断面変換（MPR）画像
　左上が横断（アキシャル）画像，左下が冠状断（コロナール）画像，右上が矢状断（サジタール）画像，右下が横断画像上に引いた線上の斜断（オブリーク）画像である。

がさまざまな位置，大きさで混在していたと仮定するとき，そのボクセルのなかのCT値は水と油を分離することができず，平均の値となってしまう。油は水よりもCT値が低く，通常の横断画像では黒く描出される。この油がスライス幅の真ん中に存在していた場合は図の一番下のように油のCT値が得られ，画像上，油の画像濃度となって表示される。しかし，図中下から2番目と3番目のように油が部分的にスライス幅にかかっていた場合，得られたCT値は水に近くなり，画像上油の画像は水に近い濃度に近づく。また，油の粒子がスライス厚よりも小さい場合でも，実際の油よりも水に近いCT値となる。このような現象をパーシャルボリューム効果（部分体積効果）という。

1.8　補正再構成処理

　近年MDCTの導入により，臨床の現場で多用される二次元画像表示のひとつに断面変換がある。図10に腹部の多断面変換（multiplanar reconstruction：MPR）を示す。通常の輪切り断面画像は横断（アキシャル，axial）画像と呼ぶ。この横断画像を体軸方向に細かく多数構築し合成して，矢状断（サジタール，sagittal）画像，冠状断（コロナール，coronal）画像（または前額断〈フロンタール，frontal〉画像ともいう）を作成することができる。これらの画像は体の正面方向から見た断面像や横方向から見た断層画像が得られるため，臨床上きわめて有用な画像となる。また，任意の角度をつけた斜め切りである斜断（オブリーク，oblique）画像も作成することができる。この矢状断面，冠状断面，斜断面の画質は体軸方向のスライス厚，スライス間隔に大きく依存する。これらが大きいと，体軸方向に伸びた画像となり，診断能が低下する。

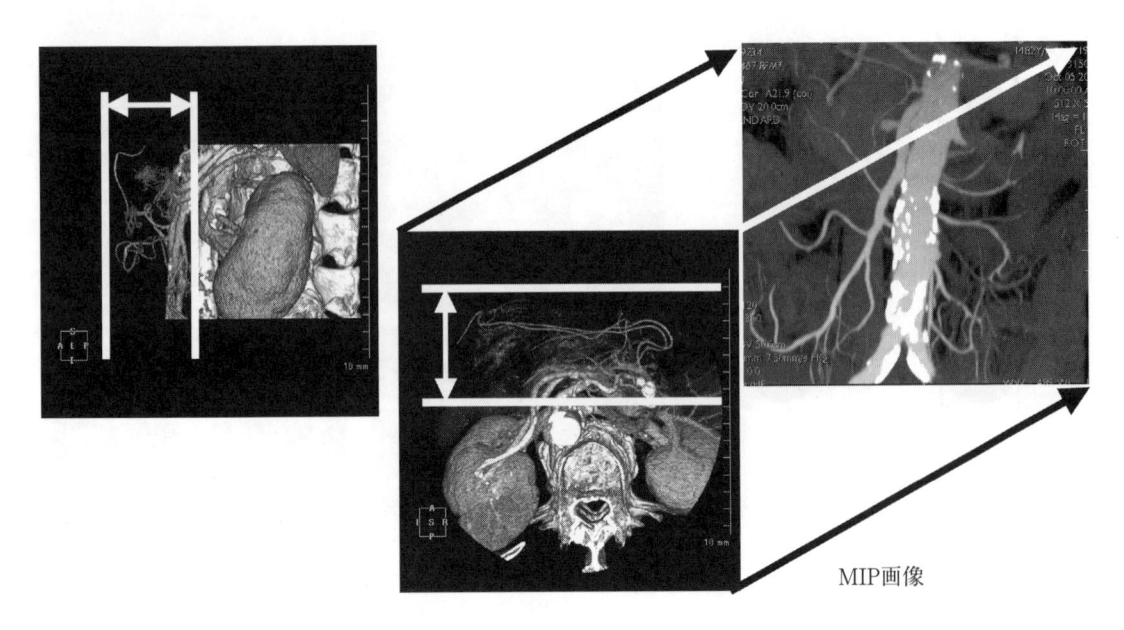

図11 最大値投影法
白の2本の線で囲まれた領域のなかで高いCT値を優先して投影された画像を最大値投影（MIP）画像という。

　三次元画像情報を平面上に投影する際，前後の情報ではなく，より高いCT値を優先して投影する方法を最大値投影法（maximum intensity projection：MIP）という。図11にMIP画像の作成方法を示す。左と中央の画像を造影剤が注入された腹部CTボリュームデータと仮定する（実際の画像はボリュームレンダリング法で表示した腹部三次元画像である）。血管中には造影剤が流れており高いCT値を有するボクセルデータが存在している。左の画像で2本の縦線で囲まれた任意の厚さを有する領域を設定したと仮定する。中央の画像は上から見た画像であるが，左の画像で設定した領域のCT値のうちで三次元画象情報を平面上に投影する際，より高いCT値を優先して投影した像が右のMIP画像となる。右の投影された二次元平面像のなかには高いCT値を有する造影剤の充満した血管が描き出され，そのなかでも特に高いCT値を有する血管を取り巻く石灰化が白く点在，描出されている。このように選択された領域のなかで高いCT値を優先して投影された画像をMIP画像という。この画像処理の逆が最小値投影（minimum intensity projection：Min IP）法で任意の厚さを有する領域を設定したCT値のうちで三次元画像情報を平面上に投影する際，より低いCT値を優先して投影した像をいう。
　図12の膵臓周辺の横断像において膵管の上にドットを含んだ線で指定した曲線面のMPRを作成することができる。これがカーブドMPR（curved MPR）で，図13のような画像となる。このcurved MPRは膵管や血管の狭窄の評価などきわめて重要な画像処理法である。しかし，curved MPR作成時，プロットミスによる偽狭窄の発生を招き，病変による狭窄と紛らわしくなることがし

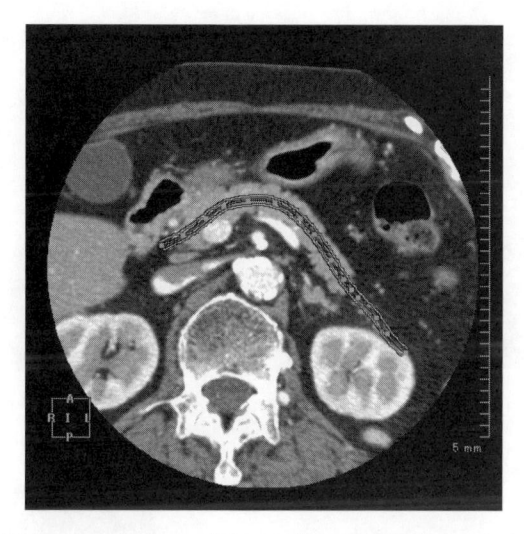

図12 カーブドMPRおよびカーブドスラブMin IP画像作成のためのプラン画像
中央にあるドットの曲線面においてMPR画像を作成することができる。また，ドット外側に引かれた2本の線の間をスラブ厚とし，カーブドスラブMin IP画像を作成できる。

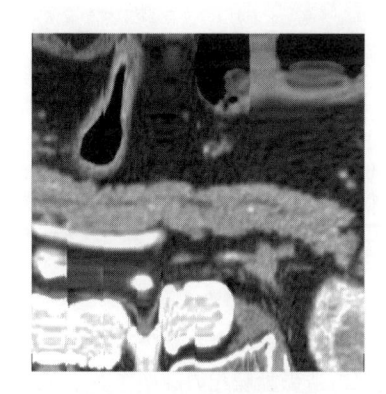

図13 膵臓のカーブドMPR画像
図12の画像上で正確に膵管の上をプロットできていないため膵管は連続して描出されていない。

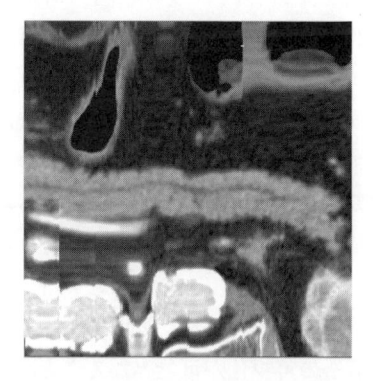

図14 膵臓のカーブドスラブMin IP画像
膵管が連続して描出されている。

ばしばある。そこで，膵管の場合curved MPRとスラブ厚の設定と最小値投影法の技術を合成したcurved slab minimum intensity projection（以下CSMin IP）法を適用させることにより複雑に屈曲する膵管の正確な描出が可能となる[3]。図14は図12に示すcurved MPRに2本のラインでスラブ厚を設定し作成したCSMin IP画像である。厚みをもった画像データから最小値投影法によって画像を作成するため，プロットミスによる偽狭窄が消失し，さらに主膵管だけでなく三次元的に広がる主膵管から枝状に伸びる二次分枝も一部描出される。

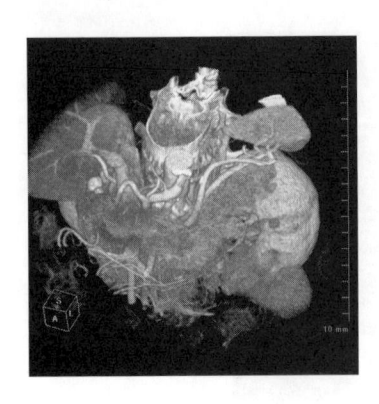

図15 ボリュームレンダリング法による上腹部の三次元画像
体内の複数の内部構造を同時に可視化できる。

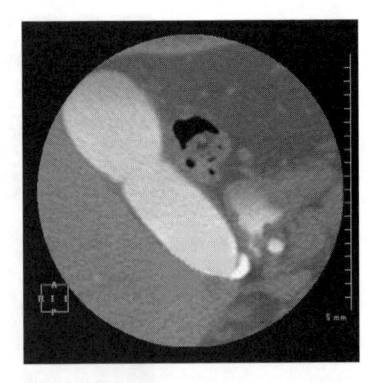

図16 DIC-CT検査によって得られた拡大横断画像

1.9 三次元画像構築

1.9.1 ボリュームレンダリング法

　ボリュームレンダリング法は内部情報を保有したまま，体内の複数の内部構造を同時に画像構成して可視化する方法である。近年，コンピュータの処理速度の向上に伴い，三次元画像構築法は主にこの方法が採用されている。レンダリングとはボクセルデータから二次元画面上に立体感のある画像を作成する作業をいう。本法の大きな特

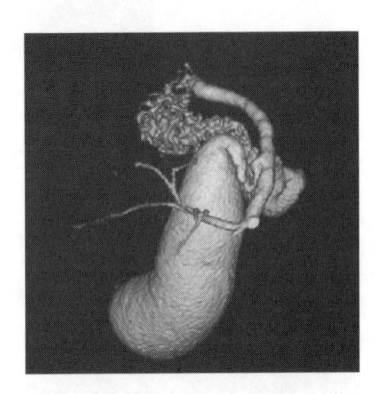

図17 サーフェスレンダリング法によって作成された胆嚢三次元画像

徴は各ボクセルにCT値を有したまま三次元構築を行い，あらかじめCT値ごとに不透明度（opacity；オパシティー）とともに色情報を指定することによって臓器の分離ができ，多様な体内三次元構造の可視化が可能となることである。図15は上腹部の造影動脈相の画像であるが，動脈が大動脈から膵臓末梢の細かい血管まで描出されると同時に各臓器の画像構築がなされている。

1.9.2 サーフェスレンダリング法

　CT値のWLとWWを調節することによって二値化した目的組織の横断画像を作成し，この画像データから三次元画像を作成する構築法をサーフェスレンダリング法という。この画像構築法には，あるしきい値以上（またはあるしきい値以下）のCT値の部分のみを抽出するshaded surface display（SSD）法および，しきい値を2か所設定し，上限値と下限値の間のCT値抽出する方法のmultiple threshold display（MTD）法がある。サーフェスレンダリング法の作成について胆嚢を例として簡単に説明する。図16は点滴注入胆嚢胆管造影法によって造影撮影されたCT（drip infusion cholecystocholangiography-CT：DIC-CT）の横断画像であるが，造影剤によって濃染し白く表示されている場所を「信号あり」とする。そして，造影剤のない場所はすべて「信号なし」とする。

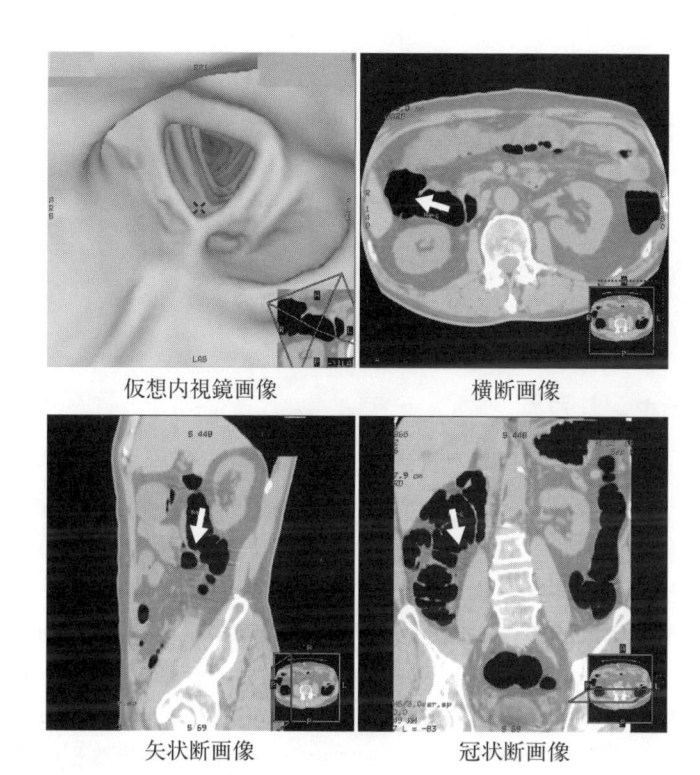

| 仮想内視鏡画像 | 横断画像 |
| 矢状断画像 | 冠状断画像 |

図18　大腸内部を示した仮想内視鏡画像
MPR画像に示した矢印が大腸内部の視点，視野を表す．

「信号あり」の部分のみを三次元構築すると図17のような胆嚢の三次元画像が構築できる。ちょうど「信号あり」の場所にコンクリートが流し込まれ固まった画像が胆嚢の立体画像となると考えればばわかりやすい。ただし，ボリュームレンダリング法でも「信号あり」の部分に色と不透明度100％を割り当てると同様の画像が作成できるので，図17がボリュームレンダリング法によって作成された画像であるといっても間違いではない。

1.9.3　仮想内視鏡

　体内に陰性造影剤や陽性造影剤を投与し，粘膜面や血管壁とのCT値の差を利用して仮想的に内視鏡に近似した画像を得ることができる[4]。これをCT内視鏡（仮想内視鏡）などと呼ばれることが多い。例えば大腸なら空気の部分，血管なら造影剤の部分を透明表示とすることによって，仮想大腸内視鏡，仮想血管内視鏡などが構築できる。内視鏡画像近似の画像は，近位の物体が大きく，遠位の物体が小さく表示される透視投影法表示を行う。図18に大腸の横断面像，冠状断面像，矢状断面像およびその指定位置における仮想大腸内視鏡画像を示す。横断面，冠状断面，矢状断面の画像上で指定した矢印が視野方向を示す。指定した位置の内視鏡画像がリアルタイムに観察でき，狭窄を伴った症例でも狭窄部を超えて観察でき，内視鏡における観察では得られない画像が得られる。現在ではオートパイロットにより自動的に管腔内の軌道を計算し，大腸の場合肛門から回盲部までの

往復観察が可能となっている。

2. システムの構成と特徴

　X線CTはX線管を体軸に直交する面を回転させながら透過データを計測し，計算して人体の断層画像を再構成するもので，診断に大きな役割を果たしている。従来のX線写真では得られなかった体内の情報を収集することができ，さらに近年のMDCTの登場によって，スキャンの高速化，広範囲化，高精細化が進みCTの有用性はさらに大きなものとなった。

2.1　走査（スキャン）方式

　最初のX線CTのスキャン方式である第1世代は図19のようにX線管とシンチレータと光電子増倍管による検出器を対向配置し，ペンシルビーム状のX線で平行走査終了後，X線管と検出器の対を回転させ，再度平行走査を行う。これの繰り返しによって断面のデータを収集するのでtranslate/rotate（T-R）方式と呼ばれている。スキャン時間は4～5分を要し，動きのない部位の撮影に限定されていた。第2世代は図20のように検出器の数を数十個に増やし，10°前後の狭いX線ファンビームを用いスキャン時間は数十秒に短縮された。この世代もtranslate/rotate（T-R）方式と呼ばれている。第3世代は図21のようにX線は40°前後の広いfan beamを用い，検出器は円弧状に300～800個配列されたXeガス電離箱検出器が用いられていた。現在では検出器として個体検出器が採用されている。第3世代ではX線管とX線検出器が対になって回転しスキャンを行うためrotate/rotate（R-R）方式と呼ばれている。多くの検出器を回転させながらX線を照射しデータを収集するため，大幅な撮影時間の短縮が可能となり，1回転あたり0.5秒を切るようになった。後述のヘリカルスキャンは本方式で行うのが主流であった。第4世代は被写体を中心に円周上に多数固定設置された検出器にファンビームX線を照射しデータ収集する方式でX線管のみが回転する。X線管は図22のように検出器の内側を回るstationary/rotate（S-R）方式と外側を回るnutate/rotate（N-R）方式がある。後者はX線管の内側にある検出器群がX線照射の障害となるため，X線管の回転に同期させてnutation運動によって待避させた。第5世代はX線管を機械的に回転させず，電子ビームを加速偏向させ，被写体のまわりに配置された半円形のX線ターゲットにぶつけ，X線を発生，照射し，反対側の半円形に配置された検出器で検出する方式である。数10msecオーダーの超高速スキャンが可能で心臓などの撮影に適している

2.2　ヘリカルスキャン

　ヘリカルスキャンは図23のように一定の速度で移動する寝台上の被写体を連続回転のスキャンにより螺旋状にスキャンを行う方法で，短い時間に広い範囲のスキャンが可能となった。ヘリカルスキャンでは連続的にスキャンを行うため無駄な時間がなく，図24のように得られたボリュームデータからはスキャン数に関係なく，何枚ものスライス画像を作成できるようになった。これはX線管1回転中に何回ファンビームデータを収集するかに依存するが，1回転分の360°の投影データを切り出して得られた収集データが円盤状であると仮定して，任意の位置での断層画像が得られる。例えば，

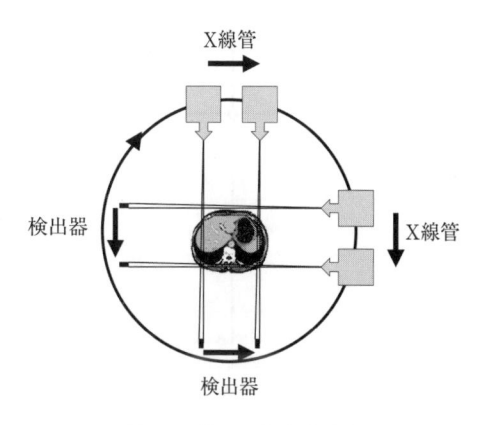

図19　第1世代走査方式

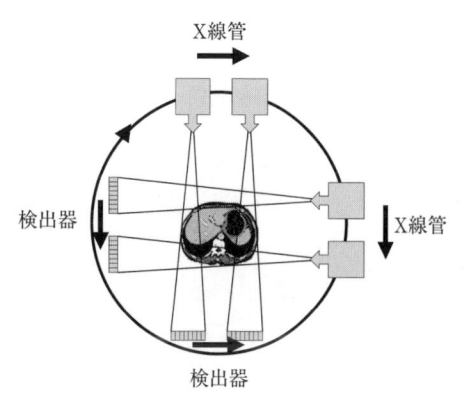

図20　第2世代走査方式

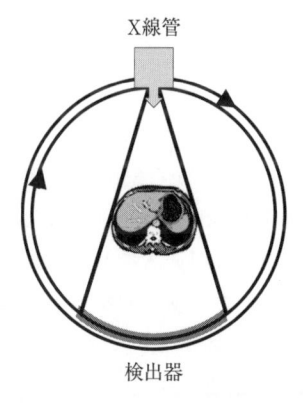

図21　第3世代走査方式

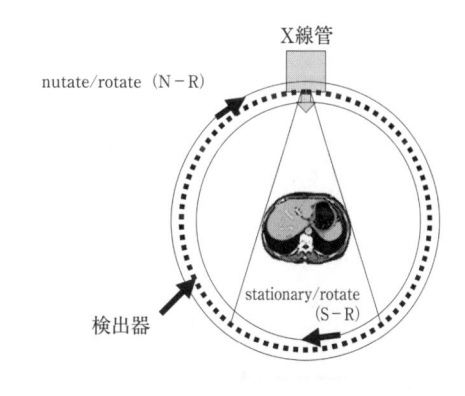

図22　第4世代走査方式

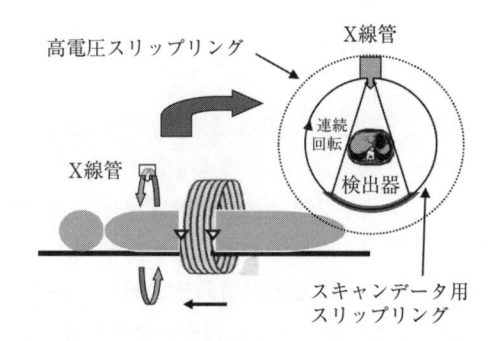

図23　ヘリカルスキャン
X線管を回転させながら寝台を移動し、結果としてらせん状にスキャンする方式。ただし、X線の照射は斜めに行っているのではない。

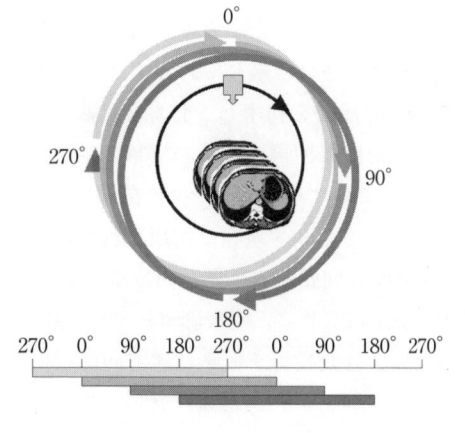

図24　ヘリカルスキャンCTにおける投影データの切り出し方

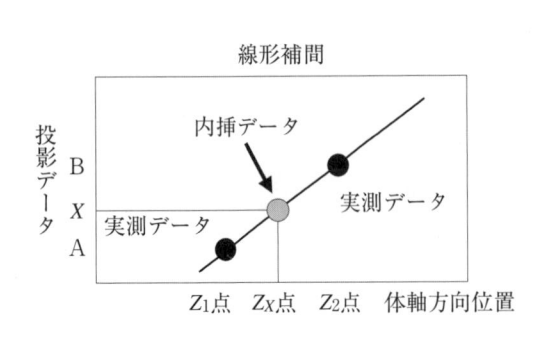

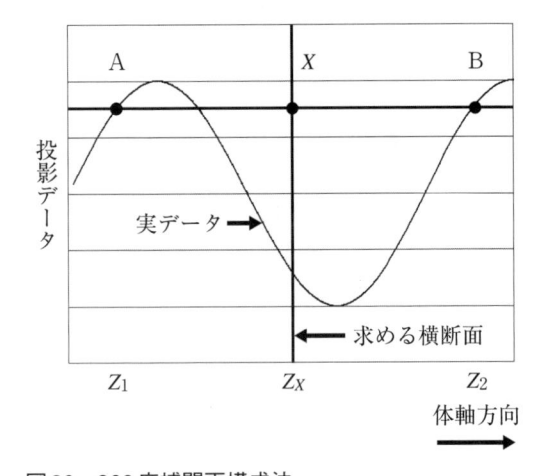

図25　線形補間原理図
Z₁点およびZ₂点における投影データを実測データA，Bとした場合，Z$_X$点上の投影データXはZ₁点およびZ₂点の実測データから線形補間によって内挿データとして求めることができる。

図26　360度補間再構成法
Z$_X$における投影データXはZ₁点における投影データAとZ₂点における投影データBをZ軸上のZ₁，Z$_X$，Z₂の位置関係から線形補間を行い求める。

被写体上部から360°分のデータを利用した場合，90°進めて被写体右側から360°分のデータを利用した場合，というように任意の収集データを使用することにより断面像を再構成することができる。

このヘリカルスキャンによる投影データの収集は，寝台が移動しながらスキャンを行っているため同一断面で360°方向からの実投影データの収集ができない。そのため横断面からずれた前後の実投影データを利用し画像構築に必要な投影データを補間により計算する。その補間方法として360度補間再構成法や180度対向ビーム補間再構成法などの補間再構成アルゴリズムが開発された。基本的な補間方法として，線形関数を用いた線形補間や，スプライン関数などを用いた高次補間法がある。図25に線形補間の原理図を示す。Z₁点およびZ₂点における投影データを実測データA，Bとした場合，Z$_X$点上の投影データXはZ₁点およびZ₂点の実測データから線形補間によって内挿データとして求めることができる。ただし，投影データAおよびBは求めようとするZ$_X$の位置における投影データとさほど離れておらず直線関係にあると仮定している。

この線形補間を利用し，管球2回転分のデータから補間する方法を360度補間再構成法という。図26に360度補間再構成法の簡単な説明を示す。実投影データA，Bから求めようとする横断面の位置Z$_X$点における投影データXを線形補間により求める。しかし，360度補間再構成法は実効スライス厚が厚くなり，現在は使用されていない。それに対し，管球1回転分のデータから補間する方法を180度対向ビーム補間再構成法という。図27に180度対向ビーム補間再構成法の簡単な説明を示す。まずはじめに，実投影データを180°分ずらした，すなわち反転させた投影データを作成する。この反転させた投影データは逆方向のビームで，対向データである。投影データは入射方向が反対であっても同一データとみなせる。よって360度補間再構成法と同様に内挿法を行うことによって線形補間が可能となり，任意の位置Z$_X$点における投影データXが求まり，画像の再構成ができる。ヘリカルスキャンの補間補正はこの180度対向ビーム補間再構成法が一般的に採用されている。

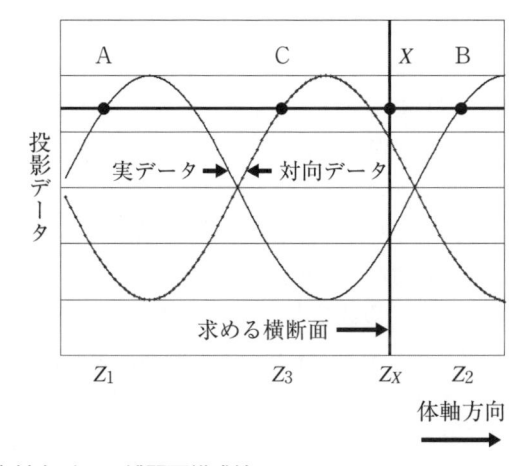

図27 180度対向ビーム補間再構成法
実投影データを反転させた投影データを作成する。この反転させた投影データは逆方向のビームで，対向データであるが同一データと見なせる。Z_Xにおける投影データXは実データのZ_1点における投影データAのかわりに対向投影データであるZ_3点における投影データCを用い，Z_2点における実投影データBとの間で線形補間を行い求める。

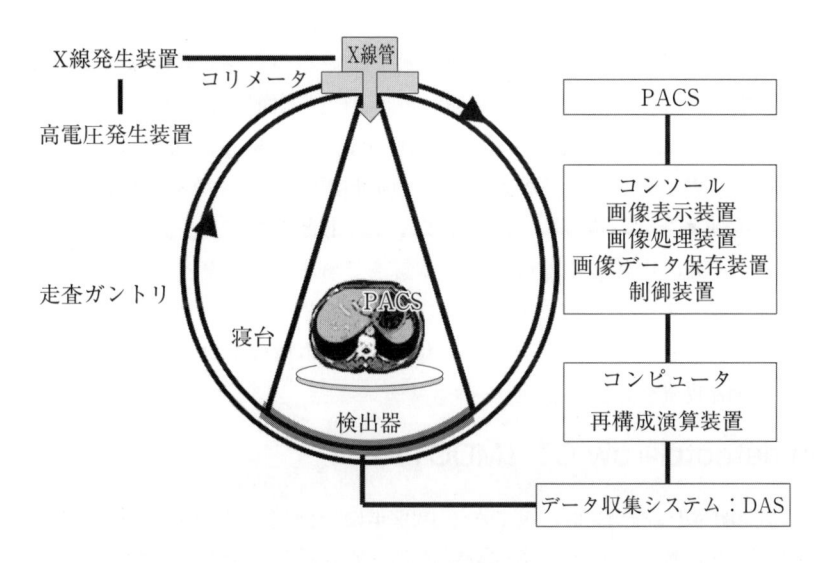

図28 X線CT装置構成

MDCTでは検出器が多列であるため，多くの対向データが利用でき多くの点における180度補間法が用いられているが，計算は非常に複雑なものとなっている。

2.3 装置構成

X線CT装置は図28に示すようにX線発生装置，走査ガントリ，コンソールおよび寝台などから

構成されている。走査ガントリ内部にはX線管，コリメータ，検出器や付属装置が密に配置されている。コンソールには画像表示装置，画像処理装置，画像データ保存装置，CT装置全般を制御する制御装置などが組み込まれ，CT検査を行ううえで正確かつ容易に操作できるように設計されていることが要求される。画像データの保存は従来CDR，DVD，光ディスクなどの媒体を用いて行うことが多かったが，PACS（picture archiving and communication system）の適用により，データ保存はネットワークを介して一括してハードディスクなどに保存する場合が多くなった。そのため，これらの媒体を用いた保存は，一時的かつ部分的に保存するデータにのみ行われている場合が多い。

寝台は精密なスキャンを実施するため被写体を上下，水平方向に正確に移動させる機能を有している。ヘリカルスキャンの場合は特に寝台を移動させながら撮影を行うため，また，スライス厚，スライス間隔も1mm以下で設定するため，非常に精密な移動速度，位置の精度が要求される。

X線発生装置は，高電圧発生装置，X線管，コリメータなどから構成され，X線管は陽極蓄積熱容量が大きく冷却率が高いものが要求される。この条件を満たさないX線管を使用すると，十分なX線出力が出せないだけでなく，X線管の冷却を待つ時間を必要とし，検査のスループットを落とす原因となる。また，X線管はガントリ内を1回転あたり0.3～0.5秒という非常に高速に回転し，加わる遠心力は相当なものとなっている。そのため，遠心力に対する機械的強度を高めるとともに，X線管焦点の位置に対する安定性が大切な要素となる。

走査ガントリは，X線管と検出器を被写体体軸中心に回転させるローテーション機能とガントリ本体を体軸方向に対して傾斜させるチルト機能を有している。チルト機能は，頭部撮影において正確な基準面で撮影するのに必要な機能で，頭部，顔面の前額断面撮影の場合にも使用する。

検出器は，検出器間のばらつきが小さい，安定性が良い，X線遮断後の残光（アフターグロー）がない，検出器のダイナミックレンジが広い，などの理由で以前Xeガスがよく使用されていた。しかし，最近では検出効率を高めるため，フォトダイオードとシンチレータを組み合わせた固体検出器が多く使用されている。固体検出器は，半導体素子であるフォトダイオードの光起電力効果を利用してシンチレータからの光を電流に変換する。この検出器によりX線管1回転の間に莫大な数の投影データの収集が行われ，この投影データをもとに画像再構成プログラムによって，断層面における人体組織のX線吸収値を算出する。

2.4 Multi detector-row CT（MDCT）

1968年にCTが発明され，その30年後である1998年にMDCTが登場した[5),6)]。このMDCTはスキャンの高速性と広範囲性を生かし，時間分解能，空間分解能の向上およびスキャン範囲の拡大により，新しい検査方法を生み出すことを可能とした[7)]。当初普及した装置の検出器は4列であったが，近年多列化が進み，現在では320列の面検出器を有するものも使用され全身を数秒で撮影できるようになった[8)]。MDCTは図29に示すように被写体の周りに従来1列であった検出器を体軸方向に多列化し，1回のスキャンで複数枚数のスライスデータを収集する装置である。一般に16列といわれる装置の場合，検出器が16列あるのではなく，例えば0.5mm幅の検出器が中央に16列，両側に12列の1mm幅の検出器が並んでいて，この検出器の組み合わせでさまざまなスライス厚で16列分の画像データを収集する。ただし，32列，64列と検出器の多列化が進むと，一度に撮影できるス

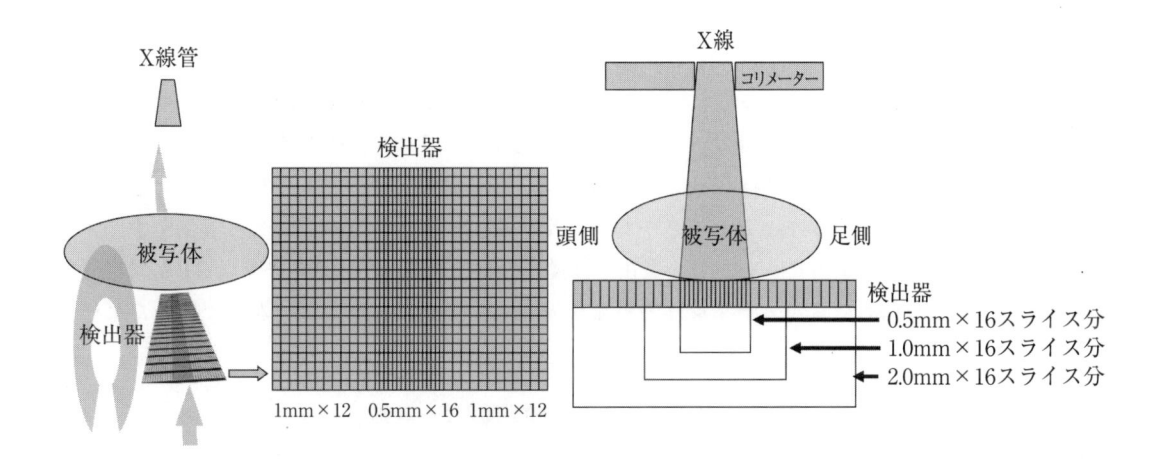

図29 multi detector-row CT と検出器の配列
　高速スキャンと広範囲スキャンが可能となり，新しい検査方法を多く生み出した。16列の検出器を搭載する装置の場合，例えば0.5mm幅の検出器が中央に16列，両側に12列の1mm幅の検出器が並んでいて，この検出器の組み合わせでさまざまなスライス厚で16列分の画像データを収集する。検出器配列の組み合わせは，各社さまざまな方式が採用されて

ライス数は増加するが，逆に厚いスライスでの撮影は不可能である。16列のMDCTでは5mmや8mmといった比較的厚いスライスによる16列同時撮影は不可能となる。これは，一つひとつの検出器の幅は微細化され，薄いスライスでの撮影を可能としたが，検出器全体の幅を広くしていないためである。検出器全体の幅を広くするとX線のビーム幅も広くなるため照射角度による影響が無視できなくなり，また，散乱線の増加により画質が劣化する。よって，スクリーニングなど，厚いスライス幅の画像が必要な場合は16列未満のMDCTの導入より，目的に合った装置の導入を考慮する必要がある。検出器の幅や配列は装置メーカーによって異なり，例えば体軸方向に対し検出器の中央部の配列を細かくし，X線の入射角度に合わせて周辺部ほど幅の広い配列とする方式がある。これは，X線の入射角度は周辺部ほど大きくなり，検出器の隔壁によって生ずる影の範囲が広くなってしまう。これではX線の検出効率が低く，また，利用効率も低くなり，クリアな画像が得られなくなる。これを防ぐため周辺部の隔壁をできるだけ少なくし，隔壁によって生ずる影を少なくしている。

　各検出器に入射したX線はデータ収集システム（data acquisition system：DAS）に信号が送られる。DAS内部ではアナログデジタル変換（A/D変換）が行われX線出力信号はデジタルデータとしてコンピュータに送られる。MDCTではDASの数は検出器の多列化とともに増え，複数のスライスデータの収集が同時に行える。また，複数の検出器を束ねてDASにデータを送りスライス厚を変化させることもできる。

2.5 ピッチ

　MDCTが導入されたころ，ピッチ（ディテクタピッチ）はX線管1回転あたりのテーブル移動距離をコリメーションの幅で除するものであった。例えば1スライスあたりのガントリ中心におけるコリメーションの幅が1.0mmの場合，6.0mm/X線管1回転の速度でテーブルが移動したときピッチは6となる。この定義ではスキャンの速さがわかりやすく，検出器の組み合わせも考えやすくオペレータにとって好都合であった。しかし，現在では従来のシングルヘリカルスキャンCTと同様図30に示すように，1回転あたりのテーブル移動距離をガントリ中心におけるビーム幅で除したビームピッチが主に使用されている。

　　ビームピッチ＝X線管1回転あたりのテーブル移動距離/ビーム幅　　　（式5）

　16列のMDCTの場合，コリメーションの幅が0.5mmで3mm/X線管1回転，の速度でテーブルが移動した場合，ビーム幅は0.5mm×16＝8mmとなるので，ビームピッチは3/8＝0.375となる。ディテクタピッチはX線管1回転あたりのテーブル移動距離をコリメーション幅で除したもの。すなわち，

　　ディテクタピッチ＝ビームピッチ×検出器の列数　　　（式6）

となる。よって上記の場合，ビームピッチ0.375，検出器の列数16で，0.375×16＝6の関係となり，ディテクタピッチは6となる。

3. システムの性能

3.1 性能評価

　現在のX線CT装置の基礎評価技術として，表1に示すように，日本医学放射線学会によるX線コンピュータ断層撮影装置の性能評価に関する基準（第二次勧告）[9]と，日本放射線技術学会によるX線CT装置性能評価に関する基準（案）[10]がある。また，ヘリカルスキャンCTの出現によりラセンCTの物理的な画像特性の評価と測定法に関する報告[11]も行われてきた。従来のCT装置の画像評価は，これらの勧告を基に行われてきた。

　これらの性能評価項目のうち画像評価として下記のものがあり，簡単に紹介するが，詳細は文献9)～11)を参照されたい。

　CTの性能評価項目は表2のように分類されており，実際の空間分解能の評価としては高コントラスト分解能とスライス面の空間分解能の測定をあげることができる。また，体軸方向の空間分解能としては，スライス感度分布を求めることによって評価することができる。一方，ノイズはCT値のSD（標準偏差）の測定や，低コントラスト分解能，ウィナースペクトルの測定によって評価する。

1）コントラストスケール

　コントラストスケールはCT値単位あたりの吸収係数を求めるものである。

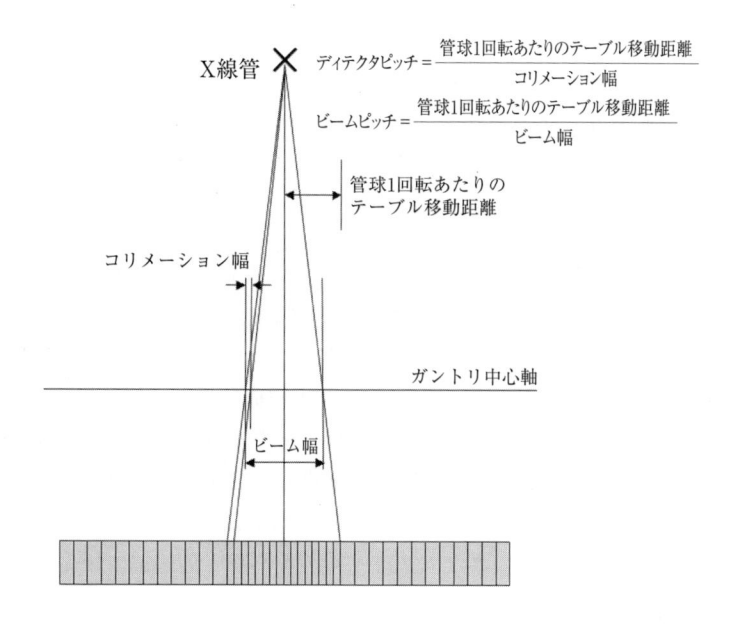

図30 ディテクタピッチとビームピッチ
通常1回転あたりのテーブル移動距離をガントリ中心におけるビーム幅で除したビームピッチがピッチとして用いられる。

$$\text{ディテクタピッチ} = \frac{\text{管球1回転あたりのテーブル移動距離}}{\text{コリメーション幅}}$$

$$\text{ビームピッチ} = \frac{\text{管球1回転あたりのテーブル移動距離}}{\text{ビーム幅}}$$

表1　X線CT装置の基礎評価のための報告

報告	X線コンピュータ断層撮影装置の性能評価に関する基準（第二次勧告）
報告者	医学放射線学会　CT性能評価委員会
報告	X線CT装置性能評価に関する基準（案）
報告者	日本放射線技術学会　X線CT装置性能評価検討班
報告	ラセンCTの物理的な画像特性の評価と測定法に関する報告
報告者	日本放射線技術学会　ラセンCT性能評価班

表2　X線CT装置の性能評価項目

・コントラストスケール
・空間分解能
　　○　スライス面の空間分解能
　　○　体軸方向の空間分解能（スライス厚）
・コントラスト分解能
　　○　高コントラスト分解能
　　○　低コントラスト分解能
・ノイズ
・均一性

空気のCT値をCT_{air}，水のCT値をCT_{water}とした場合，コントラストスケール（CS）は次式で与えられる。

$$CS = (\mu_{water} - \mu_{air})/(CT_{water} - CT_{air}) \ [cm^{-1}/CT値] \quad （式7）$$

$$\mu_{water} = 0.195 cm^{-1}, \quad \mu_{air} = 0 cm^{-1}$$

2) 空間分解能

スライス面における空間分解能は，ワイヤ法とコントラスト法の2種類の測定法があるが，X線CT装置性能評価に関する基準ではワイヤ法を推奨している。

内径190mmの円柱状水ファントム中心より15mm離れた位置に，直径0.2mm，長さ20mmの細い鋼線ワイヤをスライス面と垂直に挿入し，生データと再構成関数ごとの解像度を見るためFOVを50mm程度まで小さくとり，細かいサンプリングでワイヤを垂直にスキャンする。得られたワイヤ像のLSFをフーリエ変換することによってMTFを求める。電圧による影響はほとんどなく，通常の撮影条件であれば，ノイズの影響もなく測定できる。MTFは焦点サイズに影響され，再構成関数の選択によって大きく変わってくる。また，スライス面中心部と周辺部では異なり，周辺部では幾何学的条件の影響などで低下する。

空間分解能の評価として高コントラスト分解能も含まれるが，これについては「4) コントラスト分解能」で解説する。

3) 雑音（ノイズ）

水ファントムのCT画像の中央部および周辺4か所に設定されたROI (region of interest) 内の標準偏差（CT値変動）を測定し，次式によって雑音（$\%\sigma\mu_{water}$）を水の吸収係数に対するパーセントとして求める。

$$\%\sigma\mu_{water} = \sigma_{av} \cdot CS \cdot 100/\mu_{water} \quad （式8）$$

σ_{av}：5か所で測定されたCT値の標準偏差を加算平均した値
CS：コントラストスケール
μ_{water}：水の吸収係数（$0.195 cm^{-1}$）

ここで，式7を式8に代入すると

$$\%\sigma\mu_{water} = \sigma_{av} \cdot 100/(CT_{water} - CT_{air}) \quad （式9）$$

となり，この式に従って雑音を計算すると撮影実効エネルギーで変動するμ_{water}を使用せずに済み，ノイズ測定におけるエネルギー誤差がなくなる。

雑音の評価として低コントラスト分解能も含まれるが，これについてはコントラスト分解能のところで解説する。

4) コントラスト分解能

高コントラスト分解能の測定は，直径100mm，厚さ15mmのアクリル樹脂の円盤に0.3～2.0mmの穴をあけ，そのなかに空気を密閉する。この円盤を水ファントムの中心に挿入しスキャンを行う。得られた画像に対し，どこまで小さい穴が独立して識別できるかを調べる。これはノイズの影響が

ない場合の分解能を表し，装置としての限界解像度を示している。

一方，低コントラスト分解能の測定は直径140mm，厚さ20mmの円盤内に，CT値が約50近くで，円盤物質と同様な材質（パラフィン系，ポリウレタン系，ポリフェニレンエーテル系などの物質）でエネルギー依存性が少なく，なおかつ周囲の物質よりCT値で5±1低い物質で作られた直径の異なる複数の円柱を配列する。このファントムを撮影し，どこまで小さい円柱が観察されるか検討し，同じ径の円柱のうち，見えるものの割合が1/2以上である最小の円柱の直径を調べる。低いコントラストを有する物体に対する分解能，すなわちノイズの影響を見るもので，装置そのもののノイズ特性や再構成関数の影響などが評価できる。

ノイズの原因としては，量子ノイズやCT装置の電気系ノイズやさまざまな原因によるアーチファクトなどがあげられる。量子ノイズはX線検出量の統計的変動を示すもので，線量のルートの変動に比例し，例えば量子ノイズを半分にするには4倍の線量を与えなければならない。

5）均一性
a）寸法依存性：外径120mm，200mm，300mmの水ファントムを撮影領域の中心に置いて得られたCT画像から縦横の直径のCT値のプロフィールカーブをとり，均一性を調べる。
b）位置依存性：外径120mmの水ファントムを撮影領域の中心から40mm偏心させ4か所以上の場所でCT像を撮影し，偏心させた方向の直線上のCT値のプロフィールカーブをとり，均一性を調べる。

6）画像表示系の評価

SMPTE（society of motion picture and television engineers）学会で作成されたSMPTEパターンを表示させ，解像度，コントラスト，ひずみ，濃度むらなどを調べる。

7）体軸方向の空間分解能

ヘリカルスキャンCTの登場により，CT画像の体軸方向の画像評価が重要視されるようになった。従来のCT装置ではアルミ傾斜板によるスライス厚測定によって体軸方向の空間分解能の測定が行われてきたが，ヘリカルスキャンCTでは鉛ビーズ法による体軸方向のスライス感度プロフィール（SSP）という感度分布を用いて評価が行われている。

ヘリカルスキャンCTでは寝台移動速度，設定スライス厚，画像再構成間隔，補間計算方法などの設定によりさまざまな画像特性が現れる。

3.2 時間分解能

第1世代のスキャン時間は4～5分を要し，動きのない部位の撮影に限定されていたが，装置の開発が進むにつれ1回転あたり0.5秒を切るようになった。MDCTが登場したころは4列であったが，現在では320列にまで多列化が進み，全身を数秒で撮影するという時代になった。さらに，第5世代では0.05秒スキャンというスピードでスキャンが可能である。320列の検出器を有する最新の装置や第5世代の装置では拍動する心臓の検査において冠状動脈の石灰化や狭窄などの心臓循環器疾患の診断に威力を発揮している。スキャン時間はこのように，大幅に短縮されてきたが，被検者のセットアップ，造影剤の準備，造影剤注入のための血管確保，検査の説明，検査による副作用有無の確認など，検査全体としての時間短縮は難しく，検査のスループットの向上はあまり見込めない。

3.3 線量評価

CTにおける部分的な被ばく線量の指標としてはcomputed tomography dose index（CTDI）や等価線量（equivalent dose）などがある。一方，検査全体の被ばくの指標として実効線量（effective dose）やDLP（dose product length）などがある。このなかで被ばく線量の指標としてはCTDIが単一のスライスにおける線量評価としてよく用いられている。CTDIはスライス面でのX線量の評価のみならず，スライス面より頭側，足側部分の幅広いエリアの線量の積分評価である。そのため，測定するには無限長の長さの線量計を用い測定するのが理想である。しかし，実際は線量計の長さが有限であるため，長さが100mmの線量計で測定する場合，$CTDI_{100}$と表す。測定対象物体の中心部分と周辺部分の重み付けを行ったCTDIであるweighted computed tomography dose index：CTDIwは測定ファントムの中心線量である$CTDI_{100}$中心に1/3を乗じたものと周辺線量である$CTDI_{100}$辺縁に2/3を乗じ足し合わせたものである。線量評価に関する詳細は「第13章　医用機器の安全と性能評価」に記載があるので参照していただきたい。

3.4 アーチファクト

CT画像にかかわらず偽像をアーチファクトと呼ぶが，CTにはさまざまなアーチファクトが存在する。まず激しいアーチファクトを生じるものに，図31に示す歯に装着された人工歯冠によるメタルアーチファクトのように体内に高吸収物質が存在する場合がある。次に発生する可能性が高いものに消化管の蠕動運動や心臓の動き，呼吸性の動き，体が動いたものによるモーションアーチファクトがあげられる。図32は腸管の蠕動運動によるもので，予防策として抗コリン剤の筋注などの対策をとることが可能である。装置の問題として，検出器の特定チャンネルの感度が異常となった場合，撮影領域中央を中心に同心円状に現れるリングアーチファクトが発生する。このほか，頭部撮影において脳幹下部によく現れるビームハードニングによるアーチファクトがある。これは厚い側頭骨をX線が透過する間に低エネルギーX線が吸収され，X線の線質が変化するために図33矢印に示す帯状のアーチファクトが発生する。また，水ファントムのように均一な物質で構成された円形の被写体をスキャンした際に，中央付近のCT値が周辺より小さくなるカッピング現象が起きる。CT値のプロファイルを見ると図34のように一定になるはずのCT値のプロファイルが下に凸のカップ状になる。また，このプロファイルの変化は被写体の大きさにも依存しCT値は一定とならない。これも，連続スペクトルであるX線の線質硬化が原因である。ヘリカルCT特有のアーチファクトとして，ステアーステップアーチファクトがある。これはスライス面に対して斜めに走る血管や骨を三次元表示したときに図35のような階段状の凸凹が現れる。この現象はCT値が高い物質に顕著に表れ，再構成の補間法に起因するローテーション効果と再構成間隔が粗いことに起因するエリアシング効果が原因である。解決法としては再構成間隔を細かくし，テーブル移動速度を小さくする。

MDCT特有のアーチファクトとして図36に示すコーンビームアーチファクトがある。MDCTは検出器の多列化に伴って，X線ビームのコーン角（64列のMDCTで3.4°程度）を広げなければならない。この広がりにより，FOVの周辺領域にあるデータがX線管が180°回転してきたときに検出できなくなるために発生する。図37は風車状のアーチファクトで，ウィンドミルアーチファクトと

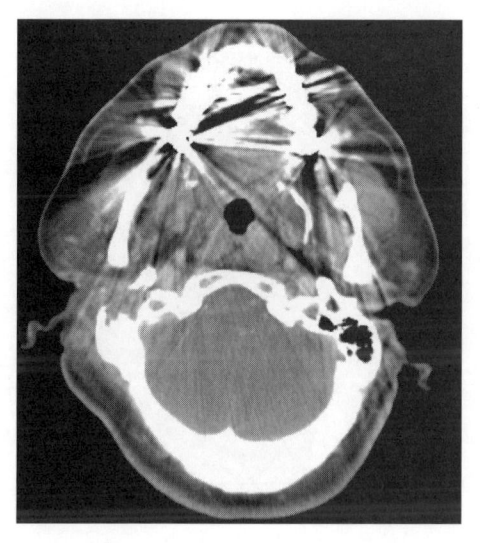

図31　メタルアーチファクト

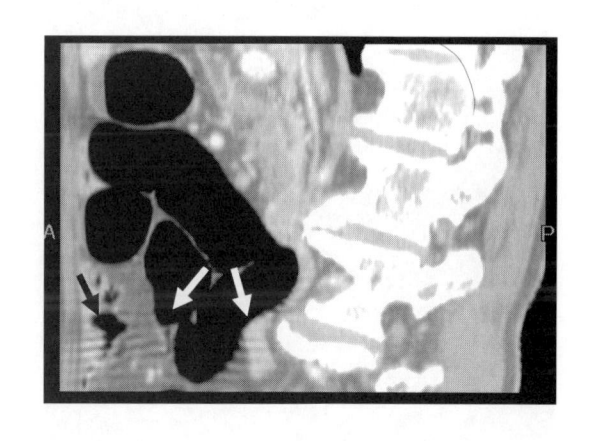

図32　蠕動運動によるアーチファクト

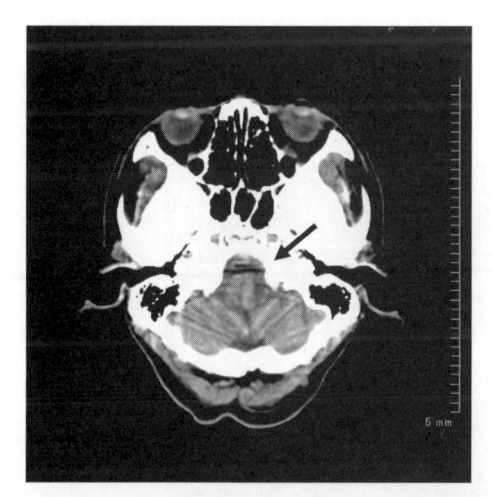

図33　ビームハードニングによるアーチファクト
　　　厚い側頭骨をX線が透過する間に低エネルギーX線が吸収され，矢印で示す帯状のアーチファクトが発生する。

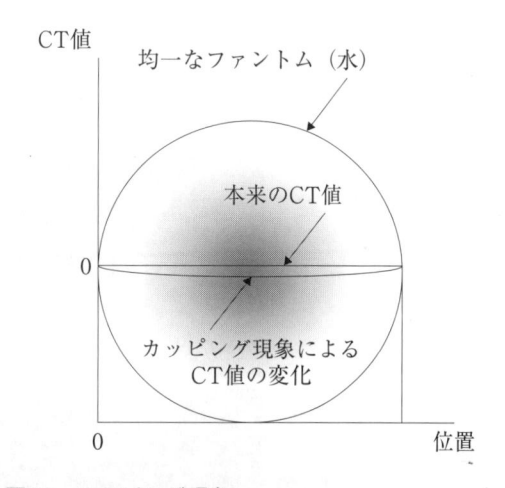

図34　カッピング現象
　　　均一な物質で構成された円形の被写体をスキャンした際に，中央付近のCT値が周辺より小さくなる。

もいわれている。スライス画像をページング表示すると風車の羽が回転するようにアーチファクトがくるくる回るのが観察される。これは体軸方向に複雑な高吸収の形状が存在している被写体を撮影した場合に発生する。解決方法としてはスライス厚の増加または適切なテーブル移動速度の選択がある。MDCT特有のアーチファクトは画像再構成アルゴリズムに依存しているわけではなく，どのようなアルゴリズムでも発生するとしている。これはサンプリング関係に依存しているもので，

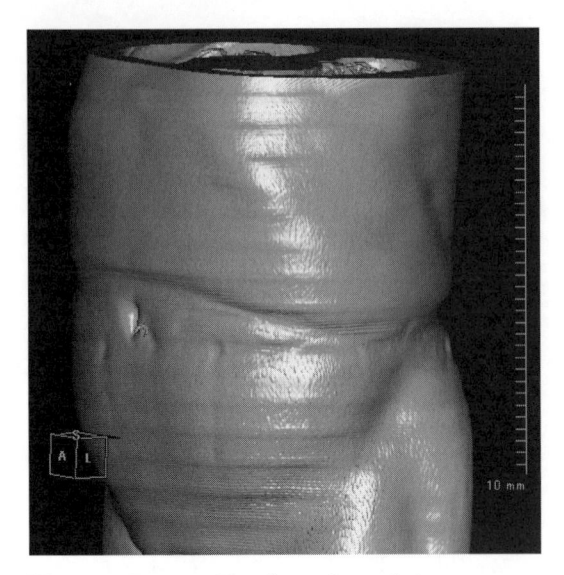

162　診療画像技術学　I　診療画像機器

図35　ステアーステップアーチファクト
再構成間隔が粗いことに起因するエリアシング効果の影響で，三次元表示やMPR表示を行ったとき階段状の凸凹が現れる。

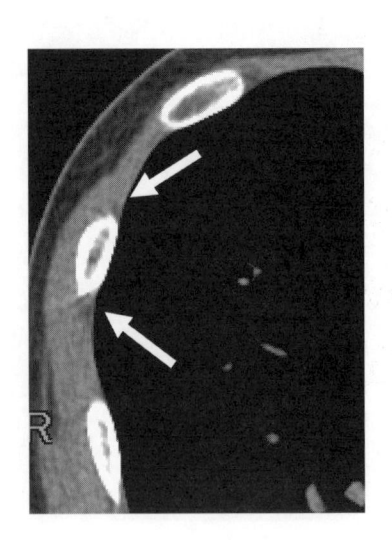

図36　コーンビームアーチファクト
multi detector-row CT特有のアーチファクトで，投影データの欠落のために生ずる。

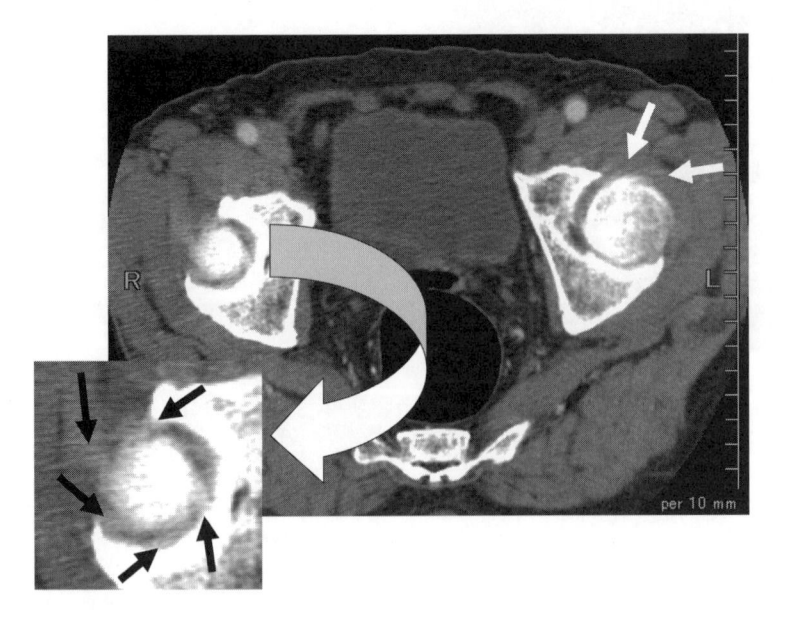

図37　ウィンドミルアーチファクト
横断画像をページング表示すると風車の羽が回るようにアーチファクトがくるくる回転する。

このアーチファクトを有する横断画像を用いMPR画像を作成すると偽像として現れ，また，三次元構築を行うと，血管が蛇腹状に描出されてしまう．基本的にはアンダーサンプリングが原因なので，サンプリングを多くすることが解決法となる．現状では適正なヘリカルピッチの選択により解決が可能となる[12]．

参考文献

1) 高橋信次．図解コンピュータ断層法―基礎原理から診断図譜―．秀潤社．1979．p12-47.
2) 片田和廣．マルチスライスCTの臨床‐等方性ボリュームデータとリアルタイム再構成を中心に．MIT．2000；19（1）：21-27.
3) 小倉敏裕，浅野和也，金田伸也，他．カーブドスラブMin IP法による膵管，胆道イメージング．医用画像情報学会雑誌．2004；21（1）：152-158.
4) 小倉敏裕．消化器マルチスライスCT技術．永井書店．2005．p15-38.
5) Taguchi K, Aradate H. Algorithm for image reconstruction in multi-slice helical CT. Med Phys. 1998；25（4）：550-561.
6) Hu H. Multi-slice helical CT：Scan and reconstruction. Med Phys. 1999；26（1）：5-18.
7) 小倉敏裕，小泉浩一，高津一朗，他．下部消化管3次元CT画像とその臨床応用．画像診断．2000；20（3）：275-282.
8) 片田和廣，佐々木真理，高原太郎，他．マルチスライスCTの現状と将来．Multislice CT．2003；35（7）：24-47.
9) CT性能評価委員会．X線コンピュータ断層撮影装置の性能評価に関する基準（第二次勧告）．日本医師会雑誌．1989；88（8）：759-771.
10) X線CT装置性能評価検討班．X線CT装置性能評価に関する基準（案）．日放技学誌．1991；47（1）：56-63.
11) ラセンCTの物理的な画像特性の評価と測定法に関する報告．日放技学誌．1997；53（11）：1714-1732.
12) 小倉敏裕．消化器マルチスライスCT技術．永井書店．2005．p4-5.

第8章　デジタルラジオグラフィ装置

1．CR（コンピューテッド・ラジオグラフィ）装置

　CR（computed radiography）は富士フイルム株式会社が1983年に初めてFCR101を発売し，その後，数社が商品化している。ここでは富士フイルムのシステムを中心に説明する。

1.1　構成

　システム構成を図1に示す。「患者・撮影情報入力装置」は患者ID，検査識別番号，依頼科，技師名などの患者情報の登録，および撮影部位・方法などの撮影情報の登録を行う。最適画像を出力するために画像処理条件などはあらかじめ撮影メニューとして装置内に登録しておくことができる。もちろん，パラメータはユーザ側で自由に変更でき独自の設定が可能である。

　「イメージングプレート（IP）読み取り画像処理装置」はIPに記録されたX線画像情報を「患者・撮影情報入力装置」で登録された読み取り条件をもとに画像を読み取り，画像処理を行い「画像記録装置」（レーザープリンタなど）と「画像表示装置」に画像を送る。

　「画像記録装置」では送られた電気信号をレーザー光の強弱に変換し，フィルム上に記録させ現像する。一方，「画像表示装置」にはモニタ診断に必要な「画像ビューア」，「検索ブラウザ」画面，ファイルとしてDICOM3.0に準拠した対応プロトコルが装備されている。読影された画像は画像ファイル装置に転送され保管される。

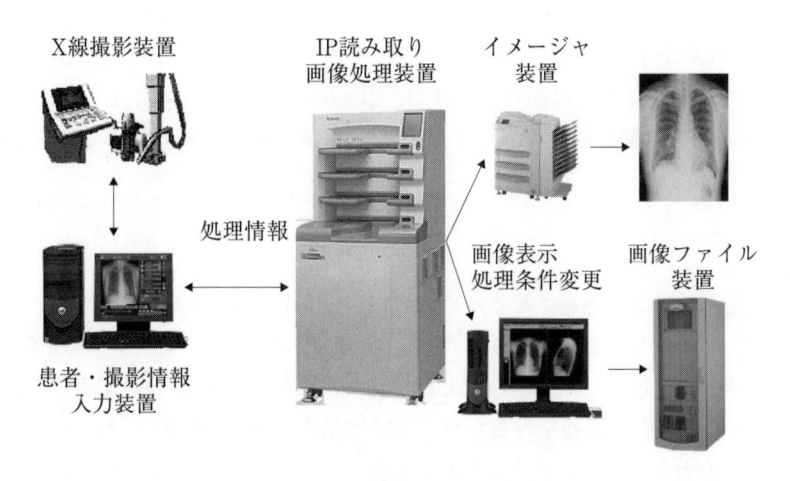

図1　CR装置のシステム構成

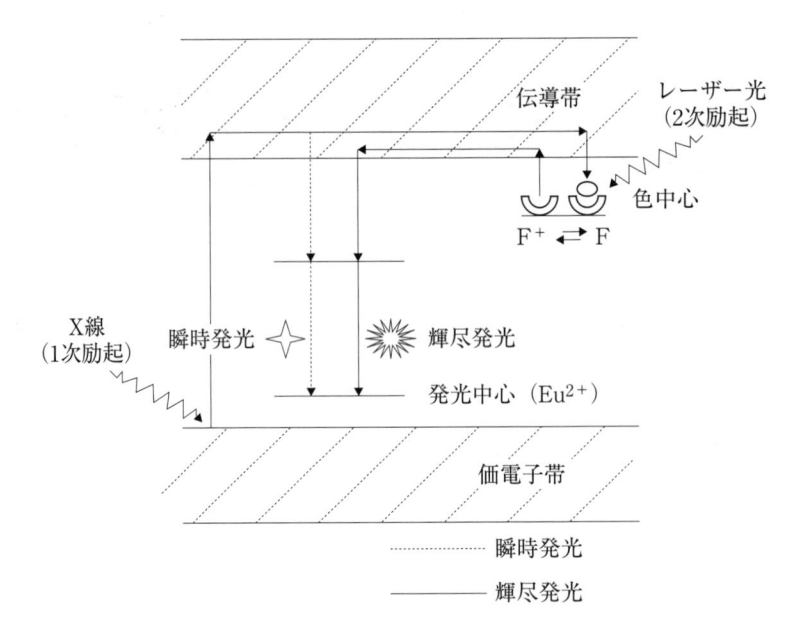

図2 輝尽発光のメカニズム

1.2 イメージングプレート（IP）

1.2.1 輝尽発光

　図2はBaFX:Eu^{2+}蛍光体（X：ハロゲン）の輝尽発光メカニズムを表現したエネルギー準位図である。この蛍光体では，X線による一次励起（撮影）により結晶中のユーロピウムイオンが電離されて，2価から3価のイオン状態になり，電子は伝導体に開放される。この電子が結晶中にあらかじめ形成されているハロゲンイオンの空格子に捕獲される（X線画像情報がメモリーされる）。
　次にこの捕獲された電子に可視光（2次励起光）を照射すると，電子は再び伝導体に開放され，移動し3価のユーロピウムイオンに捕らえられて，2価のイオンの励起状態を生じ，発光によりエネルギーが放出される（X線情報の読み取り）。以上が現在考えられている輝尽発光メカニズムの主要な部分である。

1.2.2 発光特性

　BaFX:Eu^{2+}蛍光体の輝尽発光をさせるためには630～680nm付近の赤色のレーザー（He-Neレーザーあるいは赤色半導体レーザー）が用いられている。一方，BaFX:Eu^{2+}蛍光体の輝尽発光は400nm付近（青紫色）である。二次励起光と輝尽発光波長は光学的に分離することが必要であり，また高速でIPからのX線画像情報を得るためには輝尽発光の減衰特性が十分に速い必要がある（マイクロ秒以下）。ダイナミックレンジ，すなわちX線の照射量とIPの発光量の関係は4桁以上の広い範囲で直線性を示し，従来のスクリーン／フィルム系（S/F系）より大幅に広く，X線吸収差の大

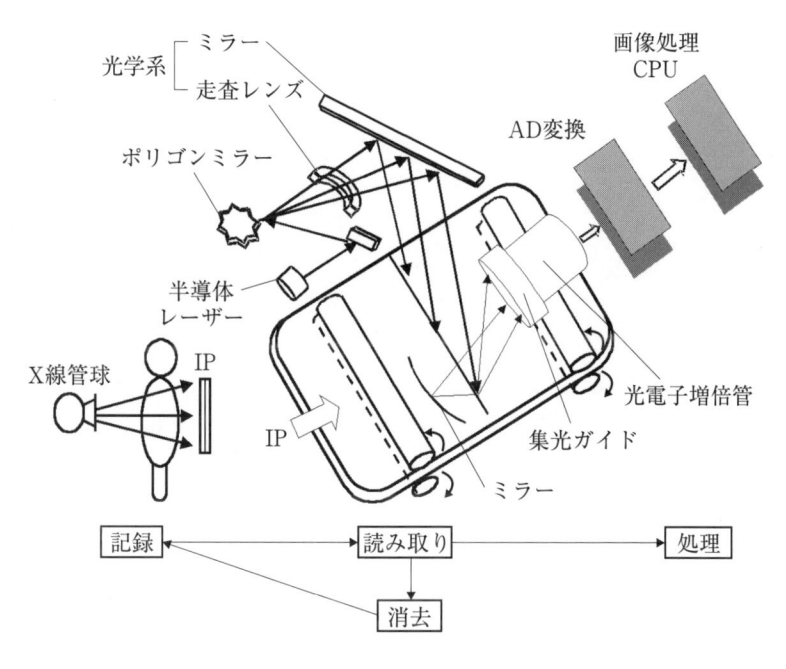

図3　IPにおける情報の読み取り

きな被写体でも全域を表現できるとともに，組織がもつ微妙なX線吸収特性の差をより正確に画像に反映することができる。IPにはメモリされたX線情報が，撮影後，読み取られるまでの経過時間に減衰していく現象（フェーディング現象）がある。この現象による減衰は経過8時間で全体の発光量の約25％が減衰するが，これによる画質の低下は非常に小さい。またIPは高感度のセンサーであるために，X線ばかりではなく環境にある放射性同位体からの放射線，宇宙線などにも感度があるので，長時間放置した場合はこれらにより生じる像を消去してから使用する必要がある。

IPのX線吸収は，輝尽性蛍光体の主要構成元素がバリウム原子であるためにBa原子に固有の37KeVの吸収端で多くなるが，蛍光体中のハロゲン組成や，発光中心となっているEu^{2+}イオンにはほとんど依存しない[1]。

同様に，物質の蛍光作用を放射線のセンサーとして利用しているものには，蛍光板（ZnCdS:Ag等），増感紙（CaW_4，$Gd_2O_2S:Tb$など），イメージインテンシファイア（CsI:Naなど），シンチレータ（NaI:Tlなど），熱蛍光線量計（LiFなど），蛍光ガラス線量計（銀活性リン酸塩ガラス），などがある。

1.3　動作原理

1.3.1　IP情報の読み取り（機械的な流れ）

X線により撮影されたIPは読み取り画像処理装置（図1）に投入される。投入されたIPは図3に示すような過程で情報が読み取られる。半導体レーザーから発せられるビームはポリゴンミラーで走査され，光学系で必要なビーム形状に集光されてIPを照射することで輝尽発光が得られる。IPは

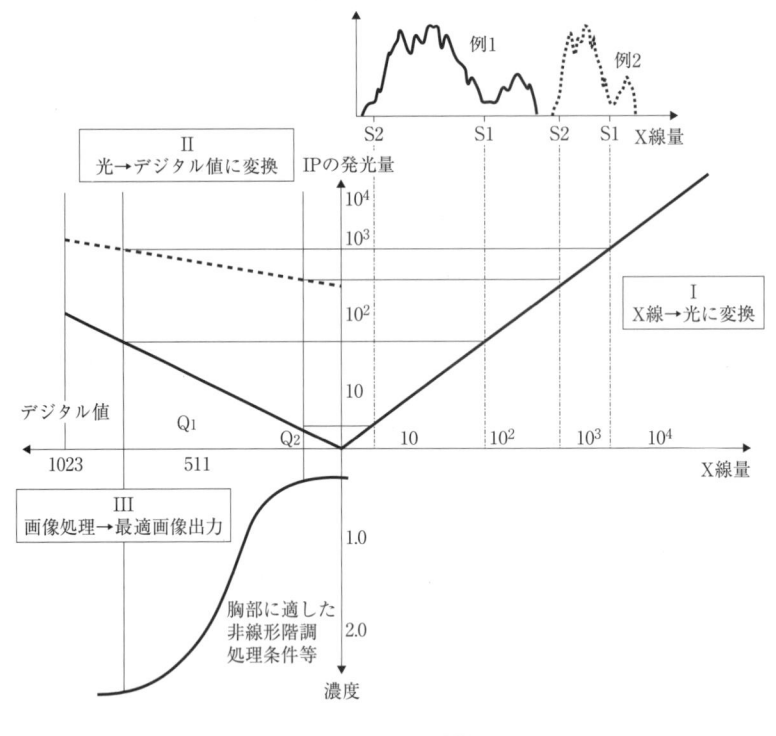

図4　FCRの特徴

駆動モータで矢印の方向に搬送され，全面を読み取ることができる。レーザ光より得られた輝尽発光光は集光ガイドを通して集められ，光電子増倍管（PMT）で，電気信号に変わり，A/D変換器でデジタル化された信号となる。処理が終わったIP上の残像画像は画像読み取り装置内の画像消去機構で全面に光を照射して消去される。

1.3.2　画像形成の流れ

図4の第Ⅰ象限における X線→光に変換 は図3のPMT出力までの動作にあたり，X線量とIPの発光量が直線的な関係となっていることを示している。第Ⅱ象限の 光→デジタル変換 はIPの発光量がデジタル値に変換される過程を示す。ここでは広い露光域をそのままデジタル化してしまうと濃度分解能が悪くなるために自動感度調整機構（exposure data recognizer：EDR）が搭載され，最適な読み取り条件で画像が自動的に読み取られる。例えば図4の例1，例2のように同一被写体が異なるX線量で撮影された場合においても，第Ⅱ象限のEDRによりそれぞれ点線と実線の読み取り感度で読み取られ，同じ範囲のデジタル値に変換され安定した出力が保持される。

図5は撮影条件が3mAsと30mAsの頭部のX線写真であり，粒状性の劣化は生じるものの，撮影条件が1/10であってもEDRにより濃度の一定した画像が得られる。このほかEDRはさまざまな機能が搭載されている。

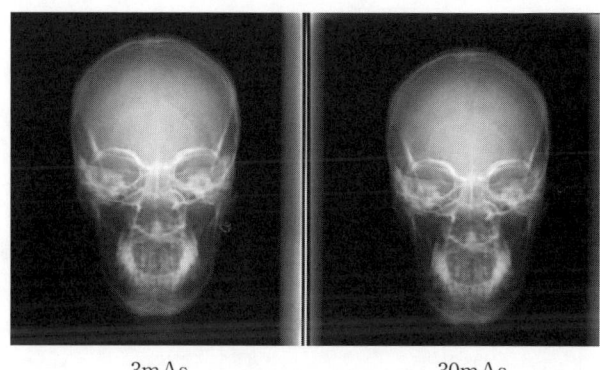

3mAs　　　　　　　　30mAs

図5　撮影条件の違う頭部X線写真

　第Ⅲ象限ではデジタル化された画像データをさまざまな画像処理を行い，撮影部位および診断目的に適した画像を構築し，それぞれの出力機器に画像を送る。画像処理の詳細については後述する。

1.4　自動感度調整機構

　EDRの役割は多少の撮影条件の設定間違いに対して，適切な濃度，コントラストになるように，自動的に読み取りラチチュード（L値）・感度（S値）を決定し，感度調整する機能をいう。L値とS値については後述する（171頁）。

　EDRには次のモードがある。
(1) AUTOモード　　　（読み取りラチチュードと感度が自動調整される）
(2) SEMIモード　　　（読み取りラチチュードは固定で感度のみが自動調整される）
(3) FIXモード　　　　（S/F法と同様で線量のコントロールが必要）
(4) SEMI-Xモード　　（読み取りラチチュードは固定で感度のみが自動調整される）
(5) MANUALモード　（モニタ画面を見ながら，画像収集範囲のL値，S値を手動で決める）

　一般的に使用されているAUTOモードの流れを図6に示す。まず分割された画像か否かの認識（分割認識）が行われ，次に照射野の範囲の決定（照射野認識），ヒストグラム解析による画像収録範囲の決定（S値，L値の決定）となる。

1.4.1　分割認識

　分割認識はヒストグラム解析の正確な範囲を決めるために行われ，図7のような分割パターンが自動的に認識される。

　また分割認識のアルゴリズムには次に示す方法が使用されている。
(1) 画像の中心点から縦・横各方向に微分処理を行い分割線エッジを検出し認識する（図8）。主走査方向，副走査方向各々微分処理をして分割領域を認識する。

図6　AUTOモードの流れ

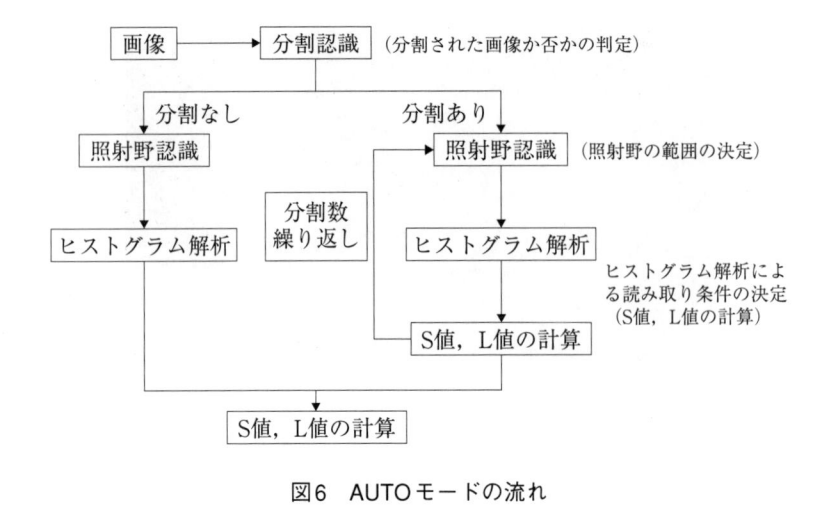

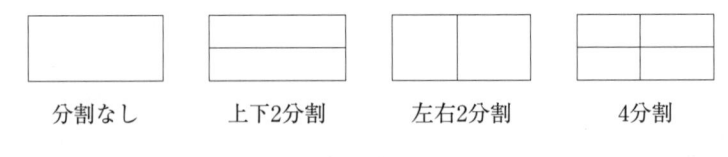

図7　分割認識のパターン

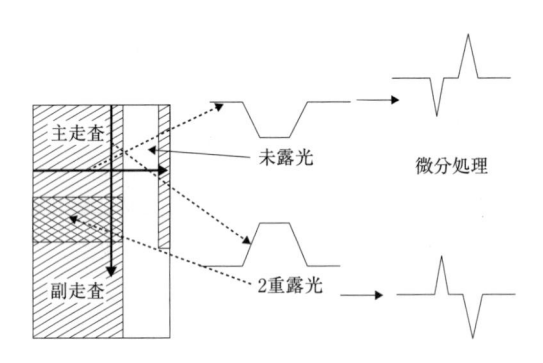

図8　分割認識のアルゴリズム

(2) 画像ヒストグラムを用いて2値化処理を行い，処理装置内部にあらかじめ用意されている分割2値化パターン（ディシジョンテーブル）とのマッチング度を計算し，認識する。

1.4.2　照射野認識

　照射野認識は最初に図9のように原画像における濃度の微分値の重心を求め，その点を照射野の中心とし，出発点とする。次に図10のように照射野中心から放射状に微分処理を行い，ある閾値より微分値が大きくなった点を照射野エッジの候補点とする。得られた候補点が真の照射野エッジで

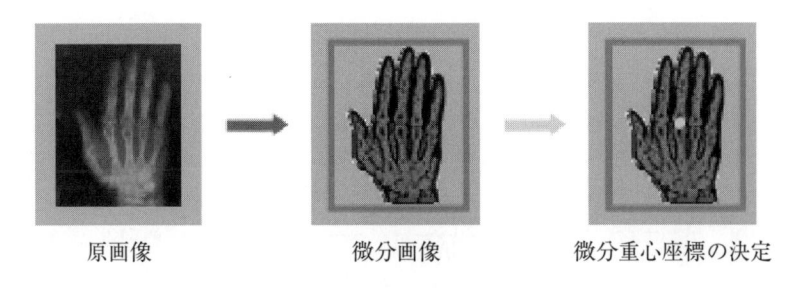

図9　照射野中心の決定

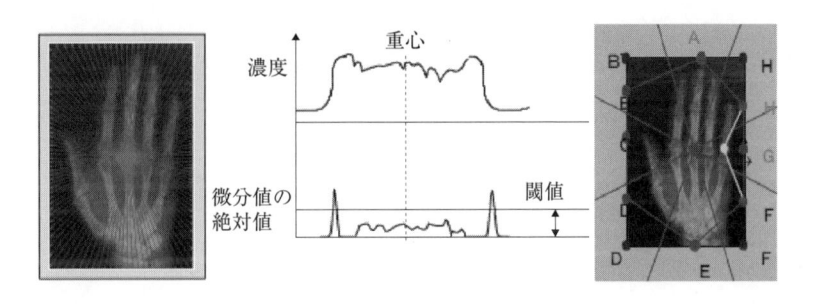

図10　照射野領域の認識

あるか再評価し，最終的にA～H（図10）の8か所の照射野エッジを結ぶことにより照射野領域と認識する。

1.4.3　ヒストグラム解析およびS値，L値の計算

　分割認識，照射野認識が行われた画像データからは，各画素の発光量の分布を示す画像ヒストグラムが得られる。この画像ヒストグラムを解析することにより画像収録範囲が決定され，量子化される。図11に画像ヒストグラム解析の概要を示す。診断目的に適した画像を構築するには，関心領域の濃度を一定に保つことが必要である。例えば，胸部では肺野の濃度は1.6，心臓の濃度は0.5の近傍であるといわれている。そこで，肺野はヒストグラム上でどのポイントであり，心臓はどのポイントであるかがわかれば，そのポイント（S_{max}，S_{min}）を濃度（1.6，0.5）に相当するデジタル値（Q_{max}，Q_{min}）に割り振ればよいことになる（L，S値の決定）。そのほか，撮影の部位，方向の情報が加わればEDR機構により画像の安定性は担保される。

　S_{max}，Q_{max}の交点とS_{min}，Q_{min}の交点を結び，デジタル値0～1023に割り振られたX線量の範囲が画像として表される。その範囲の値をL値（対数），その中点をS_kとし，S_kから

　　関係式 S値 $= 4 \times 10^{(4-S_k)}$

でS値が定義される。

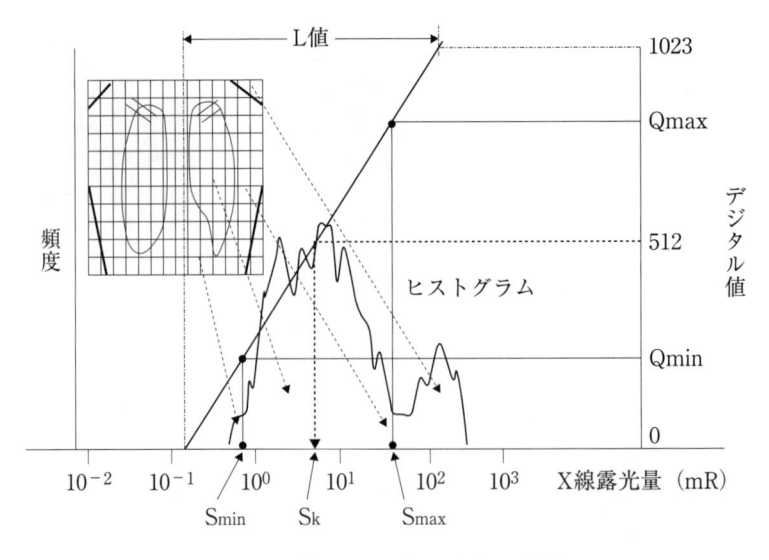

図11　画像ヒストグラム解析の概要

　前にも述べたが，EDRは多少の撮影条件のブレをカバーしてくれるが，しかし，適切な撮影条件は常に必要であることを心がけておくべきである。また，診断の目的が骨盤計測，先天股脱のX線計測撮影法などの場合には，X線量を半分にし被ばく軽減を行い，エッジ強調を利用することにより計測を可能にし，診断目的に適した画像を構築することも可能である。被ばく線量，画像の鮮鋭度，診断目的に適する画像をテーマにして「良い画像とは？」について討論してみよう。

1.5　画像処理

　画像処理は基本的に図4の第3象限で行われ，階調処理，周波数処理，ダイナミックレンジ圧縮処理，エネルギーサブトラクション処理，マルチ周波数処理，乳房石灰化強調処理，ノイズ抑制処理およびグリッド除去処理などがある。

1.5.1　階調処理

　S/F系においては，縦軸に写真濃度，横軸に露光量の常用対数をとった特性曲線（characteristic curve）でX線フィルムの固有の諸特性を評価している。一方，CR装置ではX線情報（露光量）がデジタル値に変換されているために，横軸はデジタル値での特性曲線となる。また，処理装置の内部に種々の特性曲線をあらかじめ基本テーブル（図12のA～Q，以下総称してGT）として保持しており，撮影部位，撮影手技（単純，造影）等によって使い分けられる。

　この基本テーブルは図13に示すように，コントラスト（GA）と濃度（GS）と回転中心（GC）をパラメータとして変化させることができる。階調処理のテクニックは，最初に撮影部位に適した基本テーブル（図12：A～Q）を選択する。次に画像上で対象となる部分が適切な濃度になるように

図12　基本テーブル

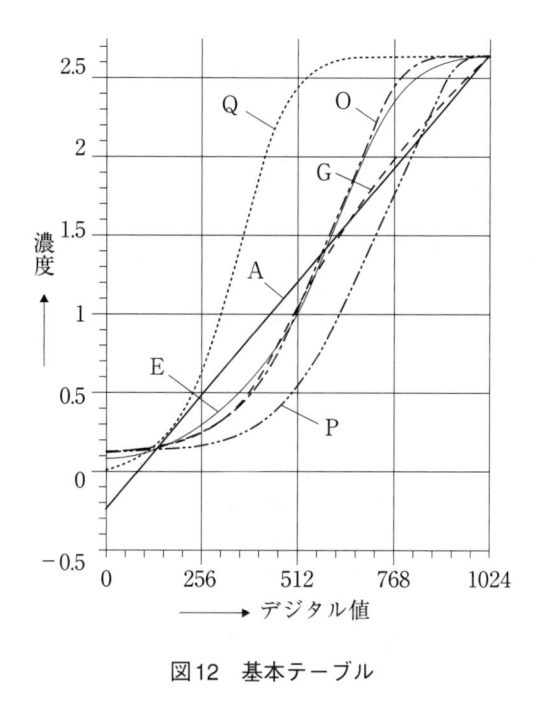

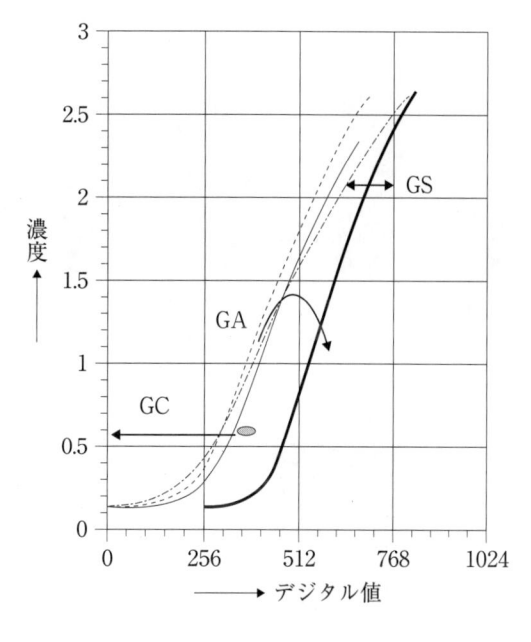

図13　パラメータ変換

GSを検討し，そして適切なコントラストになるようにGAを検討する．

1.5.2　周波数処理

S/F系では，MTF曲線を用いて画像のシャープさ（鮮鋭度）を評価している．MTF曲線の横軸は1「mm」のなかに同じ状態が何回繰り返されるかを表す空間周波数（cycles/mm）が用いられる．一方，デジタル系では画像記録装置（レーザープリンタなど）の出力系を含まないデジタル装置自身のプリサンプリングMTFとそれ自身も含めたシステム全体のオーバーオールMTFがあり，一般的にはオーバーオールMTFが用いられている．MTF測定には周波数処理なし，エリアシング除去（十分狭いサンプリング間隔およびセンター・シフトアライメントでの測定）などを考慮して測定しなければならない．

一般的に空間周波数の応答（MTF）は高周波数（横軸において繰り返し回数が多くなる方向）になるほど小さくなる．低周波数から高周波数までの応答を横軸に空間周波数として連続的に表現したグラフがMTF曲線であり，システムの鮮鋭度を表す．

CRでは画像情報がデジタル化されているために，固有特性（プリサンプリングMTF）の任意の周波数の範囲を強調し，鮮鋭度を見かけ上コントロールすることができる．この処理を周波数処理と呼び，ボケマスク処理の手法を用いている．この周波数処理を図14により説明する．

(1) 原画像（Sorg）のあるエリア内の画素を平均化し（または加重平均化し）ボケ画像（Sus）を作成する（ボケ像の大きさが処理後の強調される空間周波数に関係する）．

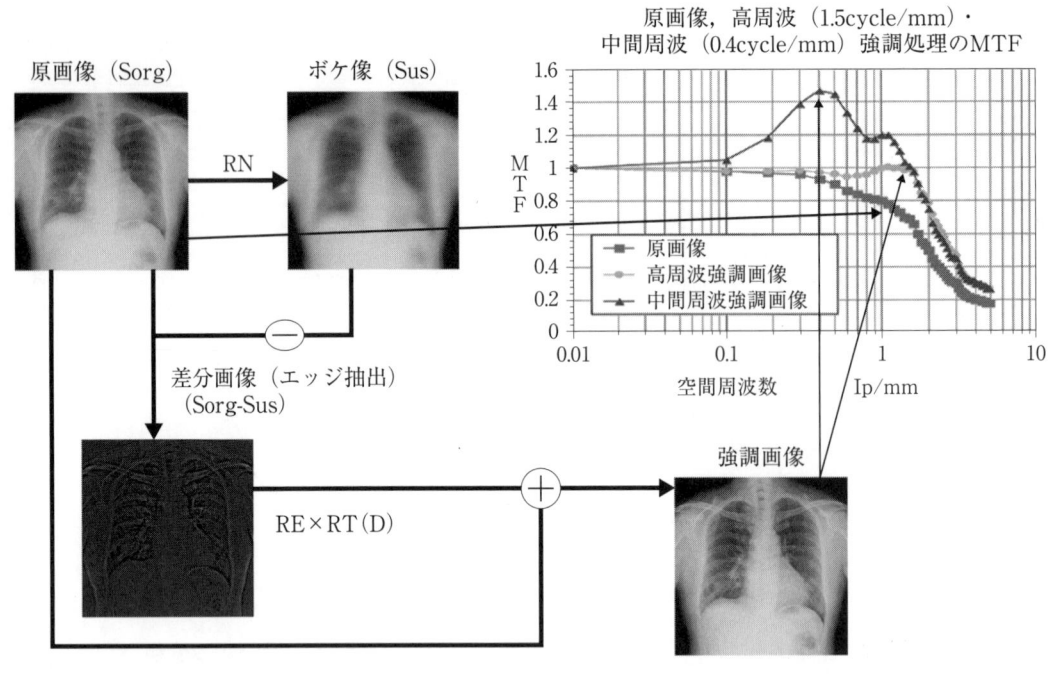

図14 周波数強調処理

(2) ボケ像と原画像との差分をとる。
(3) 差分画像に強調係数（RE）および濃度に依存した係数（RT）をかけて、原画像に加える。
（図14右上のグラフは原画像と中周波強調（0.4cycle/mm）・高周波強調（1.5cycle/mm）処理後のMTFである）

「補足（ボケマスクのサイズと強調周波数の関係）」

CRでは画像強調処理の手法としてボケマスク処理を用いているが、これはフーリエ変換を用いるより単純かつ高速なためである。

一般的には実空間から周波数空間への変換はフーリエ変換により行われる（図15）。矩形波のフーリエ変換は無限の振動関数であるSinc関数（= $Sin\pi X/\pi X$）となることは一般的に知られている。このときに最小値となる空間周波数はSinc関数の最初に0となるA点の1.4倍の点である（Sinc = $Sin\pi X/\pi X$を最小値とするXは1.4である）。

ボケマスクの画素数N、ピクセルサイズPSとすれば$1.4/N \times PS$となりボケマスク手法での見かけ上の強調される周波数となる。例えばPS = 0.1mm、マスク数7（7×7）では強調周波数は$1.4/0.1 \times 7 = 2$cycle/mmである。

最小値となる空間周波数がボケマスク手法での見かけ上の強調周波数となることを図14で説明する。ボケマスクの画素数Nが図14のRNであり、REはボケ画像の強調の程度（0.5、1.0、1.5などの係数）を決める。RTは画像信号のデジタル値（ほぼ濃度比例）により強調の程度を決めるテーブ

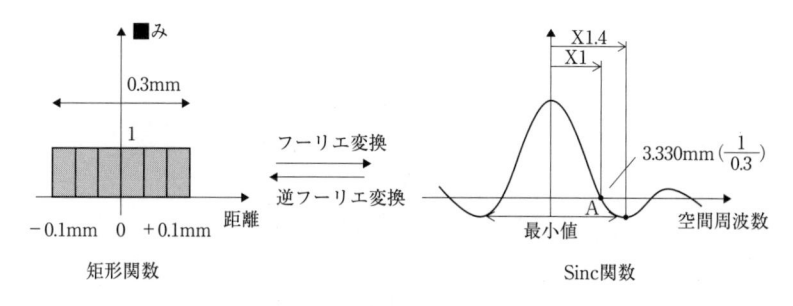

図15 実空間と周波数空間の関係

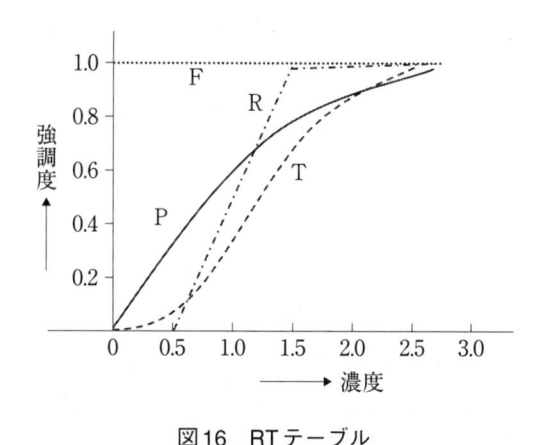

図16 RTテーブル

ルであり，これによって濃度ごとに強調の度合いをコントロールすることができる（図16）。通常，低濃度には少なく，高濃度には強く強調をかけるテーブルを使用する。例えば，図16においてRT＝Fでは全濃度が均一に強調され，Tでは低濃度部に弱く，高濃度部に強く強調され，その反対がFである。

図17は上記の説明を理解しやすく，空間周波数の領域で説明したものである。Aは原画像のMTF，CはAの平均化処理（ボケ像）のMTFであり，最小値は（負の値→）である。この点はB画像ではピーク点となる。D(Sorg-Sus)×RE×RTには差分画像の強調の程度を決める係数（RE）と画像信号のデジタル値（ほぼ濃度比例）により濃度の強調度合いをコントロールするテーブル（図16のRT）がかけられている。Eは周波数処理によって強調された画像のMTFであり，破線が原画像，実線が最終画像である。

撮影X線量が少なくノイズが目立つ画像にはどのようなタイプが良いか？ また鮮鋭度を重要視する場合にはどうかなどについて検討してみよう。また，周波数処理をすることによって表現されていないものまでが表現されるようになるのか（システム分解能，固有分解能）についても検討してみよう。

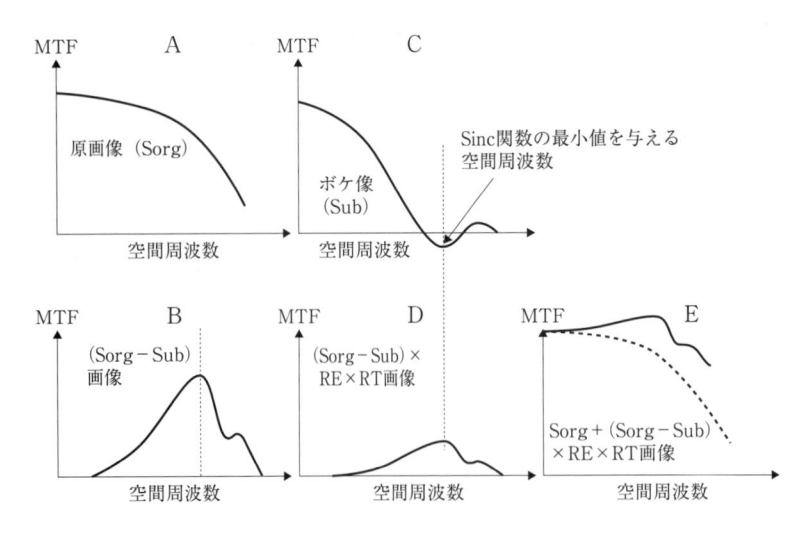

図17 空間周波数でみるボケマスク

階調処理,周波数処理パラメータの検討

撮影部位に適した基本テーブルの設定（GT）を以下に示す。

(1) 適切な濃度になるようにGSを検討する。GSを0.1変えることは，A階調（図12）でGA1のとき，濃度が0.1変化する。通常の非線形テーブルの場合はもっと大きな濃度変化となる。

(2) 次に適切なコントラストにするようにGAを検討する。例えばGA1.2にすると，コントラストがGA1に対して1.2倍になる（通常GCはあまり変更する必要がない）。

(3) 周波数強調は，通常中間周波数（RN4～5：約0.5cycle/mm）で検討する。大きな構造物の場合（腫瘍，臓器輪郭）は低周波強調（RN0～3：約0.09～0.25cycle/mm），小さな構造物（骨梁，微細カルシフィケーション）は高周波強調（RN6～9：約0.8～2cycle/mm）で検討する。

(4) RNを決定して，適切な強調度となるようにREを定める。RNが小さいと強調が強く（低周波強調）なるのでREは小さくする。逆にRNが大きい（高周波強調）と，REを大きくする必要がある。

(5) 強調をかけたとき，低濃度の粒状性が気にかかる場合は適当なRTを選択する（図16）。

1.5.3 ダイナミックレンジ圧縮処理（DR圧縮処理）

1枚のX線画像において，最も関心の高い濃度領域の表現（濃度，コントラスト）や高周波成分（鮮鋭度）を変えず，高濃度部の黒つぶれや低濃度部の白飛びを補い，広い診断可視域を実現するための処理を一般的にDR圧縮処理（名称は各社で異なる，本書ではダイナミックレンジ圧縮処理，以下DR圧縮処理）という。その原理を図18に，画像の流れを図19に示す。図18はアルミステップの上に細かい信号が乗っている場合を想定している。図中のA（原画像）において，一番下の階段部分の低露光域は見たい部分が白すぎて（白飛び），また，最上段部の高露光域においては黒すぎて

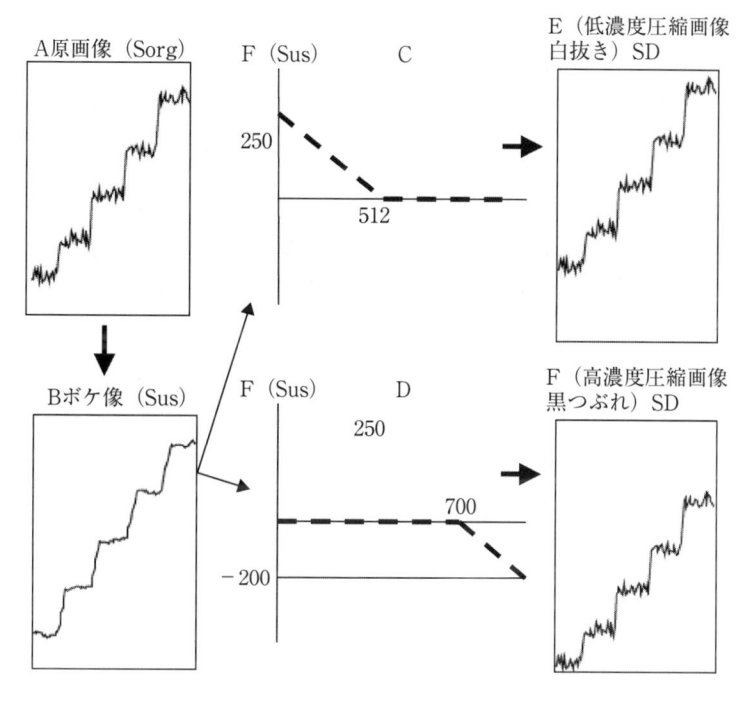

図18 ダイナミックレンジ圧縮処理技術における原理

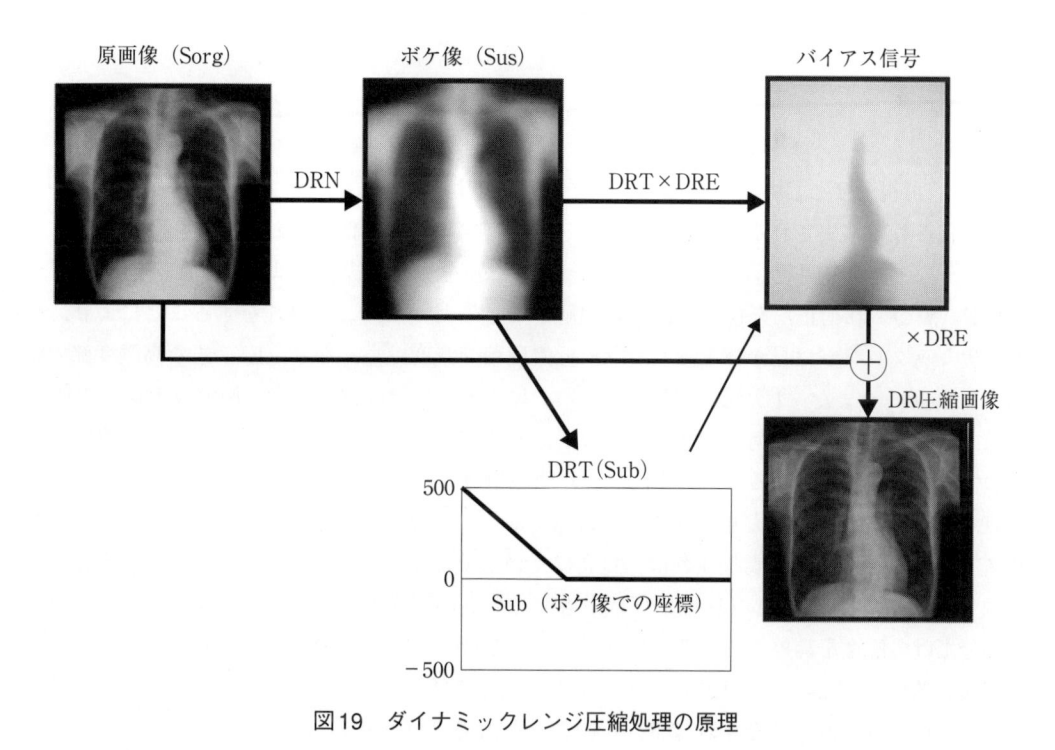

図19 ダイナミックレンジ圧縮処理の原理

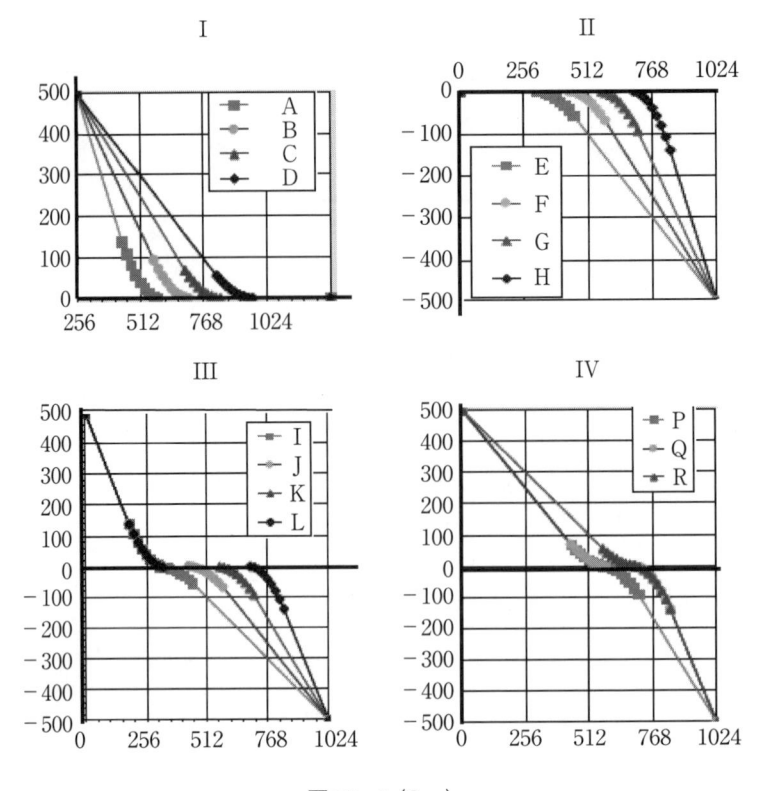

図20 f（Sus）

（黒つぶれ）可視濃度として表現ができていない部分とする。Aにボケマスク処理を行うと細かな信号は平滑化されて消失されるが，大きなアルミステップの信号は保持される（B）。次にBにCまたはDのような1次元の関数［f(Sus)］を加え，それにAを加え白抜きにはE（白飛び補正），黒つぶれにはF（黒つぶれ補正）を得る。図から理解ができるように，この処理をすることにより，画像のダイナミックレンジは見かけ上狭くなり，低濃度域の濃度は高くなり（E），また高濃度部の濃度は低くなる（F）。また，1次元の関数［f(Sus)］により，Cではある濃度（図ではデジタル値512）より上，Dでは下の信号は何ら変化を受けない。一方階段状に想定した細かな信号は全濃度域で原画像の信号強度が保持されるため本手法により関心領域の信号コントラストが低下することはない。この点が従来の階調処理と大きく異なるところである。すなわち濃度を上げたり，下げたり，コントラストを低くしたりして調整すれば，見えにくい部分は見えるようになるが，この場合他の部分の画像も変化してしまう。DR圧縮処理は最も関心の高い画像部分には影響を及ぼさずに，見えにくい部分だけの濃度を調整する。そして，このようなDR圧縮の濃度補正を決めるテーブル（DRT）として代表的な［f(Sus)］を図20に示す。ⅠのA～Dは低濃度圧縮，ⅡのE～Hは高濃度圧縮であり，ⅠとⅡのそれぞれを結合すればⅢ，Ⅳのような両濃度域圧縮テーブルとなる。圧縮処理も周波

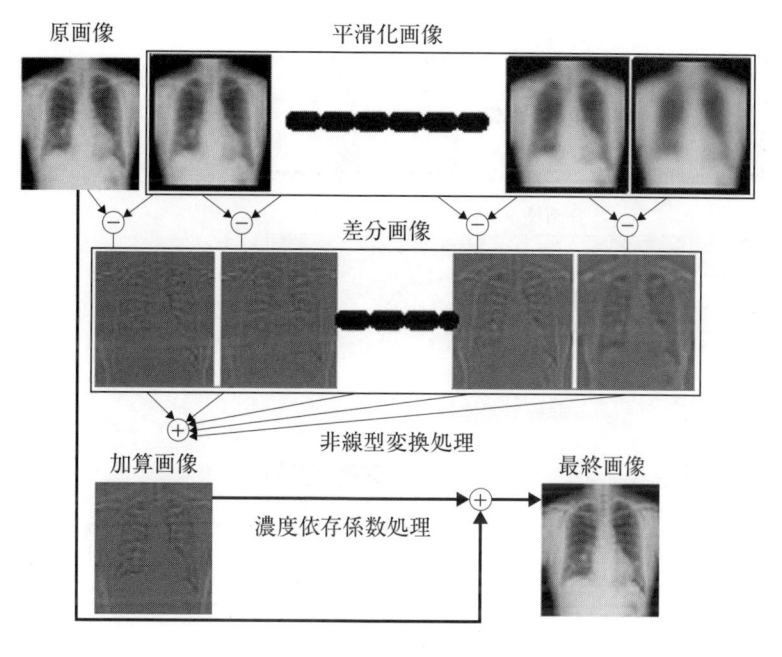

図21 マルチ周波数処理の流れ

数処理と同様に一連の処理過程においてボケマスク処理が用いられている。ボケ像の画素数を決定するパラメータは（DRN）として定めており，これは周波数処理でのRNにあたる（周波数処理参照）。

1.5.4 マルチ周波数処理

　今まで述べてきた画像処理（周波数・DR圧縮）のボケマスクは単一の大きさによるものであった。そのため特定の空間周波数領域のみの処理となるために，過度の強調ではオーバーシュート（濃淡の差が大きいところで発生するアーチファクト）やデジタル特有のモザイクパターンなどが目立ち画像に不自然さがあった。これに対してマルチ周波数処理は種々の大きさのボケマスクに重み付け平滑化処理を行い，複数のボケ画像を作成し，その差分画像を作り処理をしていくため，全空間周波数に対してバランスの良い強調処理を行うことができ，さらに強い信号で発生するアーチファクトにはコントラスト依存非線形関数変換（非線形変換処理）により抑制し，圧縮処理も同時に行える機能をもった処理法である。処理の流れを図21により説明する。複数の平滑化画像を作成した後に，それぞれの平滑化画像間の差分画像を求め，その差分画像に対して各々非線形変換処理を

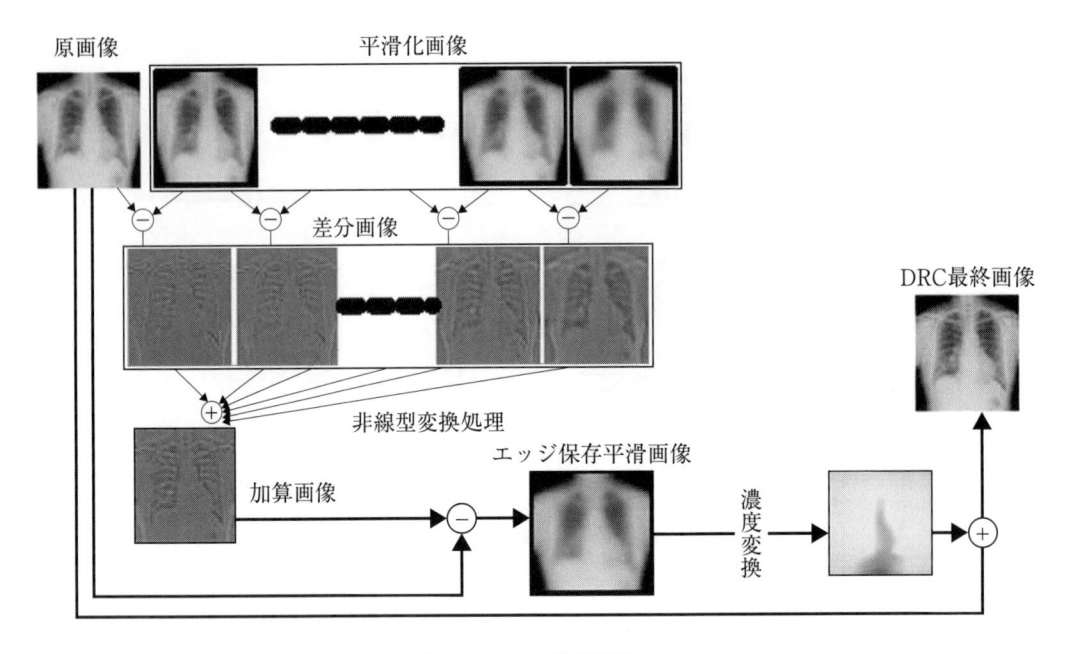

図22　DRC最終画像

行い，総和した加算画像に濃度依存係数処理を行い原画像に加えてマルチ周波数処理の最終画像となる。一方マルチ周波数処理による圧縮処理は図22に示すように処理過程において加算画像の後に原画像との減算→エッジ保存平滑画像→濃度変換後，原画像を加え圧縮最終画像（DRC最終画像）となる。すなわち，周波数強調および圧縮処理の流れは加算画像まで同じである。また，図23は従前とマルチ処理の違いの一例をボケ画像より作成される強調周波数により示した。詳細は「実践例2」を参照。

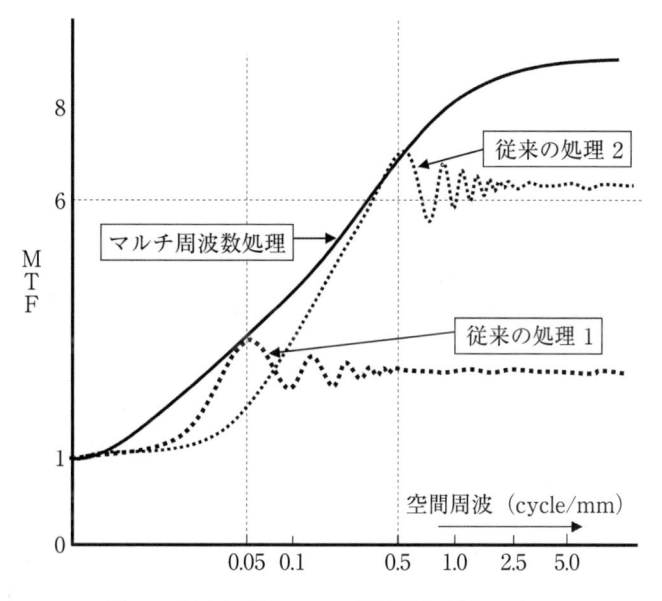

図23　従来処理とマルチ周波数処理との違い

　現在，数社のCR装置が開発されており，操作手技，処理方法名などはそれぞれ会社独自に命名し使用している．しかし，それぞれの処理方法の原理においてはあまり違いがないことを念頭に起き学習することを願う．

　また，このほかの処理として，①マンモグラフィ上の石灰化だけを認識して強調する乳房石灰化強調処理，②胸部画像の軟部と骨部を抽出するエネルギーサブトラクション処理，③低線量撮影で効果を発揮するノイズ抑制処理，④モアレ対策に効果を発揮するグリッド除去処理，などがある．これらを含めた実践例を以下に示す．

1.6 画像調整の実践例

実践例で用いられる画像処理関係用語を表1，表2に示す。

X線画像診断では人体組織のX線吸収差をフィルム上の濃度差（コントラスト）で観察している。したがって画像処理で最も重要な処理は観察する画像（関心領域）の濃度とコントラストを適正にすることである。まずは，階調処理を第一優先し，さらにX線吸収差の激しい部位にはDR圧縮処理を設定することで，決められたフィルムの特性（ラチチュード）のなかに幅広い情報を表示できる。次に診断目的に応じ画像成分中の特定構造物の輪郭辺縁などを強調したい場合は周波数強調処理（マルチを含む）が有効となる。

画像処理手順は濃度調整→コントラスト調整→DR圧縮処理→周波数処理をとる（表3）。

表1

パラメーター	公称名
S値	S値（濃度を変更）
L値	L値（コントラストを変更）
SS	感度シフト
CS	コントラストシフト
GP	階調処理
RP	周波数処理
DRC	ダイナミックレンジ圧縮処理
TAS	直線断層障害陰影除去処理
MFP	マルチ周波数処理
PEM	乳房石灰化強調処理
ES	エネルギーサブトラクション処理
FNC	ノイズ抑制処理
GPR	グリッド除去処理

表2

パラメーター		設定範囲	推奨使用範囲
S値		4〜20047	GS調整で調整不可時変更
L値		0.5〜4.0	GA調整で調整不可時変更
SS		/2.0〜*2.0	/1.3〜*1.3
CS		*0.5〜*2.0	*0.7〜*1.3
GP	GA	−4.0〜4.0	初期設定値±0.3以内
	GT	A〜Q	初期設定値
	GC	0.3〜2.6	初期設定値
RP	GS	−1.44〜1.44	初期設定値±0.3以内
	RN	0〜9	設定値。対象構造物で変更
	RT	F．P〜Y	初期値設定
DRC	RE	0.0〜16	1画0.5以内
	DRN	0〜9	初期値設定
	DRT	A〜H(I〜S)	初期値設定
	DRE	0.0〜2.0	0.6以下

パラメーター		設定範囲	推奨使用範囲
MFP	MRB	A～G	設定値。対象構造物で変更
	MRT	F．P～X	初期値設定
	MRE	0.0～16	1画0.5以下（強調設定1.0～5.0）
	MDB	A～H	初期値設定
	MDT	A～S	初期値設定
	MDE	0.0～2.0	0.6以下
PEM	PRN	A～E	初期値設定
	PTE	A～T	初期値設定
	PTC	A～T	初期値設定
	PRE	0.0～16	
TAS	ORN	0～9	初期値設定　4
	ORT	0または1	初期値設定
	ORE	0.0～16	2.0前後
ES	ECS	A0．A1	初期値設定（AO）
	ECT	Auto．Manual	初期値設定（A）
	ECP	A．B．C	初期値設定（A）
	EAD	ON，OF	初期値設定（ON）
FNC	FFC	A．M	初期値設定
	FNB	A～F	初期値設定
	FNT	A．B．C	初期値設定
	FNE	0.0～1.0	0.6前後

表3

濃度調整	GS（orSS）を変更し適正濃度の画像に調整する。GS（orSS）で調整しきれない場合（抽出しない場合）はS値で調整する。
コントラスト調整	GA（orCS）を調整し適正コントラストの画像に調整する。必要情報がGA（orCS）を変化させても調整しきれない場合（抽出しない場合）はL値で調整する。
DR圧縮処理	X線吸収差の激しい部位はDR圧縮処理を設定する。
周波数処理	画像成分中の特定構造物を強調したい場合は周波数処理（マルチ周波数処理）を設定する。

1.6.1 実践例1

画像が以下のような場合
(1) 画像全体が白い（濃度が低い：S値・SS・GSを調整）
(2) 画像全体が黒い（濃度が高い：S値・SS・GSを調整）

対応1（S値・L値とSS値・CS値の変更）

　S値とSSは濃度調整，L値とCSはコントラスト調整に使用するパラメータであるが，決定的に異なる部分がある。S値，L値調整は画像の生データを使用しているが，SS，CS調整は画像データの有効な部分だけを抽出したデータを使用している。

　図24はその一例であるが，FCRの画像データは0.01mR～100mRの線量範囲で収録されている。そして，その後の画像処理を有効に活用するために，画像として有効な部分のデータのみを抽出している。したがって，SS，CSの調整では，抽出範囲から外側のデータを調整することはできないが，S値，L値はSS，CSの調整できない範囲でも調整可能となる（図25，図26）。

　S値，L値を調整することができる装置は限られている。

対応2（階調処理GA，GS，GTの変更）

　階調処理には4つのパラメータがあるが，通常はGAとGSを変更して，画像調整を実施する（図27～図31）。

GA（回転量）：GCで設定した濃度を中心に，コントラストを変えるパラメータ（設定範囲 −4.0～4.0）
GC（回転中心）：コントラストを変えるときの濃度中心（設定範囲0.3～2.6）
GS（濃度シフト）：濃度を変えるパラメータ（設定範囲 −1.44～1.44）

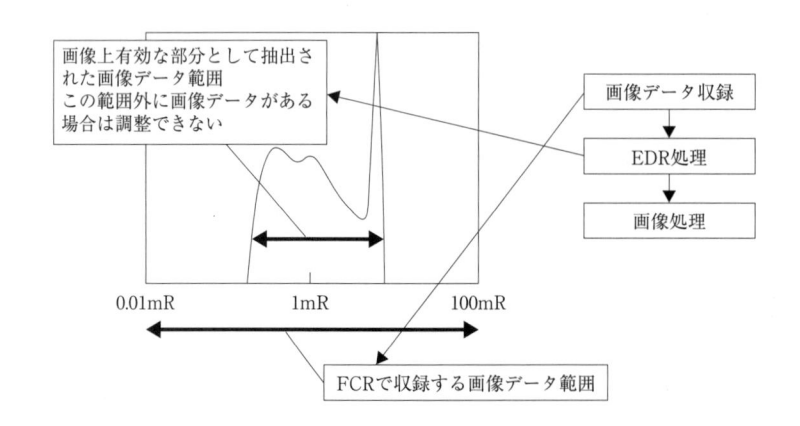

図24　FCRの画像収録

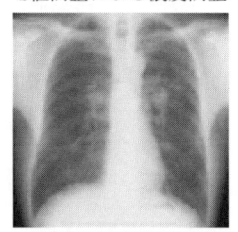

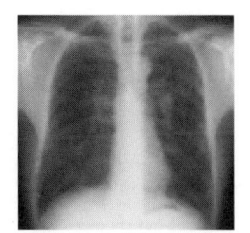

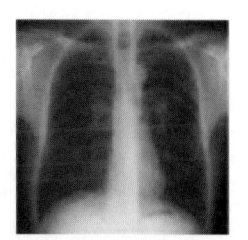

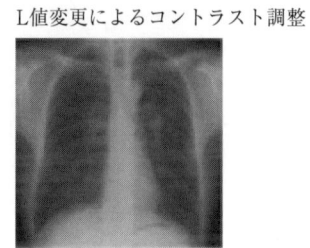

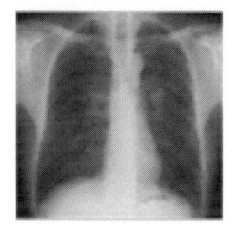

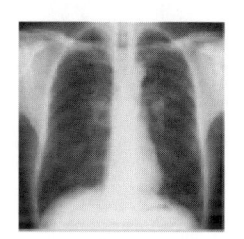

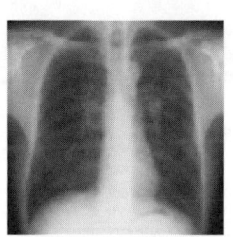

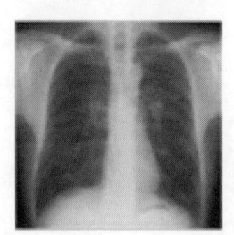

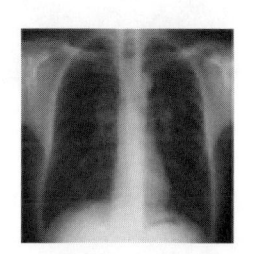

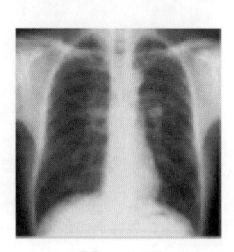

図25　S値とL値による調整

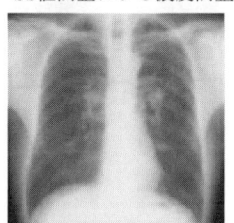

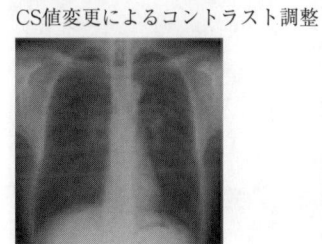

図26　SS値とCS値

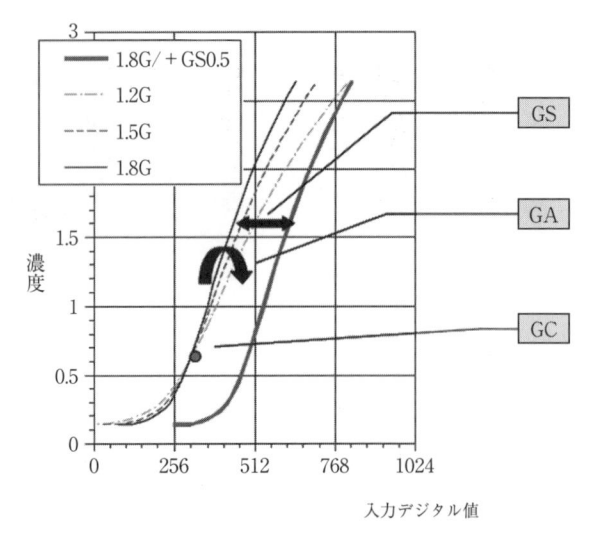

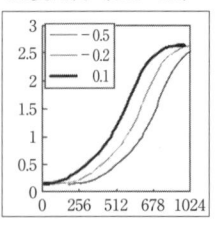

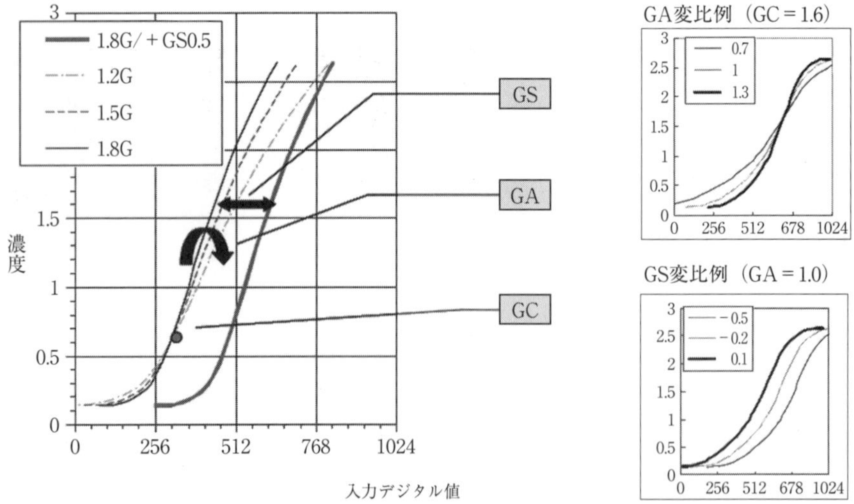

図27　GAとGSの変化例

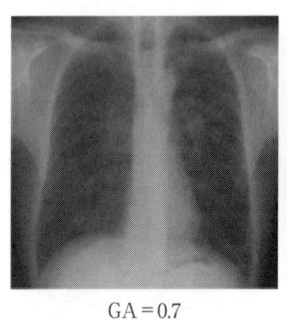

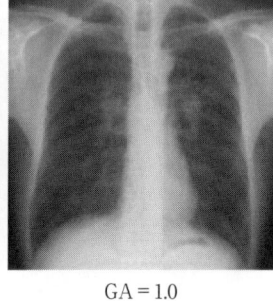

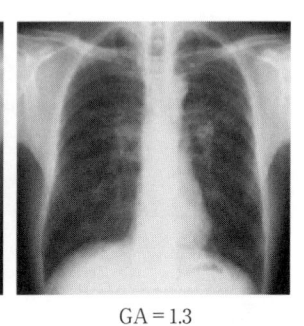

図28　GA変化（GT＝E，GC＝1.6）
コントラストを変えるパラメータ

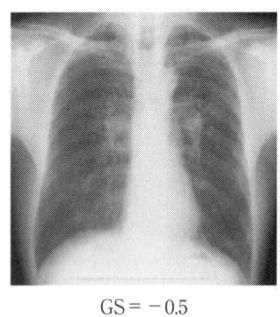

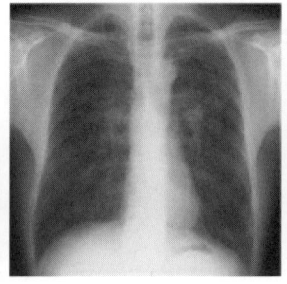

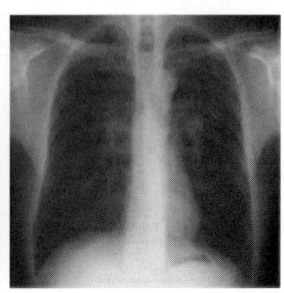

図29　GS変化（GT＝E，GA＝1.0）
濃度を変えるパラメータ

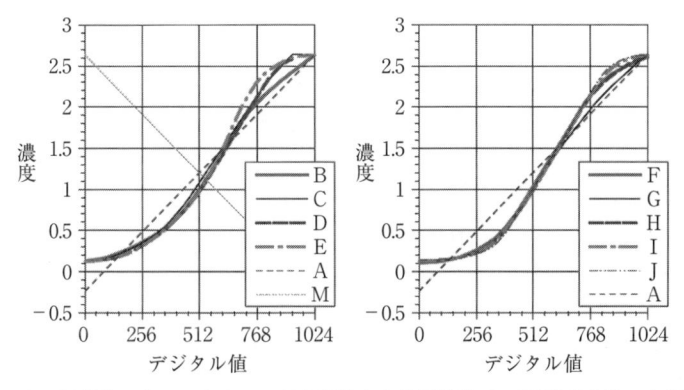

A：無変換。広いラチチュードを提供する線形階調で，2画像出力時の右画
　　像に使用される。
M：反転階調。白黒を反転表示。
B-J：肩部（高濃度部），足部（低濃度部）を系統的に変化させて作成し
　　た非線形階調。頭部，頸部，胸部，乳房，腹部，骨盤のほとんどの
　　メニューで使用される。

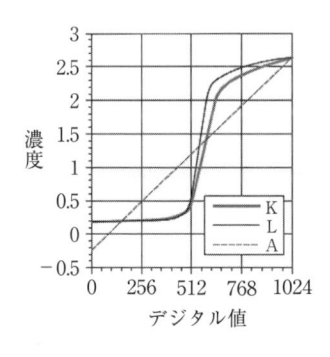

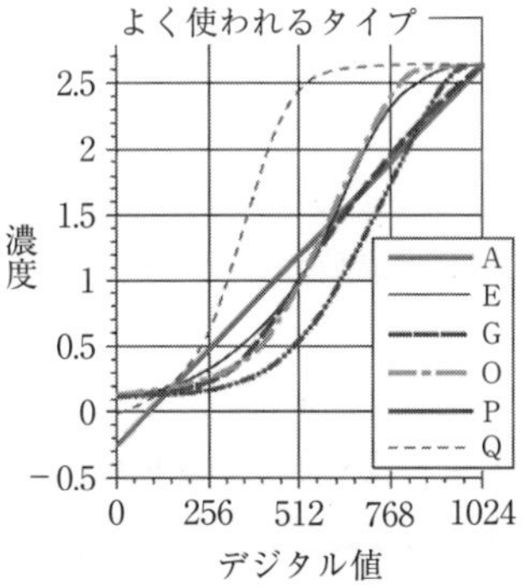

K，L：サブトラクション画像用　　E：胸部用，G：ラチチュードタイプ，
　　に特別にコントラストを　　　O：整形用，P：一般用HR-Sの階調
　　高くした非線形階調。　　　　Q：乳房用高コントラスト階調（Q⇒T）

図30　GT（階調タイプ）設定範囲A～Qの変化

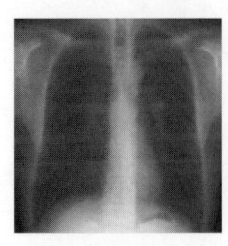

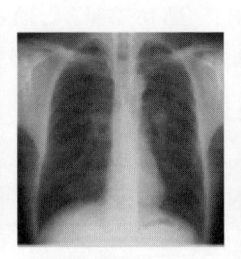

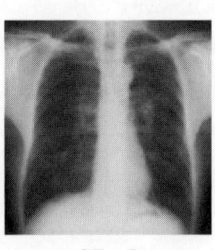

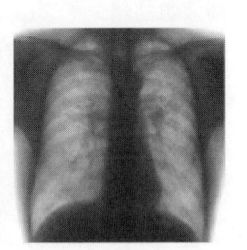

GT＝A	GT＝E	GT＝O	GT＝M
直線階調	胸部標準階調	高コントラスト階調	反転階調

図31　GT変化（GA＝1.0）
　　　基本階調変更例

1.6.2 実践例2

画像が以下のような場合
(1) 画像がギラつきすぎる（RE・MRB・MREを調整。値下げる），画像がノイズっぽい（ザラザラする：RT・MRB・MRTを変更）
(2) 画像がボケているように見える（RE・MRB・MREを調整。値上げる）線が強調されすぎてFS系画像と異なる（RE・MRB・MREを調整。値下げる）

対応1（RN・RT・REの変更）

画像上のエッジ部分を強調し，構造物の輪郭をはっきり見えるようにする処理を周波数処理という。本装置には周波数処理（比較的狭い周波数の範囲）とマルチ周波数処理がある。周波数処理には3つのパラメータがある。

a) RN（周波数ランク）：設定範囲0～9。このパラメータ変更することにより，目的構造物の大きさ（太さ）に応じて，周波数処理をすることができる（表4，図32）。

b) RT（周波数強調タイプ）：設定範囲F，P～Y。周波数処理をすると，輪郭がはっきりするが，逆に低濃度部分のノイズが目立ってくる。ノイズが目立ちやすい低濃度部分は周波数処理を弱くし，高濃度部分には強調をかけるほうが有利である。RTを変更することにより，周波数処理をする濃度領域を指定できる（図33，図34）。

c) RE（周波数強調度）：設定範囲0.0～16。強調度REを上げると輪郭の強調が強くなるが，ノイズも多くなる（図35）。

対応2（MRB・MRE・MRTの変更）

マルチ周波数処理には3つのパラメータがある。

MRB（マルチ周波数バランスタイプ）：設定値A～G。このパラメータを変更することにより，目的構造物の大きさ（太さ）に応じて周波数処理をすることができる（表5，図36）。RN（図14，図21参照）と異なるのは，選択した周波数帯域以外の信号にも強調が加わりバランスのよい周波数強調ができることである。すなわち，複数の空間周波数帯域に強調がかかる（図23において従来はRN＝1の処理1，RN＝5の処理2，それぞれ行う。しかし，マルチではMRB＝Aがこの2つの処理に対応している）（図37）。

MRT（周波数強調タイプ）：設定範囲F，P～Y。RT（図16参照）と同じ定義。

MRE（周波数強調度）：設定範囲0.0～16。RE（図14，図17参照）と同じ定義（図38）。

表4　RNと適用

分類	周波数ランク		適用
低周波ランク	RN＝0～3	大きな構造物	軟組織部，腎臓などの臓器輪郭
中周波ランク	RN＝4～5	一般的な構造物	肺野血管，骨輪郭
高周波ランク	RN＝6～9	小さな構造物	骨の細部組織，胃小区など

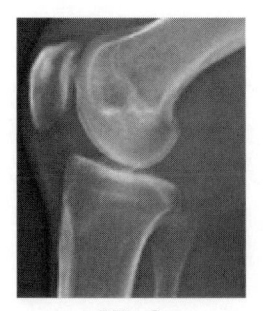

図32　周波数処理（RN変化例）

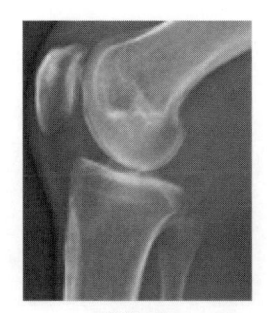

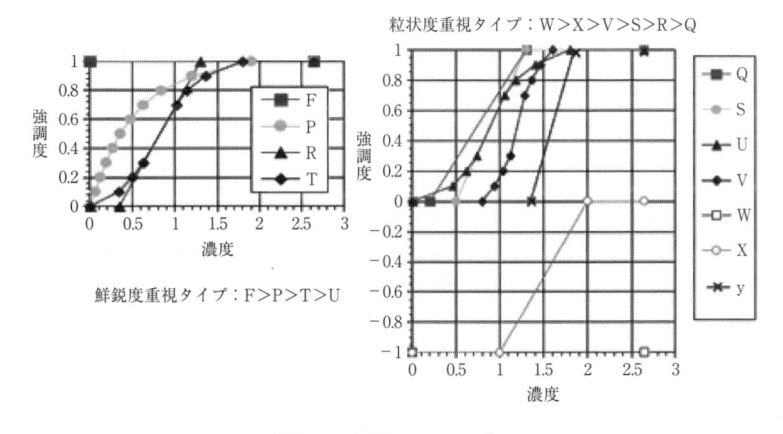

RN＝0　←低周波強調
RN＝5　中・高周波強調
RN＝9　高周波強調→

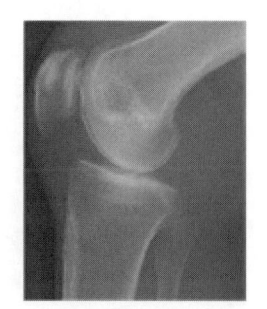

鮮鋭度重視タイプ：F＞P＞T＞U
粒状度重視タイプ：W＞X＞V＞S＞R＞Q

図33　各種RTテーブル

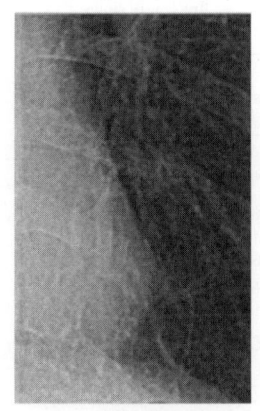

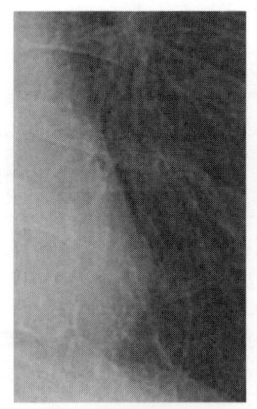

RT＝F　全濃度域一律強調
RT＝R　中・高濃度域強調
RT＝V　高濃度域強調（低濃度域は非強調）

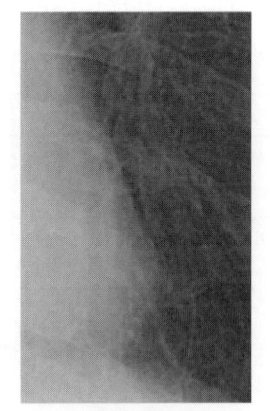

図34　周波数処理（RT変化例）

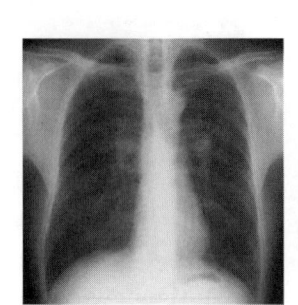

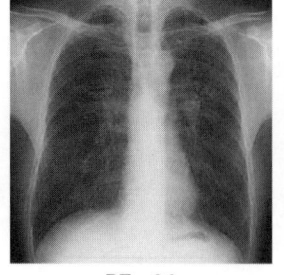

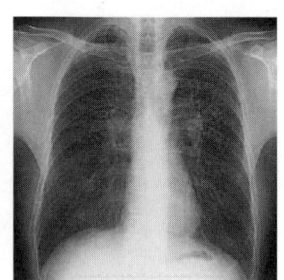

RE＝0.2　　　　　　　　RE＝3.0　　　　　　　　RE＝5.0
← 弱　　　画像強調　　　強 →

図35　周波数処理（RE 変化例）

表5　MRBの適用

分類	バランスタイプ	適用	
低周波重視タイプ	MRB＝A～B	大きな構造物	軟組織部，腎臓などの臓器輪郭
中周波重視タイプ	MRB＝C～D	一般的な構造物	肺野血管，骨輪郭
高周波重視タイプ	MRB＝E～G	小さな構造物	骨の細部組織，胃小区など
マンモグラフィ	MRB＝G	マンモグラフィ専用（5000MA）	

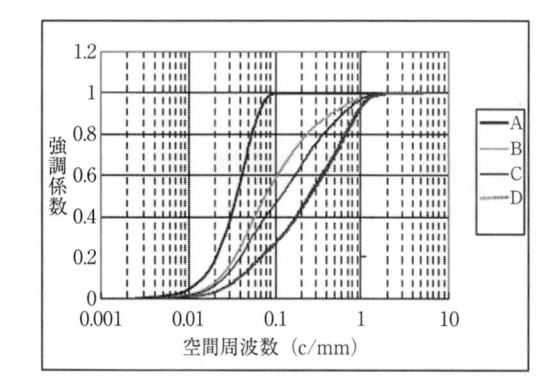

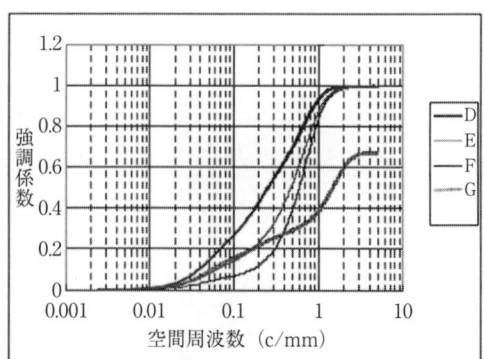

図36　低コントラスト領域で強調度 MRE＝1.0 のときの周波数強調特性

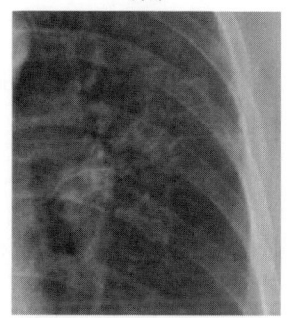

胸部

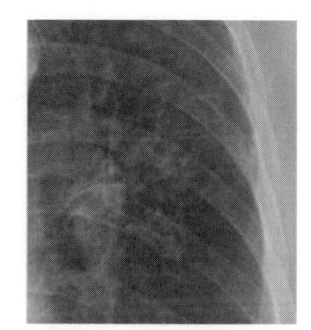

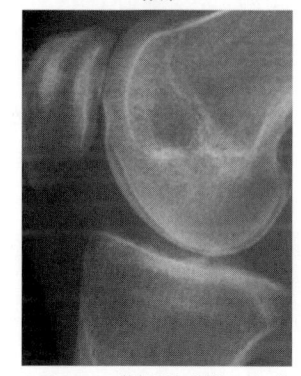

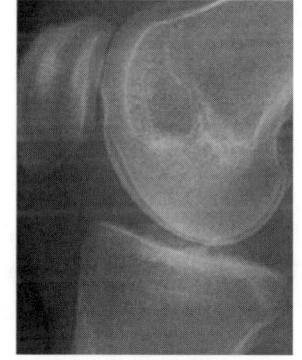

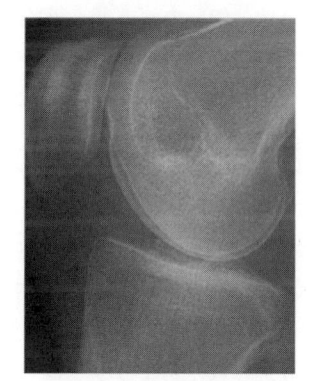

MRB＝A（低周波重視タイプ）　　MRB＝C（中周波重視タイプ）　　MRB＝F（高周波重視タイプ）

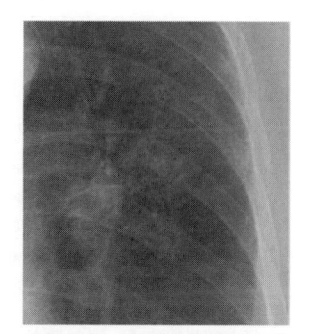

骨部

MRB＝A（低周波重視タイプ）　　MRB＝C（中周波重視タイプ）　　MRB＝F（高周波重視タイプ）

図37　マルチ周波数処理（MRB変化）

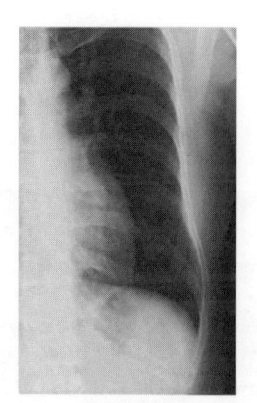

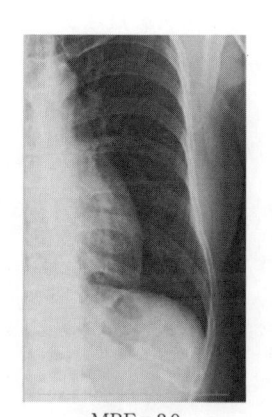

MRE＝0.2　　　　　　　　MRE＝3.0　　　　　　　　MRE＝5.0
　　　　　　　　　← 弱　　画像強調度　　強 →

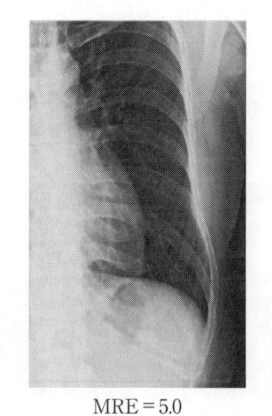

図38　マルチ周波数処理（MRE変化）

1.6.3 実践例3

画像が以下のような場合
(1) 低濃度部分だけをもう少し見やすくしたい ｛低濃度部分の白すぎる個所だけの濃度を上げる：DRT（A. B. C. D）の選択orDREを上げる｝
(2) 低濃度部分の見え方に違和感がある ｛見えすぎる，ノイズが目立つ：DRT（A. B. C. D）の選択orDREを下げる｝
(3) 高濃度部分だけをもう少し見やすくしたい ｛高濃度部分の黒すぎる個所だけの濃度を下げる：DRT（E. F. J. H）の選択orDREを上げる｝
(4) 高濃度部分の見え方に違和感がある ｛軟部組織が見えすぎる，バック濃度が低い：DRT（E. F. J. H）の選択orDREを下げる｝
(5) (1)，(3)の両方とも可能にしたい ｛DRT，MDTタイプを検討（I～Rを選択）｝

対応1

これらの対応にはダイナミックレンジ圧縮処理の選択が必要である。画像上で見たい部分が白すぎor黒すぎて見えにくくなる場合がある。この場合濃度を上げたり，下げたり，あるいはコントラストを調整すれば見えにくい部分は見えるようになるが，ほかの部分の画像も変化してしまう。ダイナミックレンジ圧縮処理はほかの画像部分（観察する重要な部分）には影響を及ぼさずに，見えにくい部分だけの濃度を調整することができる。この処理のパラメータには3つある。

DRN（ダイナミックレンジ圧縮処理ランク）：設定範囲0～9。このパラメータは通常DRN＝2として設定され，あまり変更はしない。

DRT（ダイナミックレンジ圧縮処理タイプ）：設定範囲A～R。図20参照。画像が白すぎて見えにくい場合は低濃度を圧縮するA～Dのパラメータを選択，通常はB，Cを使う（図39）。黒すぎて見えにくい場合はE～Hのパラメータを選択，通常はE，Fを使う（図40）。I～Rは低濃度・高濃度を同時に圧縮できるパラメータで，A～DとE～Hの組み合わせになっている（図41）。

DRE（設定範囲）：0.0～2.0。圧縮の程度を決めるパラメータで，かけすぎると反転画像になってしまったり，低濃度圧縮ではカブリが増した画像，高濃度圧縮では最高濃度が下がる。通常は0.6以内で使用する（図42～図44）。

図45～図48に，部位ごとのDR圧縮効果を示す。

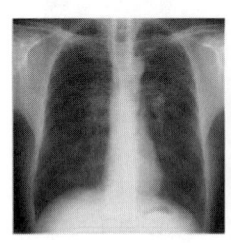

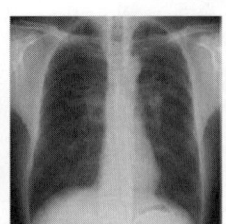

DRT＝A　　　DRT＝B　　　DRT＝C　　　DRT＝D
← 弱　　〔低濃度圧縮のかかる割合⇒A＜D〕　　強 →

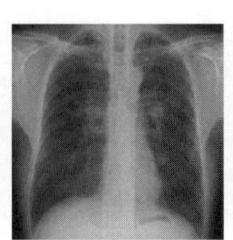

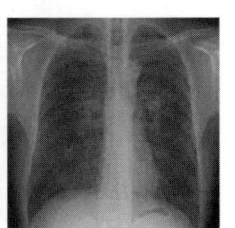

図39　DRT変化例（低濃度DR圧縮処理）

DRT = E　　　　　　DRT = F　　　　　　　　DRT = G　　　　　　DRT = H
← 強　　　　　〔高濃度圧縮のかかる割合⇒E＞H〕　　　　　　　　弱 →

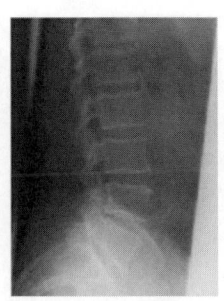

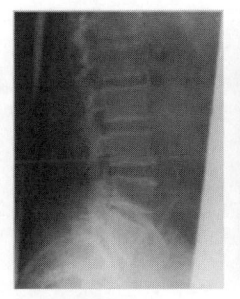

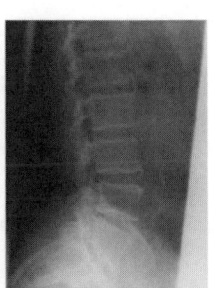

図40　DRT変化例（高濃度DR圧縮処理）

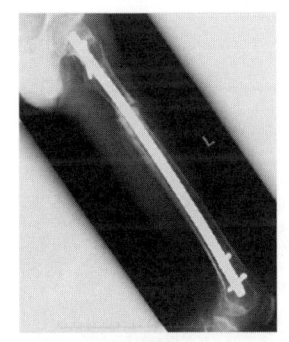

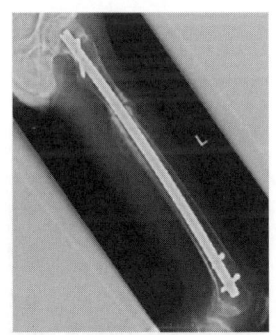

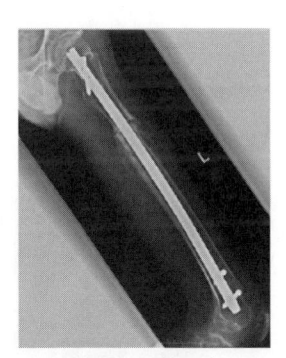

DR圧縮なし　　　　　　DRT = J (A + F)　　　　　　DRT = M (B + F)

図41　DRT変化例（低・高濃度DR圧縮処理）

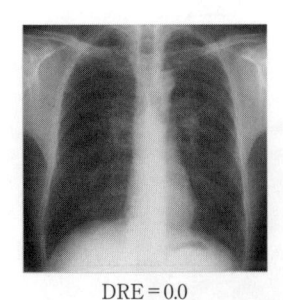

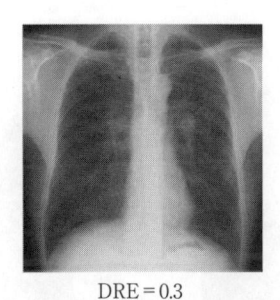

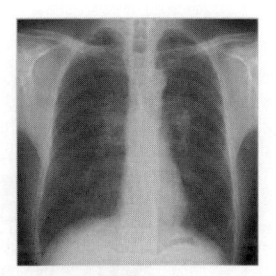

DRE = 0.0　　　　　　DRE = 0.3　　　　　　DRE = 0.6
← 弱　　　　　　　低濃度圧縮　　　　　　　強 →

図42　DRE変化例（低濃度DR圧縮処理）

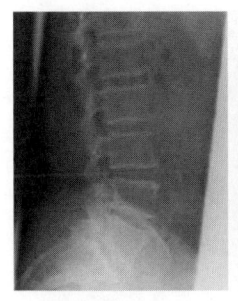

DRE = 0.0　　　　　　　　DRE = 0.3　　　　　　　　DRE = 0.6
← 弱　　　　　　　　　高濃度圧縮　　　　　　　　強 →

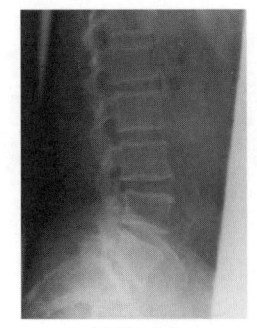

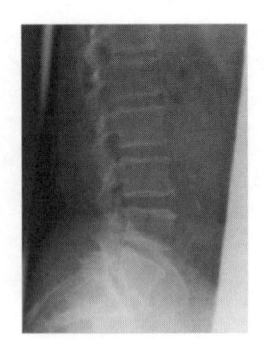

図43　DRE変化例（高濃度DR圧縮処理）

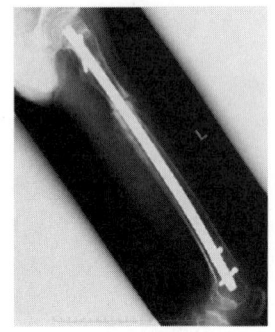

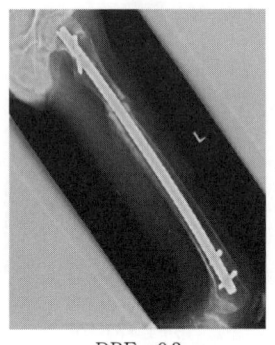

DRE = 0.0　　　　　　　　DRE = 0.3　　　　　　　　DRE = 0.6
← 弱　　　　　　　　　低・高濃度圧縮　　　　　　　強 →

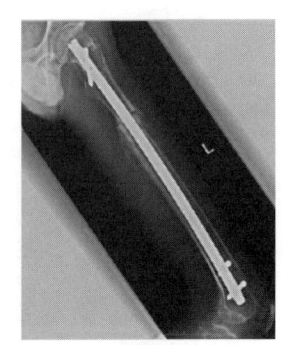

図44　DRE変化例（低・高濃度DR圧縮処理）

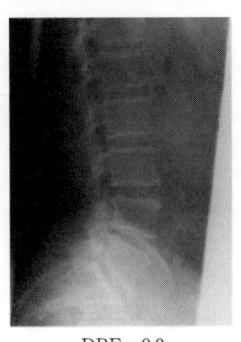

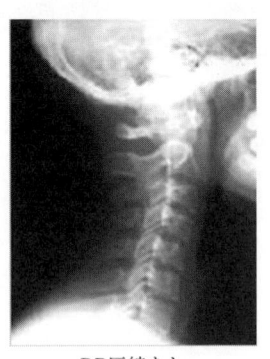

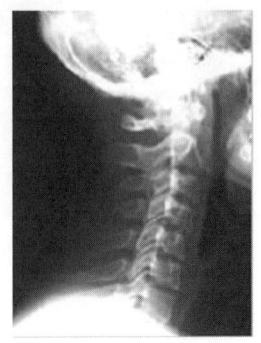

DR圧縮なし　　　　　　　　　　　DR圧縮あり

図45　頸椎（高濃度圧縮使用時）
　　　気道，軟部の状態がわかりやすい。頸椎の描写には差がない。

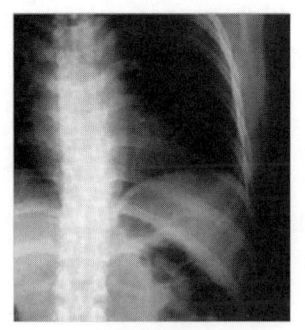

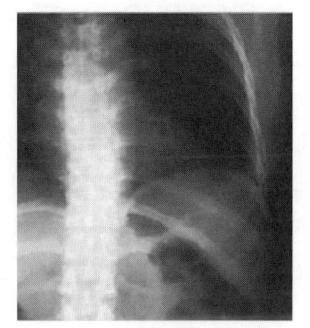

DR圧縮なし　　　　　　　　DR圧縮あり

図46　肋骨（高濃度圧縮使用時）
肺野にかかる上部肋骨が黒くつぶれて見えにくいのが改善されている。

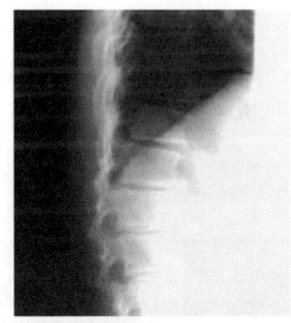

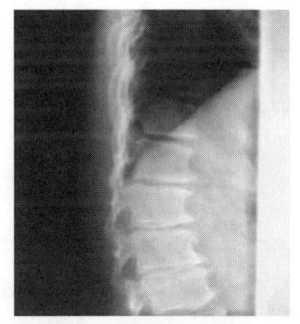

DR圧縮なし　　　　　　　　DR圧縮あり

図47　胸腰椎移行部（低濃度圧縮使用時）
下部の椎体が白く飛び，見にくかったのが改善されている。

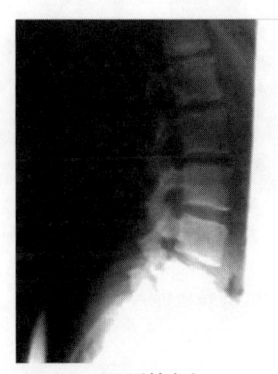

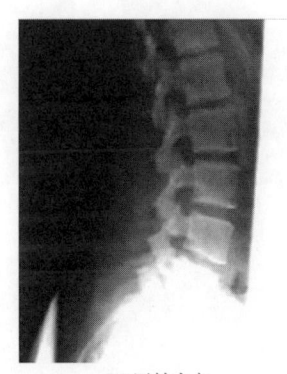

DR圧縮なし　　　　　　　　DR圧縮あり

図48　腰椎（高濃度圧縮使用時）
椎体の見え方を変えることなく，高濃度のつぶれがなくなり，棘突起が見える。

1.6.4 乳房石灰化強調処理例（Pattern Enhancement Processing Mammography：PEM）

a) PRN（処理ランク）：設定範囲A～E。Aほど高周波数強調（表6，図49）。
b) PTE（石灰化らしい濃度レベルを検出する）：設定範囲A～T。Aはより検出力が高く，Tが一番低い。通常はL：50μm，L：100μmを用いる（図50）。
c) PTC（石灰化らしい形状レベルを検出する）：設定範囲A～T。Aはより検出力が高く，Tが一番低い。通常はM：50μm，B：100μmを用いる（図51）。なお，PTE，PTCは独立したパラメータではなく，それぞれの相互処理効果を加味してパラメータ設定がされているため，通常は変更しない。
d) PRE（処理強調度）：設定範囲0.0～16。数字が大きいほど，PEM処理が強くなる（図52）。PREの強調度を大きくしても，PTEおよびPTCが0（非検出）の場合はPEM強調はかからない。

表6　PRNのパラメータ

PRN	A	B	C	D	E
周波数強調処理がかかる中心周波数 cycle/mm	8.00	5.66	4.00	2.83	2.00

PRN＝A（強調度＝5）
A：細かい石灰化（8C/mm）

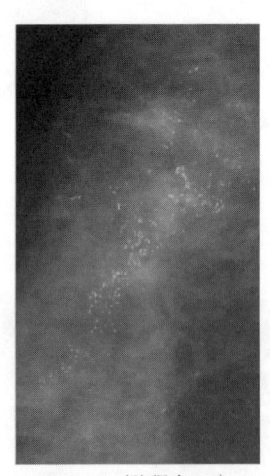

PRN＝E（強調度＝5）
E：粗い石灰化（2C/mm）

PRN＝A（強調度＝10）
A：細かい石灰化で強調度大

図49　PRN変化例（PEM周波数処理ランク）

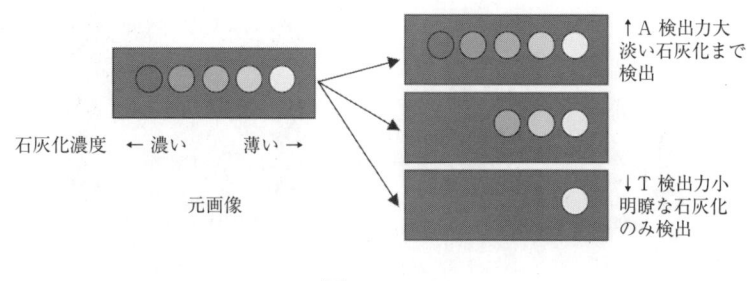

図50　PTE

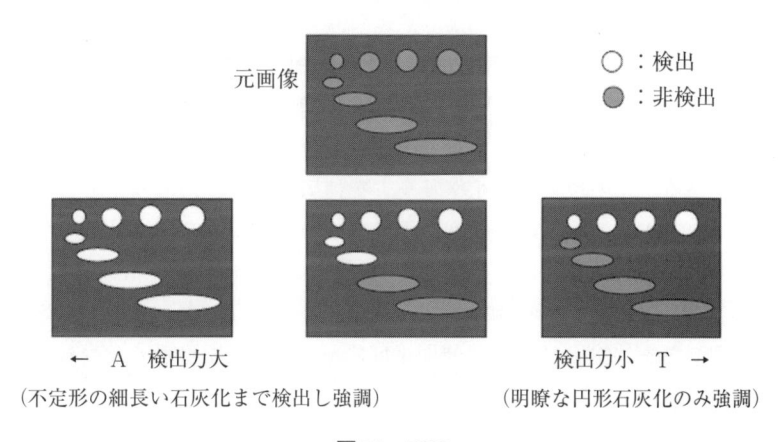

図51　PTC

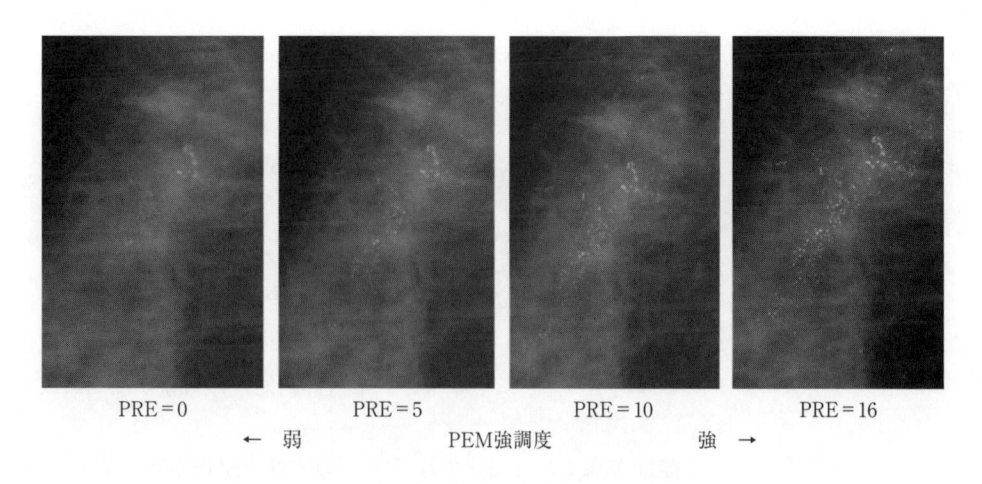

図52　PRE変化例（PEM処理強調度）

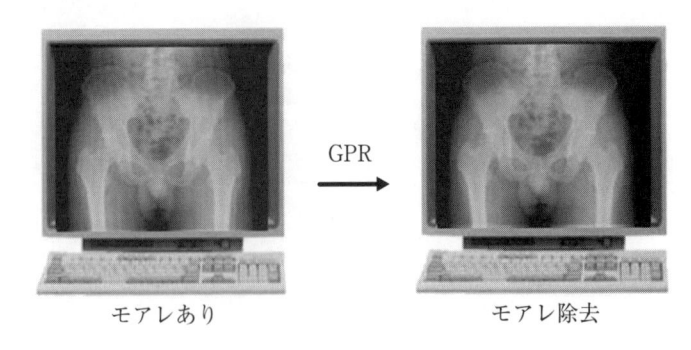

図53　GPR

1.6.5　グリッド除去処理（Grid Pattern Removal：GPR）

　最近，フィルムレス化が進んでいるために，診断もCRT，液晶モニタ，プラズマディスプレイなどの表示画面での診断へと変わってきている。この場合フィルムではほとんど経験がないモアレ現象が生じることがある。この現象は静止グリッドを使用したときにのみ見られる現象である。必ず発生するものではないが，モニタの解像度，画像縮小，グリッド密度，管電圧などの要因が重なり生じる。

　GPR処理は高密度画像に対しても画像を損なうことなくグリッドパターンを除去することでモアレ防止を行う処理である。GPRにはユーザ変更可能なパラメータはなく，フラグのON，OFF設定のみである（図53）。

GPR処理上の注意：GPR処理は一般的に使われているグリッド密度34本/cm以上のグリッドに対応している。できるかぎりカセットと平行にグリッドを配置する。40本/cmのグリッド使用時で除去しきれずモアレが出てしまうときには34本/cm，60本/cmのグリッドを使用すること。

1.6.6　ノイズ抑制処理（Flexible Noise Control：FNC）

　FNCとは診断情報を損なうことなく画像の粒状感を改善する画像処理であり，4つのパラメータ（FFC，FNB，FNT，FNE）がある。

　FFCは照射X線に依存しノイズ抑制処理の程度を決めるパラメータであり，AとMがある。

　A：照射X線量が少なくなるに従い，強くノイズ抑制処理がかかる（一般撮影用）

　M：照射X線量に依存せず，一定のノイズ抑制処理がかかる（リニアックグラフィ用）

　FNBは周波数成分に関連してノイズ抑制処理の程度を決めるパラメータ。図54にFNBと空間周波数に対するノイズ抑制レベルのカーブを示す。図において上になるほど抑制が強くAは低周波成分から高周波成分全域のノイズを抑制する。Fになるほどノイズ抑制処理の対象が高周波成分側に移る。

　Aを使うと信号までぼかす可能性が高く，またFではノイズ抑制効果が得られにくい。通常C，比較的低周波成分のノイズが多いときはBを用いる。胸部ではより高周波成分のノイズを選択的に除くEが良い。

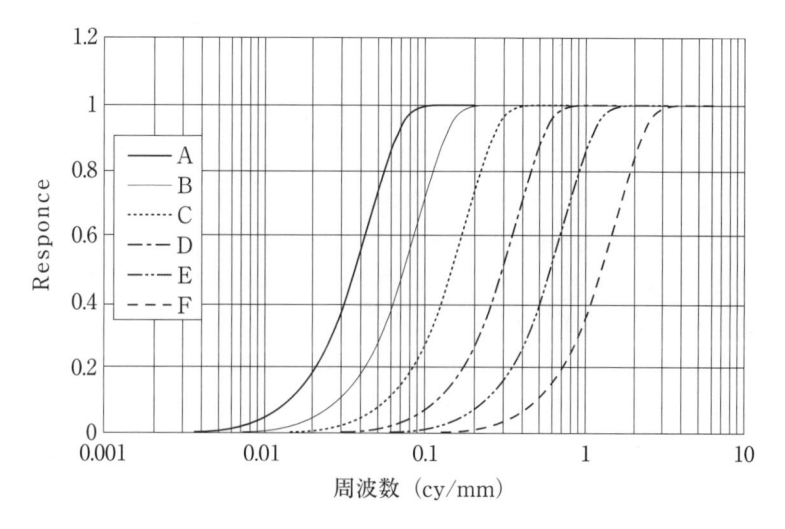

図54　FNBによるノイズ抑制レベルのカーブ

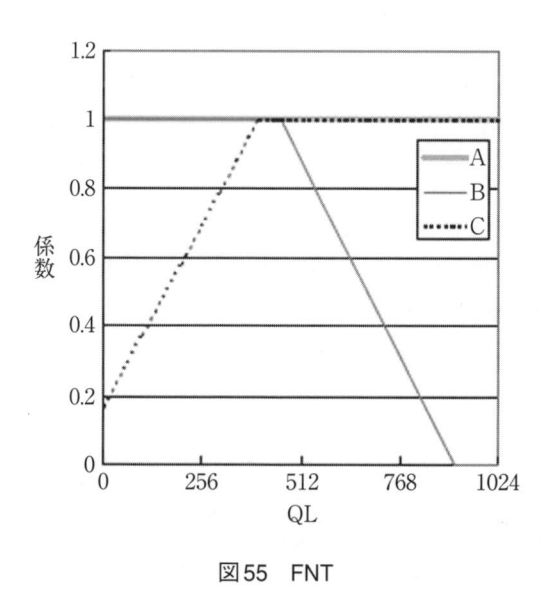

図55　FNT

　FNTは画像濃度に関連してノイズ抑制処理の程度を決めるパラメータである。図55に入力信号QLに対する抑制係数を示す。図において上になるほど抑制は強く，横軸のQL（quantum level）は濃度に比例する値でありA線は濃度によらずノイズ抑制処理の程度が一定，B線は濃度が高くなるとノイズ抑制処理の程度が弱まる（主として胸部用）。C線は濃度が低くなるとノイズ抑制処理の程度が弱まる（主として骨用条件）。

　FNEはノイズ抑制処理の程度を決める。0.0～1.0で定義され，1.0は最もノイズ抑制処理が強くなり，0.0では抑制がされない。

FNCをかけたときMFPの条件を適切に修正することが非常に大切である．すなわち，FNCでノイズは抑制されるが，ボケた印象になる場合があり，MFPでの調整（強調を強める）が必要になる．すなわち，FNCのみ検討するのではなく，MFP処理条件も含めて条件を設定することが重要である．具体的には，撮影部位にも依存するが一般的にはMREを強くする．また骨で骨梁などの細部を見やすくするためにMRTは低濃度から周波数強調がかかるとよい．このとき，うまく調整するとノイズを軽減して，さらに信号も強くできる．

　FFCをAとすると（一般撮影用），FNC処理は自動的に，露光量の因子でFNC処理のかかり方が変化する．一般的にFCRでは露光量が少なくなるとざらつきの多い画像となる．このときFFCがAでは，露光量が少ないと強くノイズ抑制をする．このように露光量に応じて最適なノイズ抑制をするように処理が働くが，低露光撮影では条件調整が必要になる場合がある．具体的にはMFPの強調（MRE）をさらに強くするとノイズと信号のバランスが良くなる．また，極端な低露光撮影では信号自体を抑制する可能性があり，よく臨床画像を確認して問題がないかを検証されたい．

　FNC処理は被ばく低減，画像改善に有効な処理であることを説明してきた．しかし，条件を間違えると信号まで低減してしまうおそれがあり正しく条件をつかむ必要がある（図56）．以下に留意点を記す．

(1) FNCで被ばく低減の可能性は高いが，照射線量を決定する場合しっかりとした画像確認が必要である．
(2) FNC処理で見えないものが見えるようになることはない．信号はあるがノイズに見え隠れしている場合に見やすくなるということである．
(3) FNC ONとOFFでは最適画像にするためのMFP条件が異なる．FNC ONの場合，MFPの周波数処理条件は，強調度がやや強めに設定している．OFFとした場合は，MFP条件が最適かどうか画像確認が必要になる．
(4) FNC ONでは基本的に周波数強調を強める方向であり，その場合従来の周波数処理よりMFP処理のほうが好ましい．
(5) FNC処理はX線量により自動的に処理の程度が変わる設計となっている．すなわち，S値に依存して処理されるため，S値のしっかりした管理が必要である．

　最後に，本項は酒井芳雄氏（富士フイルムメディカル株式会社）に資料提供およびご協力いただいた．

参考文献

1) FCR画像処理解説書．富士フイルム株式会社．2002.
2) FCR画像調整マニュアル．富士フイルムメディカル株式会社．

<u>上段</u>
FNC　OFF
MFP：MRB, MRT, MR
　　　　C　　R　 0.2

<u>下段</u>
FNC　ON
FNC：FFC, FNB, FNT, FNE
　　　　A　　E　 B　 0.5
MFP：MRB, MRT, MRE
　　　　A　　R　 0.3

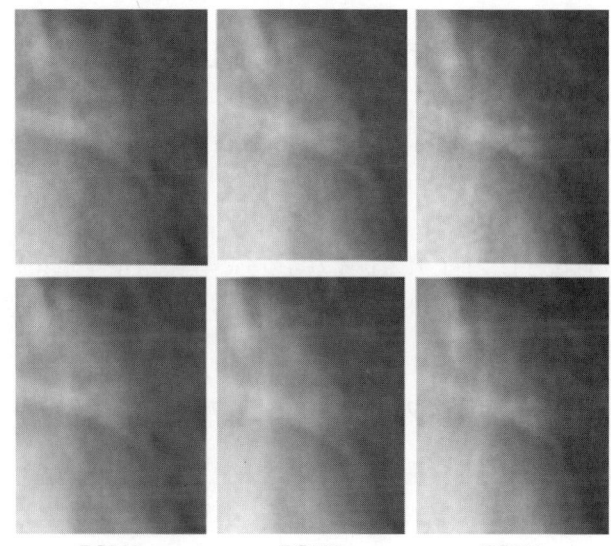

RS300　　　RS400　　　RS600

<u>胸部写真の露光量依存のFNC効果</u>
心陰影の拡大写真であり，明らかなS/Nの改善がFNCで見られる。
特に低被ばくでの効果が大きい。R/S600はRS300の1/2線量である。

<u>右</u>：FNC　ON
FNC：A, C, C, 0.6
MFP：C, P, 0.6

<u>左</u>：FNC　OFF
MFP：C, T, 0.4

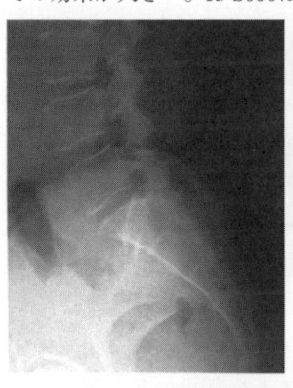

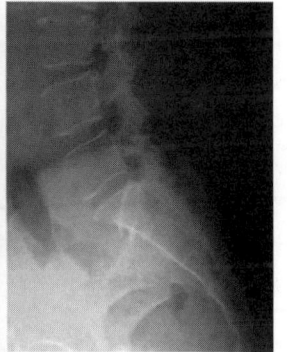

腰椎側面画像：FNCで明らかなSNRの改善が図れている。

<u>右</u>：FNC　ON
FNC：A, C, C, 0.6
MFP：B, Q, 0.7

<u>左</u>：FNC　OFF
FNC：B, Q, 0.1

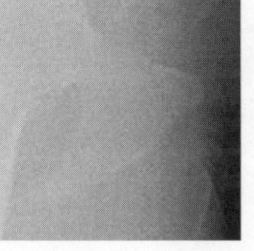

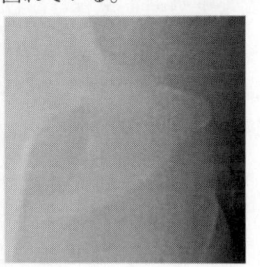

骨盤計測画像：FNCで計測ポイントが鮮明に観察される。

図56　ノイズ抑制処理（FNC）の設定例

2. DF（デジタル・フルオログラフィ）システムの構成と特徴

　これまでの放射線画像はフィルムで画像記録するようなアナログラジオグラフィであったが，コンピュータの進歩によりデジタルで画像を扱うデジタルラジオグラフィが普及し，DR（digital radiography）が用語として使われるようになってきた。ここでのDRは，時間的に変化する二次元のX線画像として得られる狭義のものをいう[3]。DF（digital fluorography）はDRの一種で，検出器にI.I.-TV系やFPD（flat panel detector）を用いており，DSA（digital subtraction angiography）に代表される。最近では，DFのことをDSAと呼ぶ場合が多くなっている。

2.1　DSA（デジタル・サブトラクション・アンギオグラフィ）の動作原理[4]〜[6]

　血管の描出や腫瘍濃染を目的として，造影剤を注入し血管とそれ以外の組織との間にX線吸収差をつけて撮影し，コントラスト分解能の良い画像を得る必要がある。また，動脈系においては血流速度が速く，造影像が急速に変化する場合でも血流状態を観察しながら撮影を行う必要がある。このような場合に，造影剤が流れ込む前と後の画像をサブトラクションして血管像を描出するDSAが行われる（時間差分法）。サブトラクションを行わない場合をDA（digital angiography）という。特に，造影剤をどこから注入するかによって，経静脈的DSA（IVDSA）と経動脈的DSA（IADSA）と呼ばれることがある。

　DSA装置とその構成例を図57，図58に示す。DSA装置はX線検出器（I.I.-TV，FPD），A/D変換器，コンピュータ，D/A変換器，画像表示部などで構成される。X線高電圧発生装置は安定した高速パルスX線を必要とするため，最近はほとんどインバータ式装置が用いられている。X線照射のシーケンスはコンピュータにより制御される。

　被写体を通過したX線はI.I.に入射し可視像に変換され，光学系を通ってTVカメラで映像信号（アナログ信号）に変換される。このアナログ信号はA/D変換器により512×512マトリクスまたは1024×1024マトリクス，10ビットまたは12ビットのデジタルに変換される。ここでサブトラクションの場合，血管のコントラストを背景のX線吸収差に影響を受けないようにするためlog変換（対数変換処理）を行う。DSA装置によってはA/D変換器の前段にlogアンプを設け，log変換後A/D変換している装置もある。DAの場合，log変換は不要である。サブトラクションの場合，造影剤注入前の画像（マスク像）を画像処理部のフレームメモリ内にマスクとして記録する。その後，造影剤注入後の画像（ライブ像）が連続して入力されると，順次サブトラクションが繰り返し行われる。サブトラクションしたデジタル信号は，コントラスト分解能を最適なものにするためエンハンスメント（濃度幅と濃度中心の決定）を行い，診断目的により適切な画像表示を行うためにガンマ補正の後，D/A変換器によりアナログの映像信号に変換されモニタに出力される。これら一連のX線出力からTVモニタに表示されるまではリアルタイムで行われる。表7は血管撮影の方法である[7]。

　従来の透視は連続透視が使われ，30f/sの画像を収集表示していたが，最近は被ばく線量を低減するためパルス透視が使われ，パルスレートを30pulse/sから15，7.5，3.75pulse/sと下げることで大

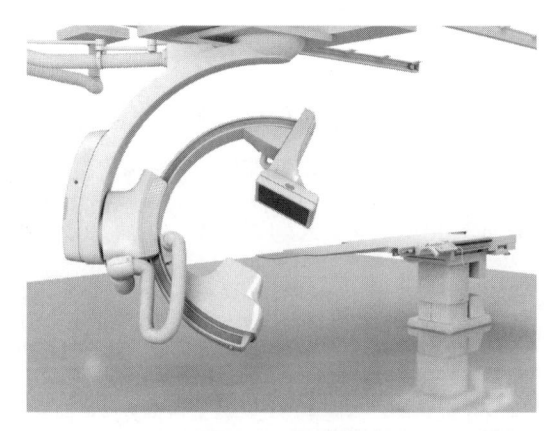

図57　DSA装置

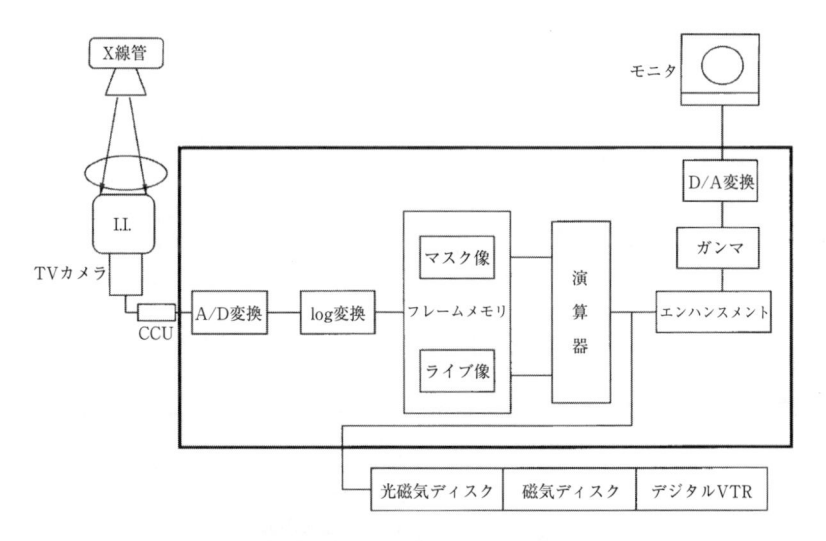

図58　DSA装置の構成例

幅に被ばくを低減することができる。しかし，パルスレートを下げると，1パルスあたりの線量が同じでも信号検出能が低下したり，動きの速いものでは不連続に表示されたり見づらいため，検査目的に応じたパルスレートを選択する必要がある。パルス透視では低電流のために，X線パルスの立ち下り時に高圧ケーブルに蓄積した電荷が放電して高圧波尾が長くなる。そのため被ばく線量の増大をもたらす。この高圧波尾を除去するために，X線を切った後テトロード管で高圧ショートさせる方式と3極X線管でグリッドによりX線を切る方法がある[8]。

表7 血管撮影の方法

撮影法	方法
シネ撮影	心室や冠動脈をパルスX線で，30～60f/sの動画としてシネフイルムに記録する。
DA撮影	X線検出器（I.I.-TVやFPD）からの画像をDR装置にそのまま収集するもので，サブトラクションは行わない。DA画像はDSA画像と比べ，空間分解能は同等だが，コントラスト分解能は劣る。患者の動きがある場合に使うことがある。
DSA撮影	造影剤を注入する前のTVカメラの画像（マスク像）と，造影剤注入後の画像（ライブ像）をサブトラクションすることにより，骨や臓器といった背景を消去して，血管像のみの画像を得る。血管強調ができるために，少ない造影剤で検査できるため外来でも検査できる場合がある。
回転DSA	血管を立体的に診断するために，保持装置を回転させながら撮影する方法。造影剤注入前に回転しながらマスク像を収集し，造影剤注入後，再度回転しながらライブ像を収集して，同じ角度の画像間でサブトラクションする。体動や呼吸停止ができないなどでサブトラクションができない場合はDA撮影を行う。
3D-Angio	回転DAや回転DSAで得られたプロジェクション画像を三次元再構成することにより，立体的な血管走行と腫瘍の広がりを描出することができる。CTのような横断面やMPR，MIP，さらにボリュームレンダリングが可能である（図59）。
下肢ステッピングDSA	腹部から足先までの長い血管を造影剤の流れに沿ってテーブルをスライドさせて撮影する方法で，造影剤を注入する前に足先より各ステージでのマスク像を収集して，造影剤注入後，造影剤の流れを見ながらステージを進める。
ステレオ撮影	間隔をあけた2焦点を備えたX線管より交互にX線を曝射して，立体像を得るための撮影方法である。フィルムチェンジャやDSAで行われる。
拡大撮影	血管撮影では，0.2mm程度の焦点をもつX線管で2倍程度の拡大撮影が行われる。また，ステレオ撮影と組み合わせた拡大ステレオ撮影も行われる。

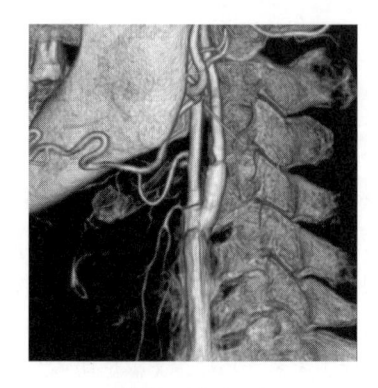

図59　3D-Angio

2.2 アーチファクト

DSA画像の主なアーチファクトの原因にはミスレジストレーション，ハレーション，線量不足がある。

1) ミスレジストレーション

DSAの撮影は数秒から数十秒かかるため，呼吸停止や固定不良などによる体動や腸内ガスの不随意運動によりマスク像とライブ像の位置がずれ，サブトラクションするとアーチファクトが生じることがある。このアーチファクトを低減するため，体動が起きた後（造影剤が到達する前や，流出した後）のライブ画像をマスク像として使用するリマスクが行われる。また，体動が一定方向の場合，マスク像をライブ像に対し上下，左右に移動して補正するピクセルシフトによりアーチファクトを低減することができる。

2) ハレーション

横隔膜や側腹部の境界を撮影する腹部血管撮影，大腿部から下腿部にかけての両下肢動脈撮影などの場合，ハレーションが生じることがある。この場合，補償フィルタやボーラスを用いてX線強度分布の均一化を行う必要がある。補償フィルタやボーラスは障害陰影にならないこと，操作性が良いことが求められる。最近は画像全体のダイナミックレンジをリアルタイムに補正するコントラスト補正処理により，過度に明るい部分や暗い部分の輝度を調整し，カテーテルや血管を見やすくする画像処理（デジタル補償フィルタ）を行うことができるようになった。

2.3 ポストプロセス処理

DSA画像を透視時と撮影時に分けてとらえると，透視時の画像はすべてリアルタイム処理で，後出の画像加算処理やリカーシブフィルタ処理などがあるが，撮影時の画像はリアルタイム処理とポストプロセス処理がある。そのうちポストプロセス処理は前出のリマスクやピクセルシフト，後出の空間フィルタ処理などがある。

2.4 時間フィルタ処理

撮影に比べて透視の線量は約1/100程度と少ないためノイズが多い。画像のSN比を改善するため，リアルタイムに画像加算処理やリカーシブフィルタ処理が行われる。

1) 画像加算処理

画像加算処理は非巡回型フィルタと呼ばれ，連続して得られる画像に対し，単純に画像を加算平均することによりノイズを除去するものである。SN比はmフレームを加算した場合，$\sqrt{m}$倍になりノイズを低減し画質を向上する。しかし，フレーム数mを大きくするにつれて，加算平均像を作る上での収集時間が増大し，時間分解能が悪くなる。

2) リカーシブフィルタ

リカーシブフィルタは巡回型フィルタと呼ばれ，連続して得られる画像に対し，現在の画像から過去の画像のすべてに対し，徐々に係数を小さくしながら掛けて加算する。フィルタの効果はこの係数の大きさによって決まる。しかし，このフィルタには画像の中に動きがある場合，残像やボケとして

観察される欠点がある。このため，動きに応じて係数を変更することにより，動いている部分は加算処理を弱く，動いていない部分は強くかける動画検出機能付きリカーシブフィルタ処理がある。

2.5 空間フィルタ処理[5]

時間フィルタ処理は時間的に変化する画像に対して行うものであったが，空間フィルタ処理の場合は，同一画像内で処理を行うものである。低周波成分を強調するローパスフィルタ，高周波成分を強調するハイパスフィルタ，中間周波数成分を強調するバンドパスフィルタがある。これらは3×3，5×5，9×9またはそれ以上のマトリクスをもつフィルタパターンを用いて，フィルタ係数を調整することにより作成できる（図60）。ローパスフィルタはノイズを除去する目的で使われるが，強調が強いとぼけた画像となる。ハイパスフィルタは血管を強調するために用いるが，強調が強いとオーバーシュートやアンダーシュートが起き，偽画像が生じることがある。バンドパスフィルタは血管等の特定の周波数成分を強調するもので，高周波成分のノイズを低減することができる。

DSA装置で使用される画像処理を表8に示す[7]。

3. FPD（フラットパネルディテクタ）システム

一般撮影用静止画のFPD（flat panel detector）システムは1990年代後半から市場導入が始まったが，それ以降，多くの医療機器メーカーからFPDを搭載した装置が商品化され，CRとともにX線画像のデジタル化を加速している。

当初，普及が進んだのは多数のCCD（charge coupled device；電荷結合素子）を用いたFPDである。この方式はシンチレータでX線画像を可視光に変換した後，集光光学系を経由してCCDでデジタル画像を得るものである。

現在多くのメーカーが採用している方式は液晶ディスプレイの開発のなかで進歩したTFT（thin film transistor；薄膜トランジスタ）技術を応用した方式である。

3.1 画像検出方式

図61に示すようにFPDの画像検出方式は直接変換方式と間接変換方式に分類される。直接変換方式とは，X線画像を直接，電荷分布に変換する方式であり，間接変換方式とはX線画像をいったん光画像に変換するプロセスが入っている方式である。

直接変換方式では電荷分布に変換された画像情報は時系列の電気信号に変換される。これを行う方式としてはa-Si（amorphous silicon）で形成したTFTで各画素を切り替えて読み出す方式，あるいはCMOS（complementary metal oxide semiconductor）を用いて読み出す方式などが提案されているが，TFTを用いた方式を中心に商品化が進められている。

間接変換方式はX線画像を光画像に変換する方式であるが，通常の蛍光体を用いる方式と輝尽性蛍光体と呼ばれるメモリ機能をもった蛍光体を用いる方式がある。前者ではX線蛍光体で光に変換された画像をPDで電荷に変換し，前述のTFTで逐次切り替えて読み出す方式と，光画像をCCDで電気信号に変換する方式がある。

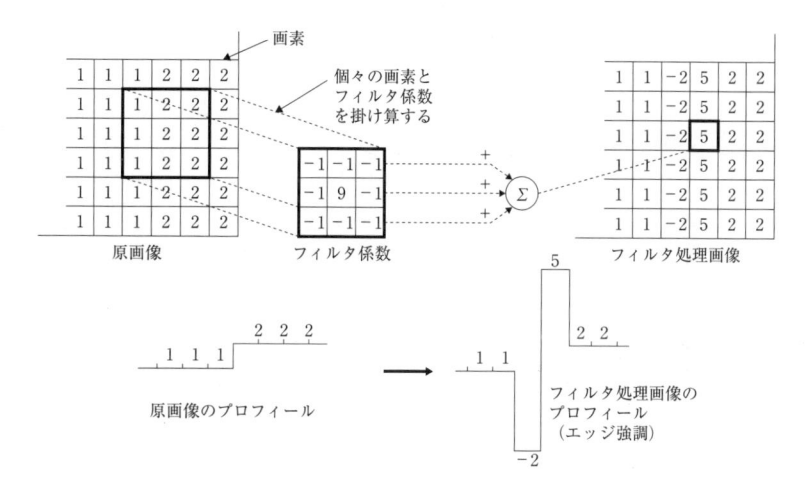

図60 空間フィルタ処理（ハイパスフィルタの例）

表8 DSA装置で使用される画像処理

画像処理	内　　容
サブトラクション	マスク像とライブ像をそれぞれLog変換後，サブトラクションすることにより，背景画像を消去して血管像のみの画像を得る。
ウインドウ	画素値のある部分を強調して表示する方法。DSAではサブトラクション像の淡い血管成分を強調して表示することにより，血管のコントラストをつけて表示する。
ガンマ変換	画像をライブ像で観察する場合，特に明るい部分はモニタ上でハレーションを起こして見にくくなる。そこで，画像値を変換して画像値の大きい部分を抑える等の処理をして画像を見やすくする。
ネガ・ポジ反転	画素値の大きい点を明るく表示するか暗く表示するかを切り替えるネガ・ポジ反転により画像を見やすくする。
リマスク	患者が動いてしまった場合，造影剤の到達前や流出後の画像をマスク像とする。
ピクセルシフト	被写体が動いてマスク像とライブ像がずれた場合，マスク像をシフトして背景を消す。0.1ピクセル単位での移動が必要。
空間フィルタ	1枚の画像のなかで，近隣の画素値と重み付け加算することにより（フィルタ処理），ノイズを低減したり，エッジを強調したりする。
画像加算	連続する画像を加算平均することにより，ノイズを低減する。動かない部位には有効だが，動きがある部位では2重3重になって偽画像となるので，注意を要する。
拡大（ZOOM）	画像の一部分を拡大して表示することにより，観察しやすくする。画像をアフィン変換して補間することにより，スムーズな拡大像が得られる。
ピークピクセル	連続する画像を用いて，それぞれのピクセルで最も大きい値で画像を作成する。これにより造影剤が最も濃い時点の画素値をホールドすることができる。頭部や下肢血管等で動きが少ない場合はS/Nの向上に有効であるが，血管が動いた場合，その部分が太くなってしまうので注意が必要である。

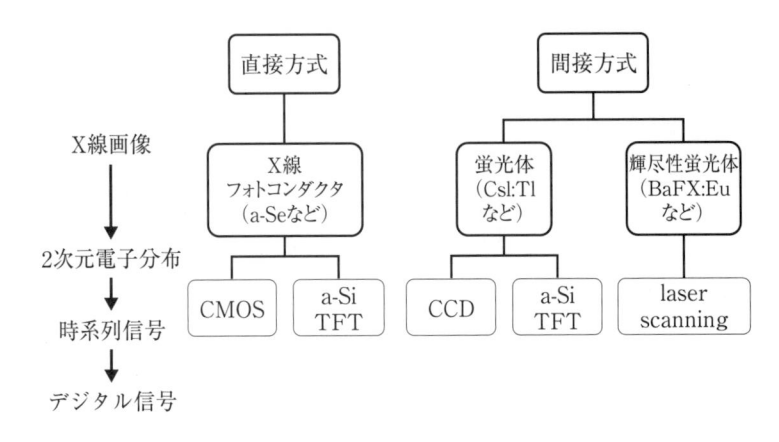

図61 デジタルラジオグラフィの画像検出方式

また，輝尽性蛍光体（photo stimulable phosphor）を用いた方式が前節にあるCR（computed radiography）である。

3.2 直接変換TFT読み出し方式FPD

　直接変換TFT読み出し方式の概念図を図62に示す。直接変換方式では，まずX線画像を電荷分布に変換するためにX線フォトコンダクタが用いられる。X線フォトコンダクタとしてはX線を効率良く吸収することと，暗電流が低いこと，必要な画面サイズが均一に形成できることなどが要求される。X線フォトコンダクタとしてはa-Se，PbI2，HgI2，CdTe，CdZnTeなどが提案されているが，現時点ではa-Seが最も実用的であると考えられている。
　この方式では電荷が印加電圧の方向に移動するため，電荷の拡散が少なく高い鮮鋭性が得られることが特徴である。
　X線フォトコンダクタによって電荷に変換された画像情報は，いったん画素ごとにあるキャパシタに蓄積され，それをTFTのスイッチング回路によって順次読み出される。TFTスイッチング回路の仕組みを図63に示す。1本の走査制御ラインに制御電圧が印加されるとそれにつながっているTFTがすべてon状態になり，画素キャパシタに蓄積されていた電荷が信号線に流れ出し，電荷アンプ（charge amplifier）によって電圧に変換される。各信号線の電圧信号はマルチプレクサ（multiplexer）で順次ADコンバータ（analog digital converter）に送られてA/D変換が行われ，デジタル信号が得られる。これを各走査制御ラインについて行うことにより，検出器全面の画像情報をデジタル化することができる。

3.3 間接変換TFT読み出し方式FPD

　間接変換TFT読み出し方式の概念図を図64に示す。前述のように間接変換方式ではX線画像は蛍光体によって光画像に変換される。蛍光体としては，蛍光スクリーンとして用いられている

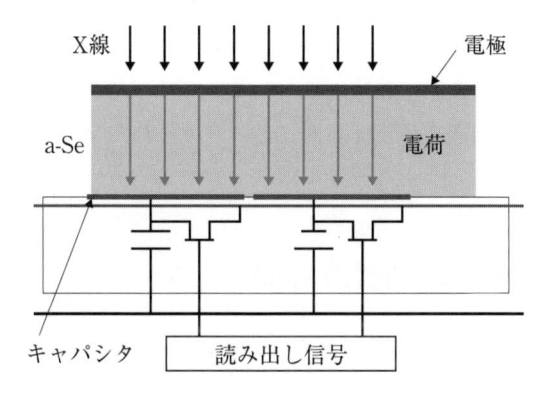

図62　直接変換TFT読み出し方式のFPD

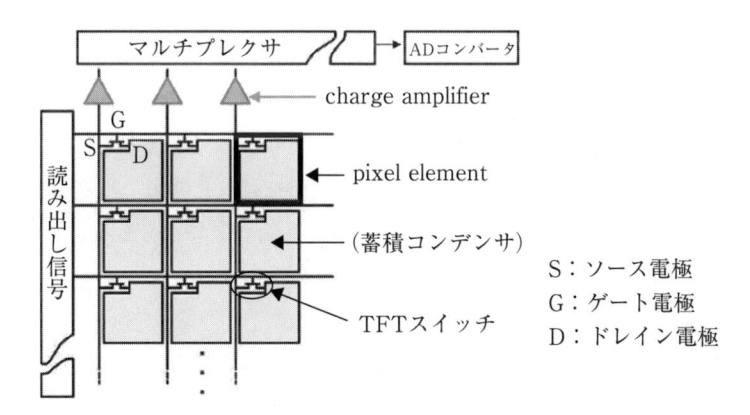

図63　TFTの読み出し回路

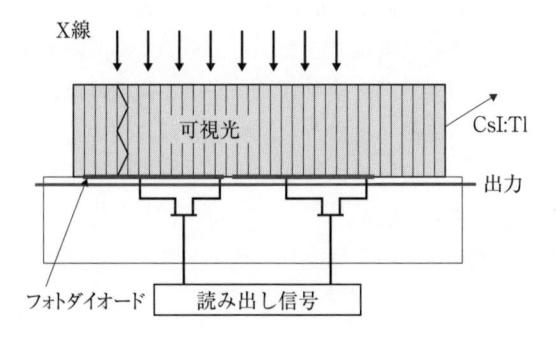

図64　間接変換TFT読み出し方式のFPD

Gd$_2$O$_2$S:Tb^{3+}やCsI:Tl$^+$が用いられている。CsIはI.I.管（image intensifier tube）でも使用されている柱状結晶の蛍光体（ただし，I.I.での場合は賦活剤がNaのCsI:Na$^+$が用いられている）であり，図64に示すように，光が画面方向に拡散しにくく，解像特性の点で有利といわれている。

蛍光体で可視光に変換された画像情報は画素ごとに設けられたフォトダイオードによって光電変換され，電荷として保存される。この電荷分布は直接変換TFT方式と同様な方法で読み出されて，デジタル化が行われる。

3.4　間接変換CCD読み出し方式のFPD

間接変換CCD方式はX線画像を蛍光体によって光画像に変換するまでは前述の間接変換TFT方式と同様であるが，その光画像をCCDで検出するところが異なっている。CCDはa-Siで形成されているTFTと異なり結晶シリコンを用いて作成する素子であるため，撮影に必要な検出器の領域をひとつの素子で形成することは困難である。

この問題を解決するための方法のひとつとしてファンビームX線を走査してそれに対応する領域のX線情報を細長い矩形状の蛍光体とCCDを組み合わせて検出する図65に示すようなスロットスキャン方式が提案されている。この方式ではファンビームにコリメートされたX線を蛍光体（例えばCsI:Tl$^+$が使用されている）で光に変換し，光ファイバを用いて矩形状のCCDに結合されている。

もうひとつの間接変換CCD方式としては，多数のCCDを並べて蛍光体で発光した光を検出する方式が提案されている。この方式では蛍光体で変換された光画像を効率よく縮小してCCDに結像させる必要があるが，通常のレンズを用いたのでは非常に集光効率が低くなる。このため，集光効率の高い縮小光学系を得るために各種の光学系が提案されている。

3.5　画像形成過程

X線検出から診断に用いる画像の表示までのデジタル画像の形成プロセスを図66に示す。X線量子で形成された画像は画像検出装置でデジタル信号に変換される。基本的な画質はこのプロセスで決定されるので，画質に関連する画像検出装置の特性が非常に重要である。注目すべき特性としてはX線吸収性能，付加ノイズ，シャープネス，画素サイズなどがある。

デジタル化された画像は画像処理装置で目的にあった階調処理，あるいは画像強調処理などが施される。画像処理はアナログ画像では実現できなかったものであり，デジタル画像のもつ大きなメリットのひとつと考えられる。画像処理を施されたデジタル画像は画像記録装置（レーザープリンタなど）あるいは液晶などの表示装置に出力され，画像診断に用いられる。デジタル画像システムでは以上のようなプロセスを通じて最終的に診断に用いられるものであり，それぞれのすべてのプロセスでの最適化を行うことが重要である。

直接変換PFD装置の概観を図67に示す。

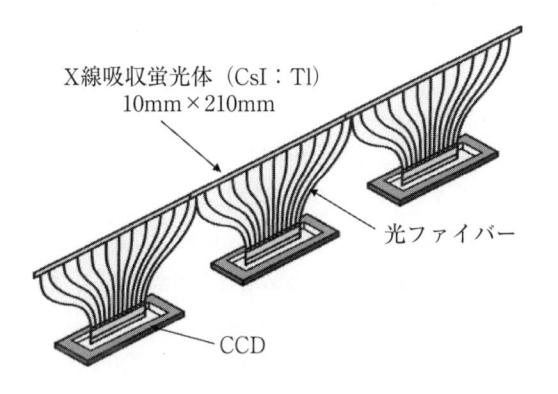

図65 スロットスキャン方式のデジタルラジオグラフィ

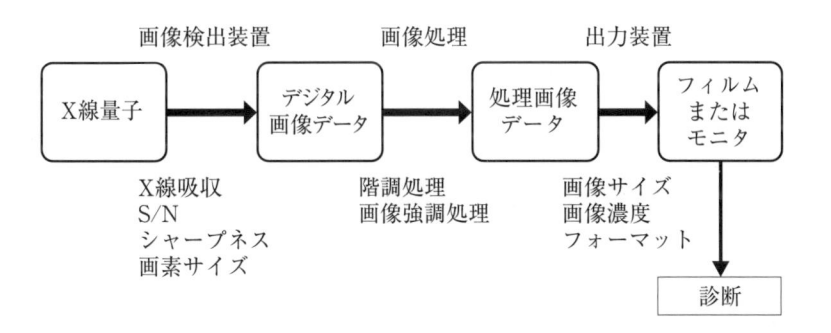

図66 デジタル画像の形成プロセス

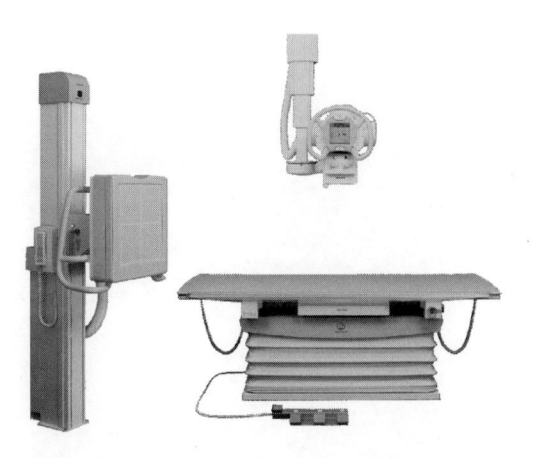

図67 直接変換FPDシステムの例 - 富士フイルム DR［BENEO］

本項は酒井芳雄氏（富士フイルムメディカル株式会社）に資料提供およびご協力いただいた。

参考文献

1）FCR画像処理解説書．富士フイルム社．2002．
2）FCR画像調整マニュアル．富士フイルムメディカル．
3）新開英秀，東田善治．医用画像検査技術学．第2版．南山堂．2002．
4）青柳泰司，安部真治，小倉 泉，清水悦雄．新版放射線機器学（Ⅰ）．コロナ社．2006．
5）五島仁士，大野英丸．診療画像学．マグブロス出版．1991．
6）増田康治，松井健一，新開英秀，松本政典．放射線機器工学．南山堂．1996．
7）加賀勇治，安達真人，粟井一夫，他．血管撮影技術．日本放射線技術学会 放射線撮影分科会．1998．
8）江口陽一．DF装置を使用する人が知っておきたいこと．日本放射線技術学会誌．2000；56（11）：1321-1331．
9）岡部哲夫，瓜谷富三・編．放射線診断機器工学．第2版．医歯薬出版．2003．

第9章　磁気共鳴画像診断装置

1. MRIの基本構成

1.1　MRI装置のシステム概要

　MRI装置が装備するハードドウエアの基本構成は，図1に示すようにガントリ部，MRIユニット，システム制御部，画像再構成部およびデータ処理部などから構成されている。ガントリ部は主磁石，送信（照射）コイル，受信コイルなどからなる。検査のために被検者を収容するガントリは，医療用装置では，直径約50～60cmからなる円筒型の開口部をもつ。また，ガントリ内には通常，静磁場発生用の主磁石，高周波磁場を照射するための照射コイル，NMR信号を受信し信号検出するための受信コイル，X，Y，Z方向の傾斜磁場を生成するための傾斜磁場コイル（3対）などが収容されている。照射コイルは照射と受信を兼用するシングルタイプと照射コイルと受信コイルをそれぞれ専用に担うクロスタイプが使用されている。MRI装置の操作手順は一般的に，操作コンソール卓より目的とする撮像シーケンス，撮像パラメータおよび撮像断面を決定し，コンピュータの指示命令としてCPU（central processing unit）からシーケンス制御部に種々の制御信号が時間軸に従って分配されて，順次配置される。装置の運転制御のためのシーケンス制御は基準のクロック信号に基づいてプログラマブルに配信され，高周波磁場の照射制御，傾斜磁場の印加制御，NMR信号のサンプリングと加算平均などが適時実施される。これらにより，任意の撮像パルスシーケンスに対応した，被検者に対して，あるいは装置系に固定された座標軸に対して任意の角度をもつ撮像断面の任意傾斜断面像｛シングルオブリーク（single oblique）像あるいはダブルオブリーク（double oblique）像｝の撮影を可能にする。

1.2　MRIの機器開発と装置

1）主磁石選択の歴史

　磁石には超電導磁石，永久磁石，常電導磁石があるが，核磁気共鳴用に使われる磁石には，超電導磁石（空芯），永久磁石（空芯，鉄芯でも被写体挿入用に空洞化あるいは切ってあるタイプの装置），電磁石（空芯，鉄芯でもサンプル挿入用に切ってあるタイプの装置）が使われている（図2）。

2）MRIの初期開発とその歴史

　MRI装置の開発初期には高磁場NMRスペクトロスコピー用の装置で指や小動物を映像していて，NMR映像装置あるいはNMR-CT映像装置とも呼ばれていた。1977年にダマディアン（Damadian）（英国）は胸部MRI像を超電導磁石の実験機で，主磁場強度508G（0.0508T）で撮像した。1978年にはマンスフィールド（Mansfield）（米国）が腹部MRI画像を主磁場強度950Gの実験機で撮像した。

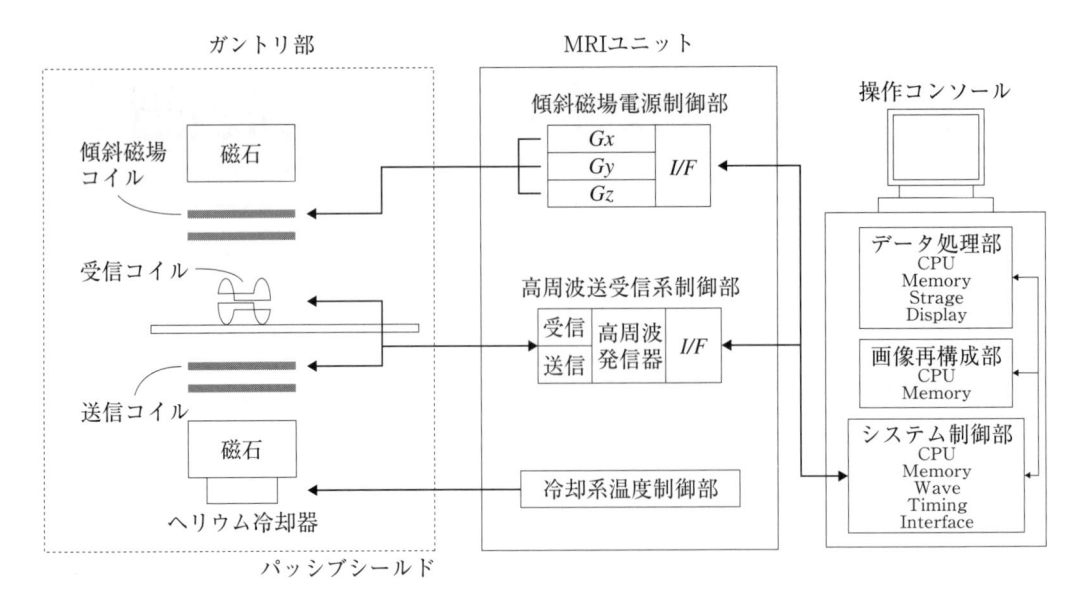

図1 MRI装置が装備するハードドウエアの基本構成システム

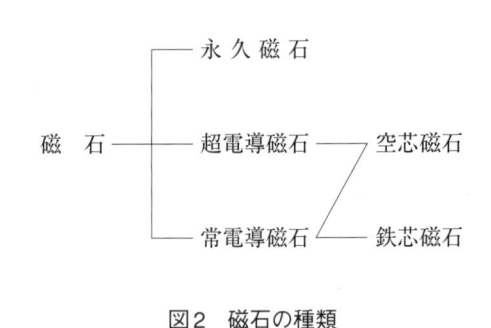

図2 磁石の種類

エデルスティン（Edelstein）は主磁場強度400G（1980年），またムーア（Moore）らは頭部像を主磁場強度1000GのMRI実験装置で撮像した（1980年）。いずれも主磁場に常電導磁石（空芯ソレノイド）を使用して発表したものである。1980年にはハマースミス（Hammersmith）大学とアバディーン（Aberdeen）大学で臨床利用のための臨床用治験が開始された。画質はCTと比べていくぶん低下していた。しかし，MRIはT1，T2強調像などの緩和反映画像や矢状面，前額断面，横断面や任意断面が自由に撮像できる，コントラストがCTと比べてきわめて高いなどの利点を有することから急速に普及することになった。1981年，EMI-ThornとHammersmith病院で主磁場強度0.1T（1000G）の超電導磁石を用いてSR，IR，SEの撮像シーケンスを用いた優れた像を示した。1981年，カリフォルニア大学サンフランシスコ校がOxford Instrument社の主磁場強度0.35T超電導磁石を用いてさらに優れた画像を示した。その後GE社のボトムレイ（Bottomley）らが^{1}H，^{31}P，^{13}C，核種

のMRIスペクトロスコピーを1.5T超電導MRI装置によって撮像と同一機で取得した。スペクトロスコピー用ソフトウエアはDRESS（depth resolved surface coil spectroscopy）法を用いて示した。これは生体のin vivoスペクトロスコピーとしては先進的で，1.5T MRI装置の画像としても画期的であった。それまで1.5T MRI装置の画像に関してはRF（radio frequency）の深部到達能が低いので，B_0静磁場強度の上昇に比例して，本来はS/N比が$\sqrt{3/2}$ 主磁場磁石でよくなるはずが，画質の上昇が伴っていなかった。また当時の実験では主磁場磁石の強度が中磁場装置以上では生体内の渦電導流損失でNMR信号減衰が激しいといわれ，主として0.3Tぐらいまでの主磁場磁石を利用したMRI装置が開発された。アバディーン大学では主磁場強度800G，主磁場強度0.1T装置を相次いで開発し，日本国内の旭化成の常電導型MARK-J（0.1T）MRI装置に受け継がれた。当MRI装置は垂直磁場方式でRFコイルがソレノイド型なのでNMR発生信号は水平磁場方式に比べて，約2倍ぐらい強い強度を発生した。当時は日本国内では液体Heが輸入で高価なこともあり，東芝，日立製作所，島津製作所も0.15Tの常電導磁石MRIをOxford Instrument社やBruker社から輸入し，商品化するとともに，ソフトウエアの開発に努めて，各社とも数年前の0.2〜0.35T超電導MRIに近い画像が得られることになった。高磁場と中磁場に関してはカウフマン（Kaufman），クルーク（Crooke）（Diasonics）とボトムレイ（Bottomley）（GE）との間に討論があった（1984年SMRM）。MRI（NMR）スペクトロスコピーには臨床的にどれだけ役に立つかについて疑問を抱く人々もいたが，撮影像とともにスペクトロスコピーも測定できる点で多くの可能性があるので，1984年以降日本の大病院，大学病院は1.5TのMRI装置を要求し，約1〜3年の治験期間を経て，1987年には国立大学最初の1.5T臨床用MRI装置が金沢大学に設置された。診療のみの病院は0.2〜1.0TのMRIを設置するという傾向が見られた。全体として高磁場MRIを指向しているなかで，フィンランドのInstrument arium社は0.02Tの常電導MRIを開発し，T1，T2値では臨床的に0.17Tより優れた画像を描画する傾向にあった。この装置はMRI装置の設置所要面積が小さく，磁場の周辺への影響も少ないので，普通のX線室に設置でき経費も安くできる装置であった。Diasonics社の0.065T（永久磁石）MRIも良い画像を示していた。現在では各社とも^{1}H，^{31}Pの優れたスペクトルやdiffusion画像を示している。

2. MRI装置

2.1 主磁石と磁場強度

　MRI装置の装置構成として主磁石は重要な位置を占める機器である。主磁石は，静磁場（主磁場あるいは主磁界ともいう）を発生させるが，発生方法によって超電導磁石方式，常電導磁石方式，永久磁石方式の3方式に分類されている。表1にMRI用静磁場発生装置の特徴の比較を示す。

　MRI装置はその静磁場の発生強度によって高磁場装置（1.5〜3.0T）中磁場装置（0.5〜1.0T）低磁場装置（0.02〜0.5T）の3種類に分類されている。磁石としては，高磁場を安定的に発生できる超電導磁石方式の磁石，中磁場（0.5〜1.0T）用に設計された超電導磁石方式の磁石，低磁場用の運用として設計された永久磁石方式（0.02〜0.4）の磁石が主として国内では使用されている。開発当初に使用された常電導磁石方式は，現在はほとんど使用されない状況になってきている。MRI装置によって得られる画質は一般的に静磁場強度に依存するので，医療分野では静磁場が作り出す均一

表1 主磁石の特徴

	超電導磁石	常電導磁石	永久磁石
磁場強度（T） 磁場方向 磁場安定法	0.3～3.0（～7） 水平 永久電流	～0.2（0.38鉄心付） 水平（垂直） 定電流制御	～0.4 垂直（水平） 恒温制御
コイル形状 電流密度（A/mm^2）	ソレノイド 200～500	ダブルヘルムフォルツ 2～5	— —
機械構成	超電導コイル クライオスタット ヘリウム冷却系	銅/アルミニウム 安定化電源 冷却水設備	永久磁石 恒温装置
特徴	高磁場 漏洩磁場大 ヘリウムによる冷却が必要 消費電力が少ない	軽量 漏洩磁場大 磁場可変で容易 消費電力大 低磁場	維持運転経費小 漏洩磁場小 低磁場 重量大

空間領域が広く，かつ高磁場を発生できるMRI装置が注目を集める傾向にある。装置は一般的に発生磁場が高いほど製作費も高くなる傾向をもっているので，購入時の装置性能は最適磁場強度を含めて，予算の適応範囲や運転経費など経済性の観点から決まってくると考えてよい。さらに，磁場強度のほかに空間的な磁場均一度（あるいは磁場均一性）が良いことが高性能磁石の指標となる。

超電導磁石は超電導状態を維持するための冷却システムを含むので磁石の総重量は非常に重くなる傾向がある。現在，全身用MRIとして国内では磁場強度7Tまでの装置が研究用として設置されて利用されている。

MRIが画像診断に必要とする画質水準を維持するには，磁場の安定性（度）と均一性（度）が不可欠で磁場の均一度は静磁場中心からのずれをppm（100万分の1）で表し，目的とする人体の撮影空間内（長径約200～250cm，短径約35～40cm）で10ppm/cm以下の変動に対応することが求められている。MRIの磁場均一性を判定するには，映像化のための傾斜磁場強度を小さくすることにより，NMR信号を狭い周波数帯域で計測しその値から判定する手法が行われており，高い信号雑音（SN）比を得るうえで重要な指標となっている。

また，磁場の特性として，静磁場の時間的安定性が重要である。計測中に静磁場が変化すると画像の位置ずれおよび位相回転を生じ，画質の劣化要因となる。したがって，MRI装置用の静磁場発生装置に求められる性能は，高磁場，高均一度，時間的高安定性（安定度）の3つが重要な指標となっている。静磁場発生装置はスピンの方向を揃えるために重要な構成要素である。

2.2 超電導磁石方式

1）概　要

MRI装置における超電導磁石（superconductive magnet）の搭載は，米，独，オランダの外国製医療機器メーカーによって開始され，日本国内には1984年に1.5T超電導MRI装置が東京大学と京都大学にそれぞれ科学機器として1台ずつ試験的に導入されたのが最初である。均一な超電導磁石

の作成はMRI装置開発の初期の時代には医療機器メーカーよりも磁石専門メーカーのほうが技術的に優位にあったので，当初は超電導磁石の供給に対しては磁石専門メーカーであった英国のオックスフォード社が担っていた。日本企業も遅れること数年で東芝，日立製作所，三菱電機，旭メディカルの4社が医療機器としてそれぞれ1.5T〜2Tの超電導MRI装置の認可を受けた。MRI装置用超電導磁石の生産については，現在は医療機器メーカーだけでなく，石川島播磨重工業や三菱重工業なども一部を分担している。日本における3Tの臨床用超電導MRI装置の国内施設に対する設置は2007年春より開始された。現在日本で市販されている臨床用超電導MRI装置は0.5Tから3Tまでの磁場強度に対応して，採用されて組み込まれている。

超電導磁石は物理的に超電導（超伝導）現象を利用した磁石なので，強力磁場の発生を超電導コイルのなかを流れる永久電流により実現しており，三次元方向に対して空間的にほぼ同等の高い均一度が得られるように設計されている。磁力線の方向は，補正コイルなどを使用して，通常は被検者である人体に対して臥位あるいは座位の位置で体軸と平行となるような磁力線を描くように最終的には調整されるが，基本となる主磁石の磁場の性能についてはこれらの点に留意して設計されている。高磁場超電導MRI装置は，磁場均一度が高く，磁場安定性にも優れているので，体内での水素代謝や燐酸代謝などをインヴィボスペクトロスコピィ（*in vivo* spectroscopy）として計測したり，脂肪などの化学シフト像が撮影できるという特徴を有する。また，高磁場空間での高い均一性をもつことから，収集された信号が高いSN比を得られるため，エコープラナー法などの短時間高速撮影に向いており，患者さんに対する検査拘束時間の短縮が容易になる。超電導MRI装置の高磁場化の実現例としては，日本では新潟大学の脳研究所において7T脳専用MRI装置が研究用装置として導入されている。また，4T全身用機が，特に脳機能計測を対象に大学などの研究機関に設置されている。

超電導機は，図3に示すように，無抵抗で永久電流を流す超電導線が冷媒材として温度4.2Kの液体ヘリウム（He）に浸漬されることにより磁場を発生させるシステムとなっている。永久電流は最初から流れるのではなく，外部電源から電流をランプ関数的に印加しながら所望の電流量まで供給し，その後，永久電流スイッチを切り替えて永久電流モードで運転する。液体ヘリウムにより浸漬された超電導線は温度変動が少なく，超電導状態としてはきわめて安定であるので，磁場安定性が高く，磁場均一度も高くできる。

2）超電導現象

超電導現象は科学書などでもよく取り上げられているように，金属や化合物などの電気伝導体や材料が絶対零度に近い極低温に冷却された場合に，その電気抵抗が完全に0になる現象である。

超電導現象を示す物質には，金属，セラミックス，高分子などが知られているが，物質によって超電導の性能は大きく異なり，すべての物質が超電導になるわけではない。物質が超電導状態を示すには，少なくとも3つの臨界条件を満たさなければならないとされている。その第一条件が温度である。材料である物質が超電導性を示すには，ある一定温度以下の極低温状態にまで冷却する必要がある。この温度は物理的に"臨界温度"と称され，この温度以下であれば，超電導状態を維持できることになる。現在，超電導磁石に採用されている材料のニオブ・チタン（Nb-Ti）合金の臨界温度は9.5K，ニオブ3・スズ（Nb-3Sn）化合物の臨界温度は18Kといわれている。産業用機材と

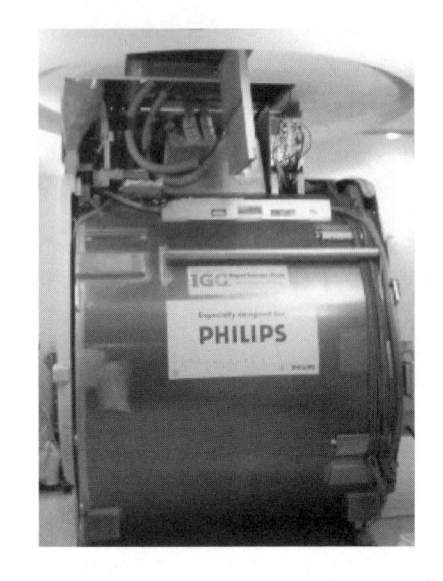

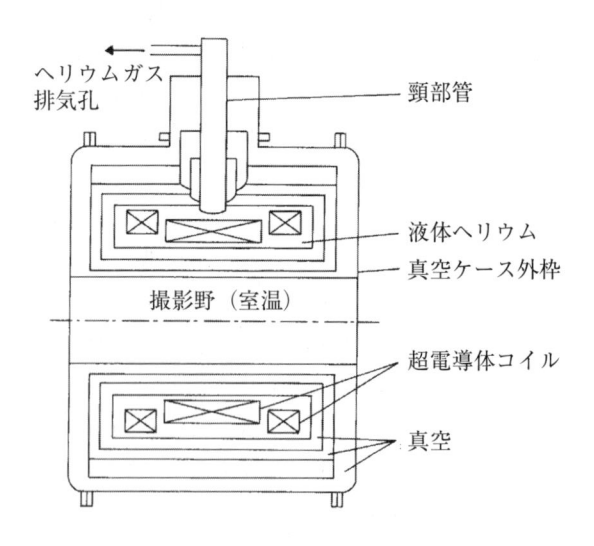

図3 液体ヘリウム浸漬冷却型超電導コイルクライオスタット概観（内部に超電導磁石装置を含む）とその概念図

して安定的に超電導状態を維持するには，臨界温度以下で余裕をもって運転する必要性から，ほとんどの場合，冷却剤として沸点が4.2Kの液体ヘリウムが使用される。超電導状態を示すための2つ目の条件は磁場である。磁場が高くなると，次第に超電導状態を維持できなくなる。この超電導性を保つことのできる磁場の限界を"臨界磁場"と呼んでいる。Nb-Ti合金，Nb-3Sn化合物それぞれの臨界磁場は12T，22.5Tである。

さらに，超電導状態で流すことができる最大電流密度にも限界があり，それ以上電流密度を上げると超電導状態が破れる限界を"臨界電流密度"と称されている。

これらの条件のうちひとつでも達成できなくなると，超電導状態が維持できなくなり，常電導状態に移行してしまう。この現象をクエンチング（quenching，常電導化）と呼んでおり，超電導磁石としては磁石の機能を喪失してしまうので非常に困った状態を引き起こす。クエンチングでは，超電導現象の特徴である電気抵抗が0ではなくなるので，電気抵抗の損失からジュール熱が発生し，場合によっては液体ヘリウムが気化し，大量のガスが噴出することになる。そのような場合に遭遇したときはMRI装置の事故として早急に対策をとって，被検者の安全を期し，MRI装置からの誘導，離脱，退避などをはからねばならない。超電導磁石の事故防止のため，実際の超電導滋石には安全弁など設計や設置上の対策がとられている。

3）超電導磁石とクライオスタット

超電導磁石では，磁場を発生させるための磁石として，超電導線材を巻き線としてソレノイドコイル状に巻き，主コイルとして使用している。主コイルは真空断熱した一種の魔法瓶となっている金属製の容器に収納させており，金属製の容器をクライオスタット（crayostat）と呼んでいる。

超電導コイルは冷媒材である液体ヘリウムに浸漬されているが，輻射熱による液体ヘリウムの気化を防いで，断熱性をよくするために熱遮へい層（熱シールド）を設けて断熱真空中に設置させている。超電導MRI装置が開発された当初期は液体ヘリウムを保冷するために2段の低温部をもち，冷凍機で冷凍した2重の熱遮へい層を使用する構造で，外側には液体窒素が使用されていたが，最近では液体ヘリウムのみを使用する装置が増加してきている。液体ヘリウムは真空断熱された容器に保持されているが，常温部との接合面や断熱支持体の境界面あるいは冷媒吸入孔，コイルへの電流供給用のリード線部などを通して，熱伝導による熱侵入のため常時液体ヘリウムが蒸発し，損耗している。その蒸発量は，機種によって違いはあるが，冷凍機付きの場合，1時間あたりおよそ0.1l以下に抑えられている。しかし，蒸発がまったくなくなるわけではないので，定期的に液体ヘリウムを補充する必要が生じてくる。この液体ヘリウムの補充費のほかに，冷凍機の電力代や冷凍機のコールドヘッドの交換費用などが継続的な運転経費となる。冷凍機にはGifford-McMaforn（GM）型やSterling型などが用いられている。最近では，GM型による完全閉ループで液体ヘリウムの補充を必要としないヘリウムレスの超電導磁石も開発されている。

病院経営や医療経済の観点から，医療装置の設置場所の確保が都市部などでは大きな問題となっている。臨床用MRI装置の超電導磁石は人体を収納する空間スペースが必須であることから大型となる傾向があり，磁場が高いので，漏洩磁場が大きく，広い設置面積が必要であった。漏洩磁場を小さくするためには，従来は磁気シールド法が主であったが，最近ではキャンセルコイルを外側に巻くアクティブシールド法が主流になってきている。磁気シールド法は，磁石のすぐ外側に鉄ヨークを設ける方式と撮影室全体を鉄材や鉄骨で覆う方法などが使われている。アクティブシールド法は超電導磁石内の主コイルの外側に同じ超電導材でキャンセルコイルを設け，主コイルの漏洩成分を打ち消す方式であり，磁石重量を軽量化でき，装置の小型化にも対応可能なので，最近のほとんどのメーカーのMRI装置がこの方式を採用するに至っている。アクティブシールド方式により漏洩磁場を減少でき，MRI超電導装置の設置に関して，建物の強度やスペースの面での制約が緩和されつつある。

図4は，超電導方式装置（1.5T）の外観写真である。開発当初の装置は開口部に対して奥行きが長い設計のため被検者は密閉空間内に閉じ込められる感じを受けたが，磁石の設計により次第に改善されて，開口を広く取ったり，奥行きを短くしたりして，被検者の不安感が軽減されている。

超電導磁石方式の構成は，被検査体である人体を挿入可能な開口部をもつ磁石と高周波送受信系，傾斜磁場発生系，信号計測を制御するシーケンサ装置，画像処理装置からなる。

2.3 常電導磁石方式

常電導磁石（resistive magnet）方式は，MRIの開発当初において臨床試作機として最初に導入された方式である。常電導磁石型MRI装置は開発発当初の1980年ごろ，新たな医療装置の参入を目指して，日本の弱電メーカーや製薬会社のなかにも製品化を目指す動きが見られた。装置はおおむね0.1T（1000G），0.15T（1500G），0.2T（2000G）前後の主磁場を発生する常電導磁石で構成された装置が主として製作された。型式は図5に示すように，主にダブルヘルムホルツ型の空芯コイルに一定電流を流すことによって主磁場を発生させる型式である。コイルの線材は導体で，経済単価が

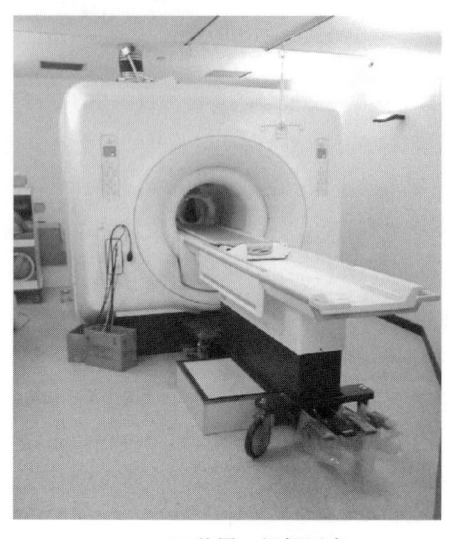

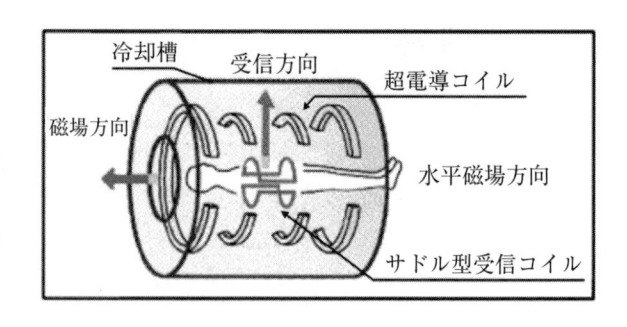

a　MRI装置の概観写真　　　　　　　　　b　主磁場装置とその内部構造の模式図

図4　MRI装置の概観写真
　　GE-YMS製1.5T超電導型臨床用MRI装置と主磁場装置とその内部構造の模式図。

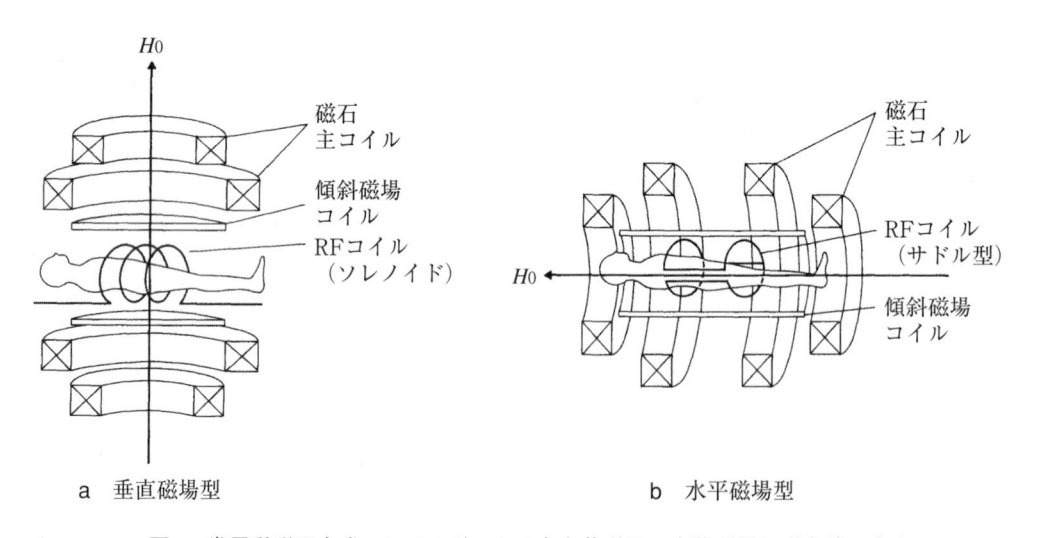

a　垂直磁場型　　　　　　　　　　　　b　水平磁場型

図5　常電動磁石方式におけるガントリ内空芯磁石の空間配置と磁力線の方向

　高くない銅やアルミニウムが使用されている。被検者の磁石内部に収納する仕方によって，垂直磁場方式と水平磁場方式の両方式が開発され使用された。発生した磁場の均一度の調整には，4つの主コイルの寸法と位置調整および複数個のシムコイルにより調整されて磁場強度の誤差が最小になるように設計されている。0.1T（1000G）程度の静磁場発生のためには，数十kWの直流電源を必要

とするため，消費電力が非常に大きくなる。また，コイルの電流抵抗によりジュール熱が発生して発熱するため，常時コイル内に冷却水を循環させて冷却している。したがって，冷却水装置を設備として用意する必要がある。この方式では，静磁場の安定度は磁石内を流れる電流の安定度で決まるので，定電流制御の直流電源が必要になる。しかし，コイルの電気抵抗が温度に対して変化する温度依存性をもつため，コイル温度を変化させずに安定化させるためにコイル内に冷却水を通して温度制御している。しかし，磁場強度の変動を抑えるためには，NMR信号を利用して精密な磁場強度設定をフィードバック制御により実現している。この方式を磁場ロックと呼んでいる。

以上のように，静磁場発生のため大きな消費電力が必要である点や，冷却水設備が必要である点，磁場の安定度が悪い点，磁場強度が0.3Tまでが限界である点などのため，設置条件ならびに運転経費面での制約が大きいので，空芯型常電導装置はほとんど用いられなくなった。

最近，空芯方式ではなく鉄芯付コイル方式が見直されている。これには，MRIガイド下治療が施行され，また診断と治療を同時に実施するinterventional MRIが術式として導入されてきた背景がある。漏洩磁場の少ない低磁場は遮へい設備の設計や電力消費量の少なさなどから見直しがされており，血管系のアプローチやinterventionalの処置が施しやすい開口部の広い装置が求められている。特に，Cアーム方式と呼ぶ垂直磁場型が開発されている。

2.4 永久磁石方式

1) 永久磁石

主磁場の構成を永久磁石（permanent magnet）方式とした臨床用MRI装置は静磁場強度0.4T，0.3T，0.2Tの機種として搭載されている。ほとんど磁石の配置が上下に分かれたオープンタイプでC型永久マグネットなどと称されている。設置床面積30m^2，重さ11t（24,250ポンド），3方向オープンでパノラマ270°の視野などの特徴をもち，被検者へのアクセスが簡単で，手術中のMRI体内透視用としての利用や肥満型被検者の検査，小児対象検査などでは家族が近くで付き添い可能など，装置としての検査空間が広く検査が行いやすいなどいろいろな用途の使い方がされている。

永久磁石方式は，超電導方式や常電導方式のように静磁場を発生させるのに液体ヘリウムなどの冷却溶媒（冷媒ともいう）や大電力を必要とせず（低電力消費），漏洩磁場空間も狭いという利点をもつので，小規模医療施設や山間僻地あるいは電力事情の悪い離島などにおいて普及しやすい装置と思われる。また，オープンMRIは垂直方向に磁場が発生する垂直磁場方式を採っている。垂直磁場方式ではソレノイド型受信コイルが使用できるため，同じ磁場強度であれば水平磁場方式MRI装置よりも高い信号を得ることができる。オープンMRIは，この利点を最大限に生かしている。しかし磁場強度や磁場発生効率の観点から見ると，永久磁石方式のMRIは高い磁場が発生できていない（0.5T近傍まで）ことが欠点で，高磁場を発生させるためにはより多くの磁石素材を使用しなければならず，装置も大型になってしまうため，高磁場MRI装置用の主磁石としては適していない。今後，磁場発生効率のより高い磁石素材の発明や磁石素材そのものが安価に得られると，永久磁石方式においても高磁場化の達成が可能となり，よりMRI装置の普及に貢献すると思われる。

日本は磁石生産大国といわれ，コンパクトディスク（CD）やMOなどの情報記録装置の生産が盛んで，永久磁石の材料に関する研究においても，KS鋼（1917年）を開発された本多光太郎博士を

始めとして，MK鋼（1932年）の開発をされた三島徳七博士など，世界的に非常に高いレベルにある。永久磁石材料とは，その材料特性において，残留磁束密度（Br）と保磁力（HcB）の大きな材料を指し，外部から大きな磁気エネルギーで着磁されると，永久に磁場を発生し続けることができる材料をいう。その磁力の強さは，単位体積あたりで外部に発生できる最大磁気エネルギーの大きさBH（max）（最大エネルギー積（KJ/m^3）あるいは（MGOe））で表す。永久磁石はほとんどがFe, Ni, Coの三大磁性母材を基本とした合金からつくられており，焼結磁石や樹脂複合材として優れた性能を発揮する（焼結しない）ボンド磁石などがある。表2には主な永久磁石材料の諸特性の比較を示し，図6ではフェライト磁石や希土類磁石など4つの主な磁石材料の減磁特性曲線を示す。

比較的安価で入手できる磁石にフェライト磁石やアルニコ磁石があるが，磁気特性のなかのBH積が小さいため現在は使用されていない。最初につくられた永久磁石方式のMRI装置（0.3T）は，フェライト磁石製でつくられていたため，完成時にその全体の装置重量が100t近くになる製品となった。高磁気特性をもつ永久磁石製品としては希土類磁石（レアアース磁石）のサマリウム・コバルト（Sm-Co）磁石が1970年代に出現し，1982年には安価でBH積の大きい希土類のネオジウム・鉄・ボロン（ホウ素）（Nd-Fe-B）磁石・商品名NEOMAXが住友特殊金属（当時）から開発されて，永久磁石方式のMRI装置の磁場特性向上に反映されている。永久磁石方式の主磁石（主マグネット）はほとんど日本の磁石材料メーカーがMRI用磁気回路製品の供給源となっている。

2）永久磁石の磁気回路

永久磁石方式のMRIでは，使用する磁石材料をどのように組み合わせて磁気回路として構成するかが，磁石メーカーも含めた医療装置メーカーのひとつの開発課題である。磁気回路として使用する磁石重量は，ほぼ磁場強度の2乗に比例するといわれているので，対象とする磁場強度や均一磁場空間の大きさに対して，使用する磁石素材をいかに少なく抑えられるかが課題となっている。表3に，現在までに考案された磁気回路とその特徴を示す。現在までに製品化されたものは，ほとんど日本の永久磁石メーカーのMRI磁気回路製品を使用して作製されてきた。このうち，リング型と内磁型が実用化されている。いずれの磁気回路方式にせよ，磁場強度0.4Tまでのものが開発されている。永久磁石方式でどの程度の磁場強度のものまで製作可能かという点については，使用する磁石素材と経済性を考慮に入れなければならない。したがって，理論的に0.4T以上のものが製作可能であっても，性能対価格比が悪いものであれば購入の対象とはならない。永久磁石方式の特徴は，静磁場発生のために電力や冷媒などを必要としないため，運転経費が安く，漏洩磁場が少ないので設置面積が小さくとれる点にある。静磁場が人体に対して垂直方向であるので，受信コイルと人体との電磁結合が良く，SN比が高くとれ，画質が水平磁場方式よりも向上している。逆に欠点としては，MRI磁石重量がほかの方式のものよりも重い点や，外気などの温度変化によって磁石材料の磁気特性が変化するため，磁場の安定性が超電導方式よりも劣る点があげられる。しかし，恒温化するために磁石を断熱材で覆いヒータによる温度制御装置を加えたり，補償巻線の電流制御による外来からの磁場変動を補正することなどにより磁場の安定化を図り，臨床での診断に有用な画質を供給している。そのほか，永久磁石では磁気余効と呼ばれる経年変化の磁気変動現象が起こる。しかし，磁石構成後1か月の組み立て調整を経て搬入された磁石の10か月後の磁場強度は99.93％，100か月後では99.86％になると予測されており，この程度の磁場の変化は，高周波磁場の周波数を微調

表2 主な永久磁石材料の諸特性

項目 記号 材料 / 単位	磁石特性 残留磁束密度 B_r kG / T	磁石特性 保持力 bHC kOe / kA/m	磁石特性 保持力 iHC kOe / kA/m	磁石特性 最大エネルギー積 $(BH)_{max}$ MGOe / kJ/m³	B_rの温度係数 %/℃	比重 g/cm³ Mg/m³	比抵抗 ×10⁻⁸ Ω·m	硬さ Hv	曲げ強さ kgf/mm² (MPa)	引張り強さ kgf/mm³ (MPa)	熱膨張係数 10⁻⁶/℃
ネオジウム・鉄・ボロン磁石 (Nd-Fe-B)	13.6 / 1.36	11.9 / 947	11.0 / 876	45.0 / 358	−0.11	7.4	144	600	25 (245)	8.0 (78)	5.8(∥) −1.3(⊥)
希土類コバルト磁石 (Sm-Co)	11.2 / 1.22	6.7 / 533	6.9 / 549	31.0 / 247	−0.03	8.4	85	550	12 (118)	4.5 (44)	6.5(∥) 13(⊥)
フェライト磁石	4.4 / 0.44	2.8 / 223	2.9 / 231	4.6 / 36.0	−0.18	5.0	>10⁴	530	13 (128)	4.0 (39)	13(∥) 8(⊥)
アルニコ磁石	11.5 / 1.15	1.6 / 127	1.6 / 127	11.0 / 87.6	−0.02	7.3	45	650	—	—	11

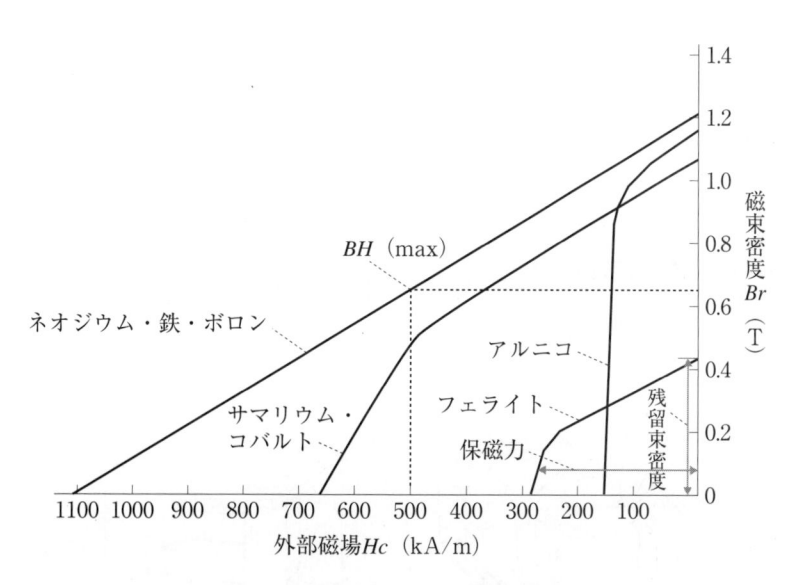

図6 各種永久磁石の減磁特性曲線

整することで十分対応が可能といわれている。

永久磁石を使用した臨床用MRI装置はそのガントリ磁石の形状より順次,オープン型(2本柱),オープン型(1本柱),鉄ヨーク型(4本柱),鉄ヨーク型(3本柱),鉄ヨーク型(2本柱),鉄ヨーク型(1本柱)の名称で開発されている(図7)。

表3 永久磁石方式比較

	リングタイプ	外磁タイプ	内磁タイプ
磁気回路の概略図			
大きさ	○	△	△
磁石に要求される特性	×	△	○
組み立てやすさ	△	○	○
外部への磁場漏れ	○	×	○

（木村博一・監．最近の医用画像診断装置．朝倉書店．1988．より改変）

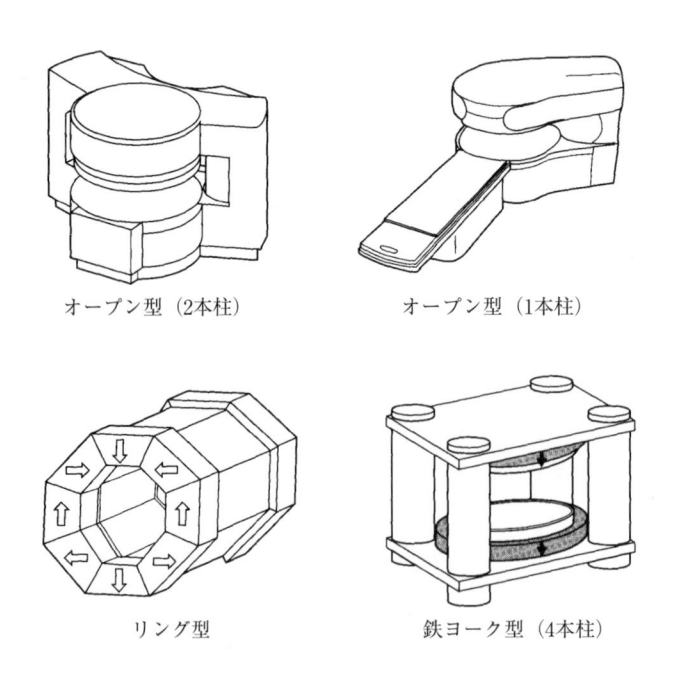

図7 永久磁石方式比較
（木村博一・監．最近の医用画像診断装置．朝倉書店．1988．より改変）

a) 2本柱開放磁気回路：従来は4本であった上下磁石間のヨーク（支柱）が後方2本に改良された。この結果，前方を230°，後方を70°と広く開放することが可能になった。
b) 1本柱開放磁気回路：上下磁石間のヨーク（支柱）が後方1本に改良された。この結果，ほぼ全域を広く開放することが可能になった（図8）。

2.5 高周波送信器部

　高周波送信器部は，シーケンス制御に基づいて，共鳴周波数で発信している発信器の出力を高周波制御部の変調信号で変調後，高周波増幅器で電力増幅し，照射コイルへ送る。これにより，被検者の特定部分が励起され，高周波磁場を切ったあとから自由誘導減衰信号あるいはスピンエコー信号が受信コイルによってNMR信号として観測される。受信コイルから得られる信号は，プリアンプを経て増幅され，高周波受信器に入力される。高周波受信器部では，中間周波部を経てphase sensitive detectorで直角位相検波され，可聴周波数帯に変換される。その後，90°位相の異なる2系統の信号としてアナログ／デジタル変換（A/D変換）部へ送られ，サンプリングされ，デジタル量として計算機へ送られる。高周波部で扱う周波数帯域は，静磁場強度が0.02Tから3Tとすれば，0.85MHzから127.7MHzになる。これが中間周波帯部を経て，可聴帯部で10～30kHzの帯域に変換される。

　技術進歩によって最近では，信号精度の向上のため，1/4位相調整（quadrature phase detection：QPD）をアナログではなくデジタルで行うデジタルRF方式が採用されるようになってきた。この方式では，2系列の信号を得るのにデジタルのかけ算により，正確に計算することができ，アナログ方式で発生していた位相のずれなどは生じることがない。また，A/D変換部は通常12～16ビットのものが使用され，加算平均処理により，16～20ビット程度のデータとして取り扱われる。デジタルRF方式では，A/D変換部のサンプリング周波数を高くしておけば，そのあとで，デジタルフィルタにより帯域制限をかけることが可能である。

　傾斜磁場電源部はシーケンス制御に従って，傾斜磁場コイルにほぼ矩形波状の電流を印加する。傾斜磁場のスイッチングは高速に立ち上げ，できるだけ速く印加が一定になることが求められる。しかし，傾斜磁場コイルはインダクタンスをもつので，これに抗して電流を流さなければならないため，高速にスイッチングするには印加電圧を上げる必要がある。

2.6 傾斜磁場コイル

1) 一般的傾斜磁場コイルの磁場の発生
　MRI撮像の特徴は，ガントリ内部の被検者の位置関係を，傾斜磁場コイルを主体とした傾斜磁場装置を用いて三次元空間の位置情報として取得するもので，傾斜磁場コイルはMRI装置の重要な構成要素となっている。傾斜磁場装置は被検者の位置に対して線形な関係をとるように設計されている。符号化された空間分布情報はフーリエ変換などの手法を用いて映像化される。

2) 傾斜磁場コイル内での渦電流発生とその防止
　MRIの画質はさまざまな要因によって影響を受ける。そのひとつに渦電流発生の影響があげられる。ある種の金属材料に磁場が印加されたとき，金属材料内部で発生した磁場を打ち消すような向

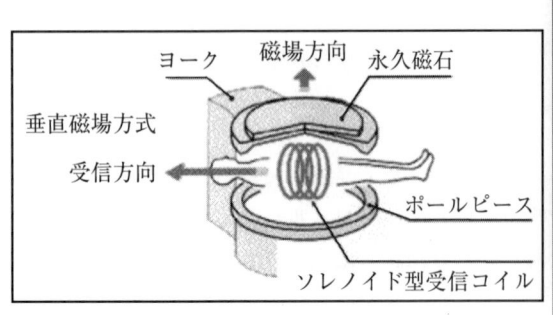

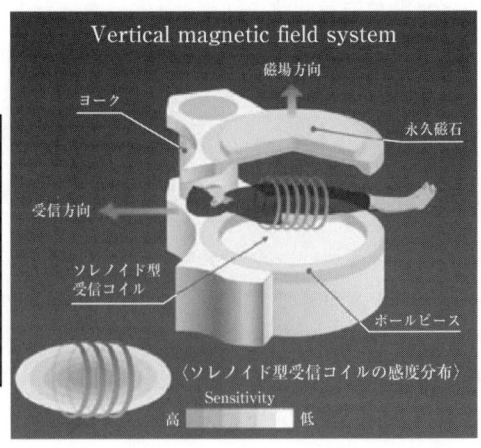

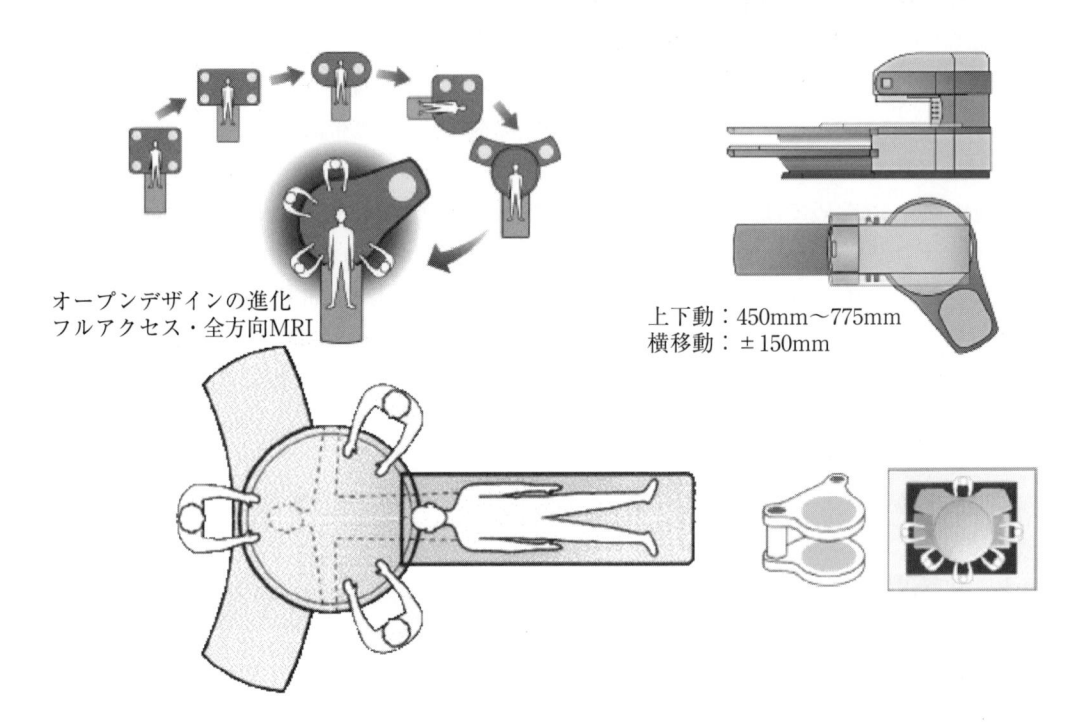

図8 鉄ヨーク型（1本柱）の永久磁石方式の外略図
日立メディコ製品紹介より抜粋。

きに電流が発生する。この電流を渦電流と呼んでいる。例えば，超電導装置の場合，超電導磁石のクライオスタットの外壁の材料がステンレスやアルミニウムで構成されていると，傾斜磁場コイルに流れるパルス電流により，外壁に渦電流が発生する。さらに，高速SE法パルスシーケンスをCPMG法で印加すると，マルチエコー計測の際，180°パルス間同士は傾斜磁場の印加量がまったく

同一印加量でなければ，k空間の分割計測における位相エンコード方向の継ぎ目において，隣接データの位相の連続性が保てなくなる。渦電流が発生していると，この条件が満たされなくなり，画質の劣化を招く。したがって，この渦電流の発生をできるだけ抑えることが技術的に重要になっている。このような，渦電流を超電導磁石の外壁や内部に発生させない技術は，アクティブシールド（actively shieldedあるいはself-shielded）傾斜磁場コイルと呼ばれている。

3）アクティブシールド傾斜磁場コイル

　超電導磁石装置におけるアクティブシールド傾斜磁場コイルの構成を図9に示す。傾斜磁場コイルは，遮へい体がなければ空間的にある程度遠方距離まで磁場の発生が影響を与える。アクティブ傾斜磁場コイルでは，メインの傾斜磁場コイルの外側に，この傾斜磁場コイルが発生する外部磁場を打ち消すために，メインの傾斜磁場コイルの直径よりも大きなシールド傾斜磁場コイルと呼ばれるコイルに，逆向きで相対的に弱い電流を流すと，反対方向の磁場を発生させて磁場を打ち消すことができる。メインコイルとシールドコイルのコイル直径と電流の比率を適切に選ぶことで，両コイルの外側の磁場分布を相似なものにすることができる。この結果，両コイルの外側において，メインコイルとシールドコイルの発生する磁場が打ち消し合うことで，漏洩傾斜磁場を低減することができる。これにより，超電導磁石などでの電気的導体に発生する渦電流が減少し，ノイズ信号などの発生を抑えることができる。コイルの内側の撮影領域では，メインコイルのつくる磁場のほうが大きいため，目的とする傾斜磁場を発生させることができる（図10）。

　一方，永久磁石方式でも，同様に渦電流発生を抑制することが全体的な装置性能の向上につながる。垂直磁場方式では，傾斜磁場コイルと磁場均一度を上げるために設けた磁極板（ポールピース）の間にはスペースの余裕がないので，磁極板の素材に渦電流の発生しにくいものを用いることにより，画質を良くすることができる。磁極板の素材に導電性材料を用いると渦電流が流れるが，非導電性材料を用いることにより磁場発生を抑えることができる。

2.7　MRIの信号受信

　MRIの画像情報は，磁気共鳴現象を利用して，磁場空間中の共鳴周波数による電磁気的共振作用により，生体を励起させ，エネルギー的には微弱なNMR信号を効率よく受信することに依存している。NMR信号は元来が非常に微弱であるので，受信コイルや受信回路など通信工学的な技術がさまざま装備されている。図11に，高周波送受信系のブロックダイヤグラムを示す。高周波送信部は，基準信号発生器で造られた正弦波を静磁場強度によって決定される磁気共鳴周波数に変換する。その後，搬送波への組み込みや振幅変調を伴った選択励起波形を成形し，90°パルスや180°パルスの形で印加される。この変調信号は高周波電力増幅器に送付され，高周波電力増幅器で増幅された共鳴周波数の高周波信号は，減衰器を利用して所定の励起角度（flip angle）に振幅調整され，送信（照射）コイルに伝送され，対象となる生体内の関心領域のプロトンを励起する。

　NMR共鳴信号の受信方法は，FMラジオ放送などの受信機とほぼ同様であるが，コイルが受信状態を開始するのは，共鳴に使用した高周波電源を切ると同時に動作を起こし，選択励起された関心領域内のプロトンからNMR共鳴信号が一斉に発生する。しかし，このNMR共鳴信号は非常に微弱なため，生体に近接させた受信コイルを利用して素早く信号捕獲する必要がある。この受信信号は，

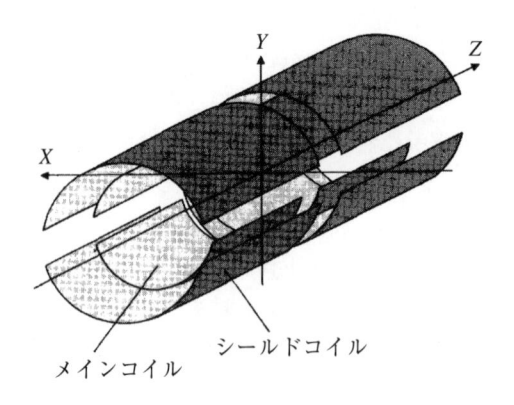

図9 アクティブシールド（actively shielded）傾斜磁場コイルの構成
内側にメインの傾斜磁場コイルを配置し，外側にシールドコイルを配置する構成をとっているため外部に対する漏洩磁場を小さくすることができる。

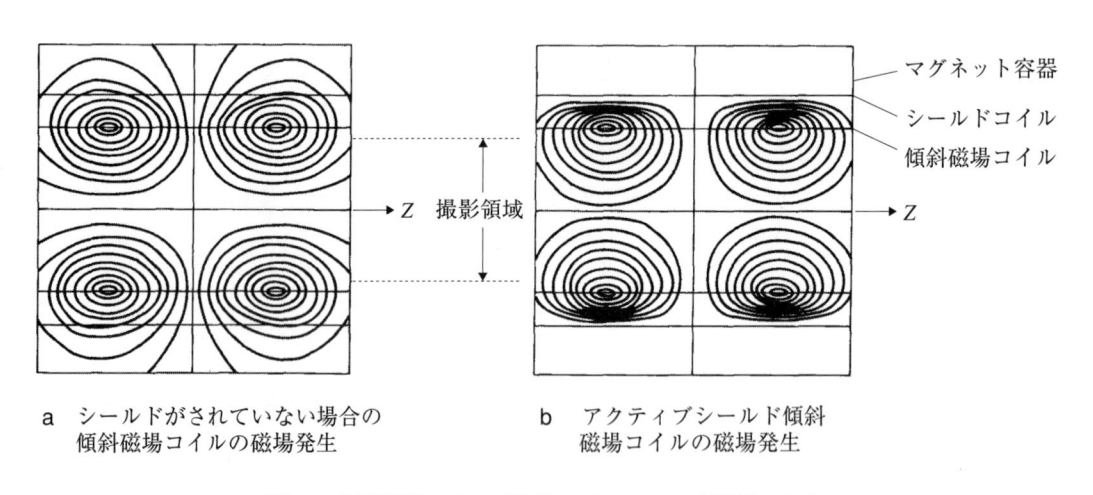

図10 傾斜磁場コイルが発生するコイルの空間磁力分布
a シールドがされていない場合の傾斜磁場コイルの磁場発生
b アクティブシールド傾斜磁場コイルの磁場発生

低ノイズカットのヘッドアンプあるいは前置増幅器で増幅され，その後主増幅器で増幅される。主増幅器では，スーパーヘテロダイン方式などにより中間周波数帯域に変換され，最終的には可聴周波数帯に変換される。中間周波数帯域から低周波帯にはDBM（double balanced mixer）によって変換される。

中間周波増幅器の出力は，PSD（phase sensitive detector）と呼ばれる信号の極性を保持した検波回路によって同期検波（チューニング，同調）され，画像信号に対応した信号成分のみが抽出さ

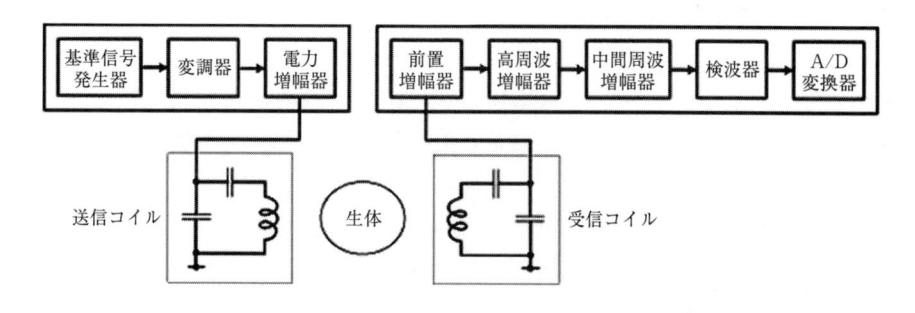

図11 高周波送受信系のブロックダイヤグラム

れる。この出力は低域通過型のフィルタによって帯域制限がかけられたあと，A/D変換される。このとき，帯域幅の選定範囲の設定で，低域通過フィルタのカットオフ周波数を狭くしすぎると，画像上にリードアウト方向にシェーディングが発生する。逆に，高くとりすぎると高周波側の雑音が画像内に折り返して，画像のSN比が悪くなる。また，低域通過型フィルタのカットオフ周波数は，撮像視野（field of view：FOV）と傾斜磁場強度で決定される。PSDは2系統設けられる。同振幅で，参照波と同じ位相のものと，90°位相の異なる2種類を用いる。この2系統の信号により，直交位相検波を実現している。これにより，フィルタの構成が簡単になり，A/D変換のサンプリング周波数が1/2で済むなどの利点が生じる。しかし，特性がそろった検波回路が2系統必要であり，回路が複雑になる。最近，これを解決するため，QPDをデジタルで実現するデジタルRF方式が採用されるようになってきた。デジタルRF方式は，サンプリング周波数を従来の必要周波数よりも10倍程度高くとり，QPDをデジタル演算で実現する方式が使われるようになってきた。この方式では，低域通過型フィルタをデジタルフィルタを使用して実現させており，アナログでは2系統必要であった検波回路をデジタル演算に置き換えている。デジタル演算では，0°と90°の位相設定が正確に実現でき，アナログのように調整によって正確さを実現する必要がない。

2.8 水平磁場方式と垂直磁場方式によるMRI信号の送受信

1）サドル型コイルとソレノイド型コイル

使用するMRI装置が水平磁場方式か，垂直磁場方式かで受信コイルが異なる。水平磁場方式では基本的にサドル型（鞍型，Saddle）コイルを用い，垂直磁場方式ではソレノイド型（solenoid）コイルを用いる。ソレノイド方式は人体の体軸とソレノイドコイルの中心軸が一致し，高周波磁場のフラックスの捕捉効率が高く，サドルコイルよりも約1.4倍SN比が高くとれるといわれている。

受信コイルのSN比は，受信コイルの占める容積に対して，受信コイル内に被検体の占める体積の割合であるフィリングファクタ（filling factor）とコイルのQ値（尖鋭度：quality factor）に比例して向上する。また，SN比は受信コイルの容積の約1/2乗に比例するといわれている。

2）シングルコイル方式とクロスコイル方式

　NMRの信号計測方法は，送信と受信を別個に用意する方式と送信と受信を同じコイルで受信する方式の2種類の方式が採用されている。共鳴によって生体を励起する時間と信号を受信する時間は同時ではないので，同一コイルを使用して送信と受信を兼用することが可能である。この場合をシングルコイル方式と呼ぶ。また，送信と受信を別個に用意する方式をクロスコイル方式と呼んでいる。通常は受信コイルの構成を比較的自由に設計できるので，クロスコイル方式が用いられる。

3）専用受信コイルおよびサーフェイス（surface，表面）コイル

　MRI信号を受信する場合は，受信コイルが使用されるが，全身にわたって各部位ごとにほぼ専用に作成され，頭部，頸部，腹部，心臓，乳房，躯幹部，肩部，膝用，TMJ用（temporo mandibular joint，顎関節）コイルなどが専用コイルとして，または汎用フレキシブルコイルとして使用されている。また，水平磁場方式では，局所の高感度撮影を目的として，比較的小さな直径の円形型をしたサーフェイスコイルを使用して，頭部脳領域，癌腫瘍組織などの限局した，あるいは特定の病巣組織を対象とするような受信感度の設定を行うなど感度や領域に適合させた特性コイルが用いられる場合がある。一般的に信号の受信感度として，コイルの直径が大きくなると広い感度領域をもつが，ノイズ領域も広がり，相対的にSN比が低下する傾向を示す。アンテナとしてのコイルは，感度領域を狭くすると，狭い領域のノイズしか拾わないので，SN比が向上する傾向がある。よってコイルの大小の違いにより高感度低感度の特性をもたせることが可能である。また，サーフェイスコイルは小回りよく人体の各部位や領域に密着して信号を捕捉することができる。さらに，水平磁場方式では，共鳴するプロトンスピンの回転方向が体軸と直交した面に形成されるので，共鳴信号を受信するには，円形型のサーフェイスコイルが有効である。一方垂直磁場方式では，サーフェイスコイルはスピンの回転方向が体軸と平行な面内であるため，アンダーソン（Anderson）型のコイル構成となる。平板型のコイル構成では，中央の平行2線が感度をもち，水平磁場のサーフェイスコイルに比べて感度領域は狭くなるので，単独ではあまり用いられない。

　眼窩部，関節部，皮下領域など身体の表層に近い領域の診断には，局所領域の感度を向上できるサーフェイスコイルが有用である。しかし，距離がコイルに近いほど感度が高くなる傾向を示すので，関心領域でのコントラスト設定において通常使用するウインドウレベル／幅（window level/width）に設定すると，身体の表層部分がハレーションを起こし，見づらくなる。これを防ぐには，コイルの感度分布に応じた信号値補正をし，表層部分の信号を抑え，深層部分の信号を増強するような感度補正が用いられている。

4）QDコイルとマルチプルコイル

　MRI検査では，画質はコントラスト比が高く非常に診断しやすい画像を提供するが，非常に撮影時間が長くかかるという傾向があった。MRI従事者の間では，高画質の画像をより高速に撮像したいという常なる要求があり，そのため微弱なNMR信号をより高感度で撮像する方式が考えられてきた。それを実現したのが，QD（quadrature detection）コイルとマルチプルコイル（multiple coil，あるいはphased array coil）である。QDコイルの原理を簡単に説明する。水平磁場方式では，通常は上下方向あるいは左右方向に対向した1対の鞍型コイルがサドル型コイルを構成する。この1対のコイルに対して，もう1セット，Z軸に対して幾何学的に90°回転させた配置で組み合わせる。この

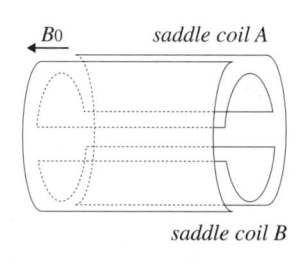

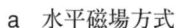

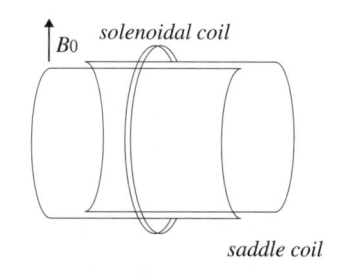

図12 水平磁場方式と垂直磁場方式のQDコイルの構成
a：サドル型Aとサドル型Bが90°位置をずらして配置してある。同一感度のコイルが2つでノイズはそれぞれ独立している。
b：ソレノイド型とサドル型を合体させた配置となっている。ソレノイド型とサドル型はそれぞれ感度が異なりノイズも独立している。

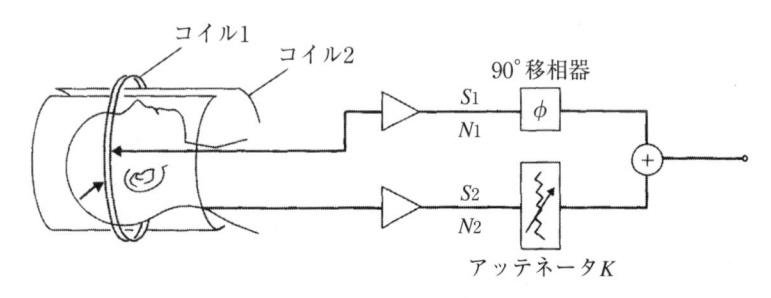

図13 垂直磁場方式でのQDコイルの設計図

ようにすると2対のサドルコイル同士はカップリングが最も小さい状態で信号計測が可能である。さらに，2対の信号は位相がちょうど90°ずれている。したがって，前置増幅器で増幅したのち，一方を90°位相シフトし信号合成すると，合成したあとの計測信号は，一方だけの信号よりもSN比が$\sqrt{2}$倍，すなわち約1.4倍向上する。これだけのSN比の向上は，加算回数2倍分に相当する。したがって，QDコイルを用いれば，画像的には撮像時間を1/2に短縮できる。図12に，水平磁場方式と垂直磁場方式のQDコイルの構成を示す。垂直磁場方式では，QDコイルを設計するには，一方がソレノイド型のコイルで，他方がサドル型コイルとなる組み合わせで，コイルの合算信号は合計してもSN比は1.4倍にはならない（図13）。

5）高感度頭部用コイル

水平磁場方式における頭部用コイルには，いろいろなタイプのコイルが製品化されている。スロッティドチューブレゾネータ（slotted tube resonator：STR）は，歴史的にはシュナイダー（Schnider）らによって分析用のNMR装置のため考案されたが，アルダーマン（Alderman）とグラント（Grant）によって改良された。図14はクワドラチャー化したSTRを示す。1周360°のリン

グ状の電極を4等分に分割し，飛行機型の双翼（ウィング）電極として4つの電極を構成している。ウィング電極とこれに直交するバーティカル電極を一体化し，対向した電極同士で1組をなし，90°直交した2組でクワドラチャー化している。隣接した双翼（ウィング）の電極同士はコンデンサで高周波的に接続されている。図14のX₁，X₂，Y₁，Y₂は電力の給電点であり，向かい合った給電点同士をペアとして平衡給電する。X₁，X₂の対になったバーテイカル電極は，それらがなす面に垂直な方向の高周波磁場を計測する。幾何学的に90°直交したY₁，Y₂がなす面は，X₁，X₂がなす面と直交した高周波磁場を計測するので，両方をクワドラチャー方式に合体すれば，QDコイルとなる。

　バードケイジ（birdcage）コイルは，図15aに示すように鳥籠状になったコイルをさす。図は低域通過（lowpass）型のバードケイジコイルであり，図15bはその等価回路を示す。上下のリング間にコンデンサを挟んだ線を多数設けた構造になっている。バードケイジコイルには，この例のほかに高域通過（highpass）型があり，リング間にコンデンサを挟んだ構造となっている。

6）高感度アレイ型コイル

　MRI受信用コイルのSN比の向上対策では，さらにマルチプルコイル，あるいはフェイズドアレイコイル（phased array coil）がある。多数のコイルに，それぞれ電気磁気的なカップリングがなければ，各コイルの信号の独立性が高くなる。それぞれのコイルが，従来のコイル径よりも直径が小さくなると，そのコイルの撮像領域は小さくなり，その領域内のSN比は従来コイルよりも高くなる。また，各コイルの帯域に応じて低域通過型フィルタを狭帯域にすることにより，SN比を高くすることも可能になる。フェイズドアレイコイルでは，胸腰椎や全身撮像のように体軸方向に長い領域を撮像したり，骨盤部や上腹部を，小型のコイルをいくつか並べ，巻き付けるように配置して撮像するのに適している。

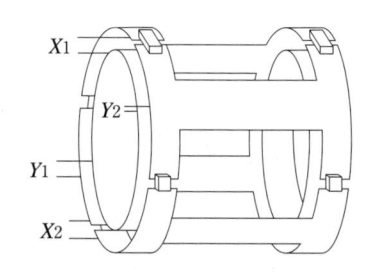

図14 クワドラチャー化したSTR
(核磁気共鳴医学研究会・編. NMR医学-基礎と臨床. 丸善. 1984. より)

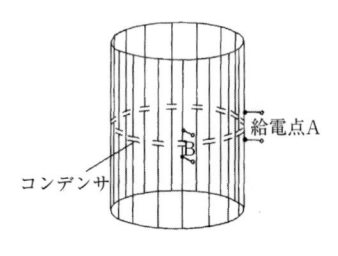

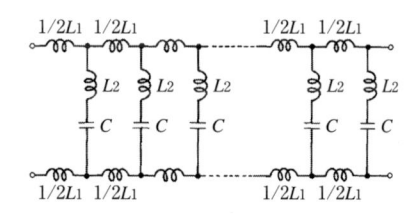

a　バードケイジコイル　　b　バードケイジコイルの等価回路

図15　低域通過のバードケイジコイル

第10章　超音波画像診断装置

1. 動作原理
1.1 超音波の物理特性

1) 超音波

　超音波とは「聞くことを目的としない音」と定義されている。一般には人間の聞くことのできる音（可聴音：約20～20,000Hz）より高い音を超音波（ultrasonic），これより低い音を超低音（infrasonic）と呼ぶことがある。しかし，さまざまな応用を行ううえでは，音楽のように聞くことを目的とした音か，それともめがねの洗浄器や加湿器そして超音波モータなどのように聞くことを目的としていない音かによって区別することが適当である。超音波診断装置も体内の情報を得るために超音波を利用している装置である。

2) 超音波の診断への応用

　超音波が診断に応用される理由は，①超音波が生体の中を伝播できる，②微弱な超音波は生体に対して無侵襲である，③生体内の組織で反射しエコー信号が得られる，などの性質を利用できるためである。超音波診断装置では超音波のこれらの性質を応用して，比較的安価な装置で，繰り返しリアルタイムに生体内の画像を描出し，ドプラ法で血流情報を得ることができるため，診断に利用されている。

3) 波（縦波，横波）

　超音波は波として媒質のなかを伝播する。波は媒質の振動であるが，振動のしかたにより縦波と横波（ズリ波）が存在する。縦波とは波が進む方向と同じ方向に振動する波であり，スプリングのようなコイルばねの片側をもって軸方向にゆすったときに振動が粗密波となって伝わっていく現象として見られるような波である。一方横波は波が進む方向に対して垂直な方向に振動する波であり，石を水面に投げ入れたときに水面が上下に振動しながら四方八方に広がって伝わっていく現象として見られるような波である。どちらの場合にも媒質自体が移動していくのではなく，媒質はその場で振動するだけで，振動が波として次々と媒質を伝わっていく。人の声は声帯が振動することにより空気の振動が粗密波となって進み，その空気の振動が鼓膜を振動させることによって聞こえる。このように音波は縦波であり，超音波も生体のなかを縦波となって伝播する。

4) 波の周期，周波数，波長と音速

　一定の振動を繰り返す波の代表として正弦波がある。これは円周上を一定の速度で移動する点の高さ（半径Aの$\sin\theta$）を，縦軸が高さ，横軸が時間のグラフに表したもので，点が移動する角速度を$\omega = 2\pi f$（ラジアン）とすると，一般式は$F(t) = A\sin(\omega t + \phi)$となる。このとき，$f$は点が円周

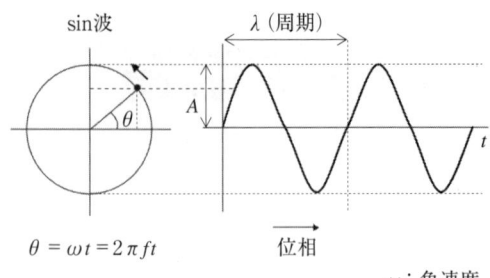

図1　波の一般式

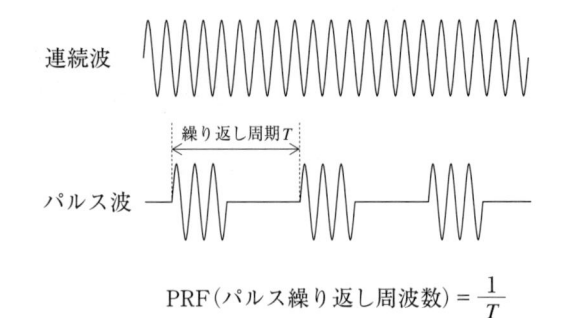

図2　波の種類

上を回転する1秒間の回転数つまり振動の回数を表し，周波数という。単位は［Hz］で，一般的な超音波診断装置では1〜18MHz（M（メガ）は10^6の単位）の周波数が使用されている。また，点が円周上を1回転する時間つまり振動1回分の時間を周期（T）といい，$T = 1/f$となる（図1）。

さらに，波が媒質のなかを伝播するとき，波の1周期の長さを波長（λ）という。波長は媒質によって異なり，媒質の音速をCとしたとき，波長（λ），周波数（f）との関係は$C = \lambda f$となる。したがって，波長は媒質の音速が早いほど長く，音速が遅いほど短くなる。

5）波の種類

周期と振幅が一定の波を連続波といい，短時間のみ振動する波をパルス波という。パルス波が一定の周期で繰り返すとき，繰り返し周期の逆数をPRF（パルス繰り返し周波数）という。超音波診断装置では検査モードにより連続波，パルス波のどちらかが用いられる（図2）。

6）反射，屈折，減衰

音波は伝播する音響インピーダンスの異なる媒質の境界で一部が反射し，残りが透過する。音響インピーダンスZは$Z = \rho C$（ρ：媒質の密度，C：媒質の音速）で表され，音圧の反射率は，

$$Z = (Z_2 - Z_1)/(Z_2 + Z_1)$$

で求められる。この式より，境界前後の音響インピーダンスの差が大きいほど反射が大きく，差がなければ反射しないことがわかる。生体の軟部組織の平均的な音速は約1540m/sであるが，肺や腸管内の空気の音速は約340m/s，骨の音速は約4000m/s以上であることから，軟部組織と空気や骨では音響インピーダンスが極端に異なっている。したがって，肺や腸管内の空気や骨の表面で超音波のほとんどが反射してしまい透過する成分が少ないため，これらの内部やその後ろにある組織の情報を得ることができない。

次に音波が音速の異なる媒質の境界に斜めに入射すると，直進せずに屈折する。屈折する程度は音波に関するスネルの法則に従い，境界前後の媒質の音速のみにより決まる（図3）。

〈Snellの法則〉

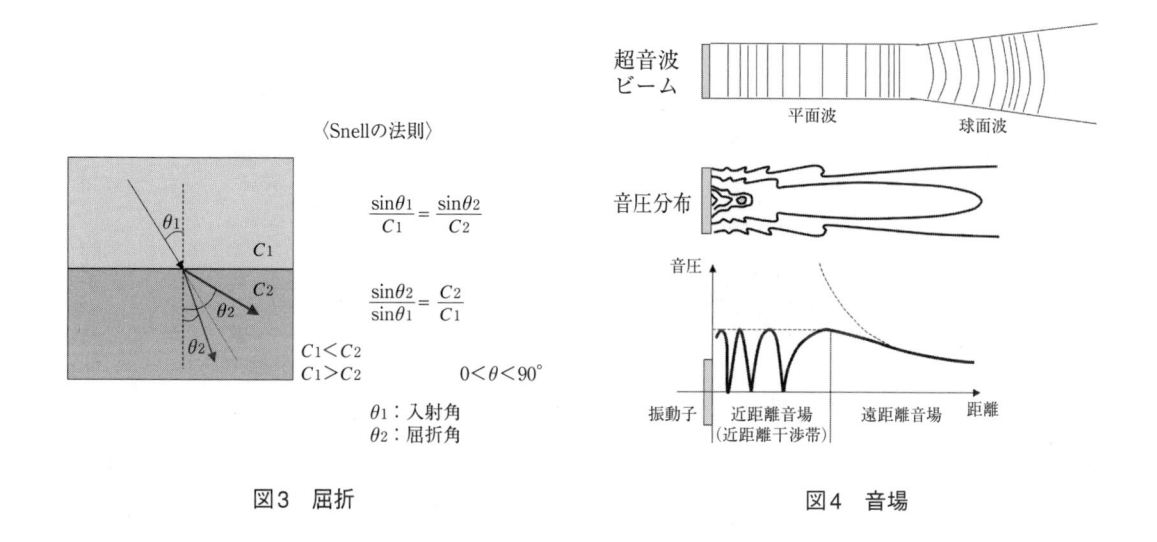

$$\frac{\sin\theta_1}{C_1} = \frac{\sin\theta_2}{C_2}$$

$$\frac{\sin\theta_2}{\sin\theta_1} = \frac{C_2}{C_1}$$

$C_1 < C_2$
$C_1 > C_2$ $0 < \theta < 90°$

θ_1：入射角
θ_2：屈折角

図3　屈折

図4　音場

スネルの法則　$\sin\theta_1/C_1 = \sin\theta_2/C_2$

また，超音波の強さは媒質を伝播するに従い減衰する。振動による熱の発生で減衰する「吸収」が主であるが，反射の際の「散乱」や広がって伝播することによる「拡散」によっても減衰する。生体軟部組織の減衰係数はおよそ1（dB/cm・MHz）程度で，距離と超音波の周波数に比例して減衰量が増加する。

7）音場

音源が非常に小さく点状の場合には，水面に石を投げ込んだときのように，音は媒体のなかを四方八方に広がって進む。このとき振動の密な部分または粗な部分をつなげた波面は球面状になっている（球面波）。一方，音源が非常に大きい場合には，波面は平面状になり（平面波），波面に垂直な方向にのみ進む。超音波診断装置では数cm程度の口径の音源から超音波を送信するが，限られた大きさの音源の場合には，音源から近距離では平面波で広がらずに直進し，遠距離では球面波となって広がる。音源の口径が同じであれば周波数が高いほど遠くまで直進し，周波数が同じであれば口径が大きいほど遠くまで直進する。このように超音波の指向性によってある方向に集中して出された音の束を超音波ビームという。また，音源の近くでは中央と端から出た音波が経路長の差によって相互に干渉し複雑な音圧分布を示す。この範囲を近距離干渉帯または近距離音場と呼ぶ。これに対し，遠距離で経路長の差が小さく単純な音圧分布を示す範囲を遠距離音場と呼ぶ（図4）。

8）帯域幅

超音波を正弦波で送信し続けるとき，送信された音波を連続波という。これに対し非常に短い時間だけ送信される音波をパルス波という。1つのパルス波の長さは波長と波数の積となり，パルス幅ともいう。連続波は単一の周波数成分から成り立っているが，パルス波はさまざまな周波数成分が合成された波形である。このとき最大の強さの$1/\sqrt{2}$の上限と下限の周波数の幅を周波数帯域幅と

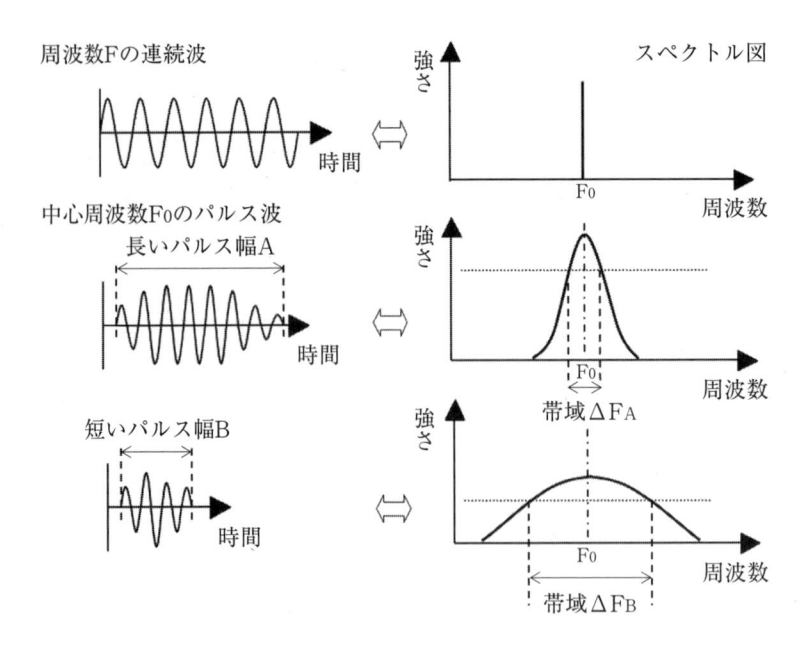

図5 パルス幅と帯域幅

いい，パルス幅が長いほど周波数帯域幅は狭く，パルス幅が短いほど周波数帯域幅が広い（図5）。

1.2 基本原理

1）パルス反射法（距離と時間）

媒質の音速を一定とした場合，パルス波を送信し対象物で反射した音波が戻ってくるまでの時間を測定すれば，対象物までの距離は（音速×時間）/2となり，対象物までの距離を知ることができる。超音波診断装置でも生体軟部組織の音速を1540m/s一定と仮定し，パルス波を送信して生体内からの反射波を受信すれば，その時間から臓器などの深度を測定できる。このようにパルス波の反射を利用して対象物の位置を測定することから，この方法をパルス反射法という。

2）Aモード表示

受信信号の表示方法として，縦軸を振幅，横軸を時間（距離）としたグラフで表す方法。振幅（amplitude）の時間変化を表すことから，Aモード表示と呼ばれている。振幅の大きさは反射の大きさに比例し，波形の横軸の位置で深度がわかる。初期の超音波診断装置で採用され，脳腫瘍による脳室の変移の検査などに利用されたが，現在では研究用途以外にはほとんど利用されていない。

3）Bモード表示

現在最も一般的な断層像の表示をBモード表示という。パルス波を送信し，受信した反射波を振幅が大きければ白，小さければ黒というように明るさの階調（グレースケール）に変換する。時間とともに受信される受信信号を順次明るさの強弱に変換していき，直線に並べて画面に表示する。

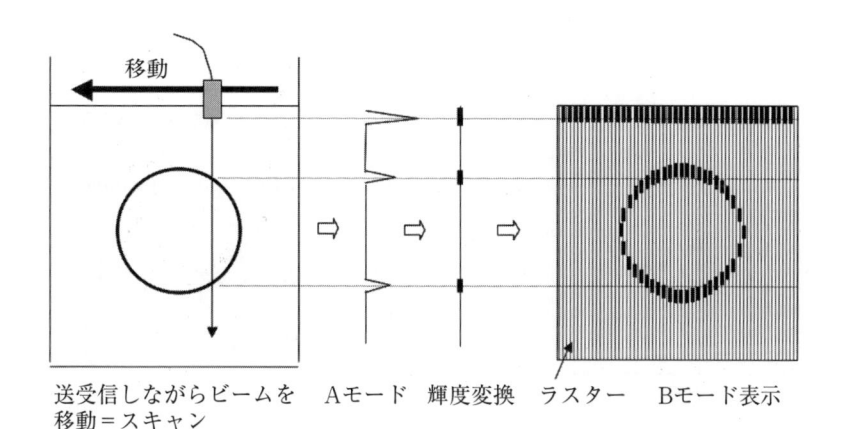

図6　Bモード表示

　次に送信する位置や方向を変化させてパルス波を送信し，同様に明るさの強弱に変換して得られた直線を画面上の対応する位置に表示する．パルス波送信と受信を繰り返しながら表示を行っていくと，超音波ビームが横切った断面の画像が画面上に表示される．このようにして得られる画像を断層像，または輝度（brightness）変換を行っていることから頭文字をとってBモード表示と呼んでいる．また，受信信号を輝度変換して得られる直線を走査線（ラスター）といい，送信する位置や方向を変化させて走査線の位置を変化させていくことを走査（スキャン）という（図6）．
　走査を行う方法には電子走査方式，機械走査方式などがあり，走査線の移動の仕方によりリニア走査，セクタ走査，オフセットセクタ走査（コンベックス走査），ラジアル走査，アーク走査などの名称が付けられている．

4）電子走査方式

　超音波を送受信する多数の素子への駆動信号を電子的に切り換えることにより走査を行う方式．電子走査方式のメリットは，次の2点である．
(1) 高速に走査（スキャン）が行えるため，リアルタイムの動画像を描出できる．
(2) 超音波ビームの位置を任意にコントロールできるので，Bモード表示だけでなく，Bモード／Mモード同時表示やBモード／Dモード同時表示，カラードプラ表示などが可能．

　逆にデメリットとしては，多数の送受信回路が必要なため装置が高価になること，があげられる．

5）機械走査方式

　超音波を送受信する素子をモーターを使用して振り子運動や回転または移動させることにより走査を行う方式．
　機械走査方式のメリットは，次の2点である．
(1) 超音波を送受信する素子が少なく，送受信回路も少ないため装置が安価である．
(2) 構造が簡単なため，高周波化が容易．

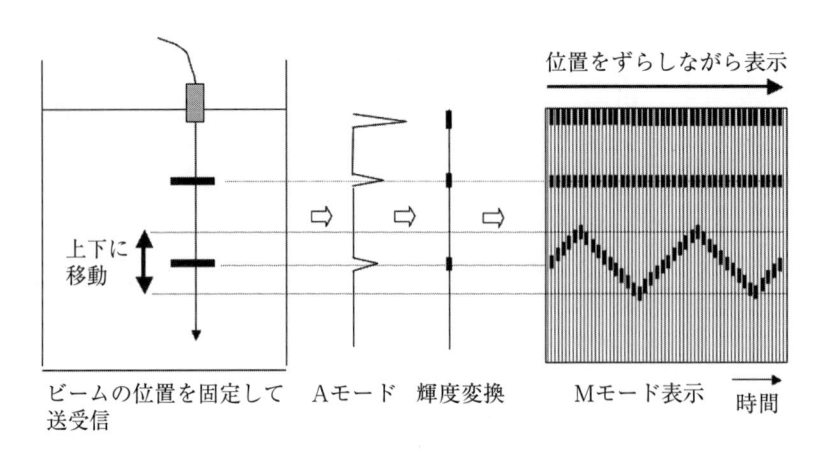

図7　Mモード表示

逆にデメリットは，次の3点である。
(1) 走査のスピードに制限があり，動画像のリアルタイム性が劣る。
(2) 超音波ビームの位置を一定の順序でしか走査できないため，Bモード／Mモード同時表示やBモード／Dモード同時表示，カラードプラ表示が行えない。
(3) 機械的な精度により走査にムラが生じることがあり，画像が歪むことがある。

6）Mモード表示

　動いている反射体の経時的変化を見ることができる表示で，動き（motion）の頭文字をとってMモード表示と呼んでいる。パルス波を送信し，受信した信号を輝度変換することはBモード表示と同様であるが，走査を行わず同一の位置・方向に繰り返し送受信を行う。受信して得られた信号を画面上に縦の直線として表示し，送受信ごとに表示位置を横にずらしていくと，動きのない反射体からの信号は常に同じ深度に表示されるため水平な直線となるが，動きのある反射体は送受信ごとに深度が変化することから動きの速さや大きさに応じた波形として表示される。Mモード表示の横方向は時間を表し，送受信ごとに表示位置をずらす程度を変化させると，時間的に圧縮した波形表示をしたり，時間的に引き伸ばした波形を表示することができる。これをスイープ速度の調節という。また，最新の受信信号を常に右端に表示することによりMモード表示全体が流れるように表示されるスクロール表示と，最も古い信号の表示を最新の信号で書き換えて表示していくムービングバー表示がある。Mモード表示は主に心臓の弁や壁の動きの計測に用いられている（図7）。

7）ドプラ法の基本原理（ドプラシフト周波数とドプラの基本式）

　音源と受信者の相対的な距離が近づいたり離れたりして動いている場合に，受信する音の周波数が音源の送信する周波数から変移する現象をドプラ効果という。超音波診断装置で生体内を観察する場合，動きの速い血液中の血球からの反射でドプラ効果が生じ，受信信号の周波数は送信周波数から変移する。この周波数のずれをドプラシフト周波数という（図8）。

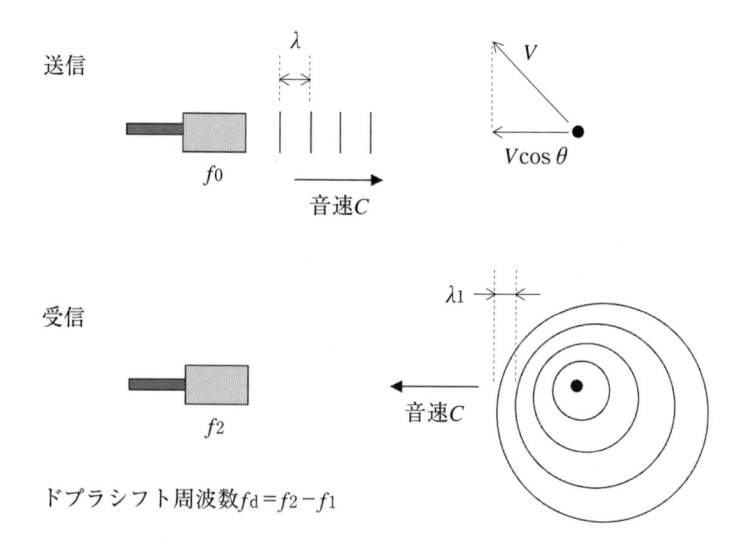

図8　ドプラシフト周波数

今，音速Cの媒質にf_0の周波数の超音波を送信した場合，波長λ_0は，

$\lambda_0 = C/f_0$

反射体が相対的に音源に近づく方向に速度Vで動いているとすると，音源と反射体を結ぶ直線上での速度は$V\cos\theta$（θは音源と反射体を結ぶ直線と反射体の動く方向とのなす角度）となり，反射体が受信する周波数f_1は，

$f_1 = (C + V\cos\theta)/\lambda_0 = ((C + V\cos\theta)/C)f_0$

となる。次に反射体で反射した超音波の波長λ_1は，

$\lambda_1 = (C - V\cos\theta)/f_1$

なので，音源で受信される超音波の周波数f_2は，

$$f_2 = C/\lambda_2 = (C/(C - V\cos\theta))f_1 = ((C + V\cos\theta)/(C - V\cos\theta))f_0$$
$$= ((C + V\cos\theta)^2/((C - V\cos\theta)(C + V\cos\theta)))f_0$$
$$= ((C^2 + 2CV\cos\theta + (V\cos\theta)^2)/(C^2 - (V\cos\theta)^2))f_0$$

$C \gg V$なので，両辺をC^2で割ると$(V\cos\theta/C)^2 \fallingdotseq 0$となり，

$$= (1 + (2V\cos\theta/C))f_0$$
$$= f_0 + (2V\cos\theta/C)f_0$$

したがって，送受信全体でのドプラシフト周波数f_dは，

$$f_d = (2V\cos\theta/C)f_0$$

となるが，反射体が相対的に遠ざかる場合も考えるとドプラシフト周波数の一般式は，

$$f_d = \pm (2V\cos\theta/C)f_0$$

となる。実際の超音波装置では血球の速度Vが未知数なので，

$$V = \pm (C/2\cos\theta)(f_d/f_0)$$

として計算している。

2. システムの構成

　超音波診断装置は基本的に，①超音波の送受信を行うプローブ，②多くの素子で受信した信号を加算し1本の走査線の信号にするビームフォーマ，③検波して反射情報を抽出し，ゲインやダイナミックレンジ，エコーエンハンスなどの信号処理を行う回路，④画像をフリーズ（静止）させたり，超音波の走査線ごとに書き込んだ画像をモニタ表示に合わせて走査変換や補間処理，階調処理などを行うメモリ，⑤画像を表示するモニタで構成されている。ビームフォーマは従来アナログの遅延線（ディレーライン）が用いられていたが，最近ではデジタル処理により精度の向上が図られている。また，モニタはNTSC方式のテレビモニタが多く用いられてきたが，最近ではパソコンなどと同様にVGAやSVGA方式などの液晶ディスプレイが採用されるようになってきている。

2.1　プローブの構造と種類

1）圧電素子（振動子）

　超音波を送受信するためには圧電素子を用いる。圧電素子はその両面に電極を貼り付け電圧を加えると厚みが変化する性質（逆圧電効果）があり，その振動が接している媒質に伝わり超音波として伝播していく。また，媒質を伝播してきた超音波により圧電素子に振動が伝わると両面に貼り付けた電極の間に振動の大きさに応じた電圧が生じる性質（圧電効果）がある。これらの性質を利用して超音波の送信と受信を行う。圧電素子のことを振動子ともいう。振動子として一般的に利用されている材料は，PZT（チタン酸ジルコン酸鉛）のような圧電セラミックス，またはPVDF（ポリフッ化ビニリデン）のような高分子圧電材料である（図9）。

2）バッキング材，整合層

　超音波を生体内に効率よく伝えるために，プローブの内部には振動子の後ろにバッキング材，生体と振動子の間に整合層が貼り付けられている。振動子が振動して超音波を発生させるとき，その振動は振動子の両側に伝わるが，生体側に伝わる超音波だけが有効で，反対側に伝わる超音波は不要である。そこで振動子の後ろ側にバッキング材を貼り付けることにより，不要な超音波を吸収して生体側にのみ超音波が伝わるようにしている。さらにバッキング材には振動子の余分な振動を抑

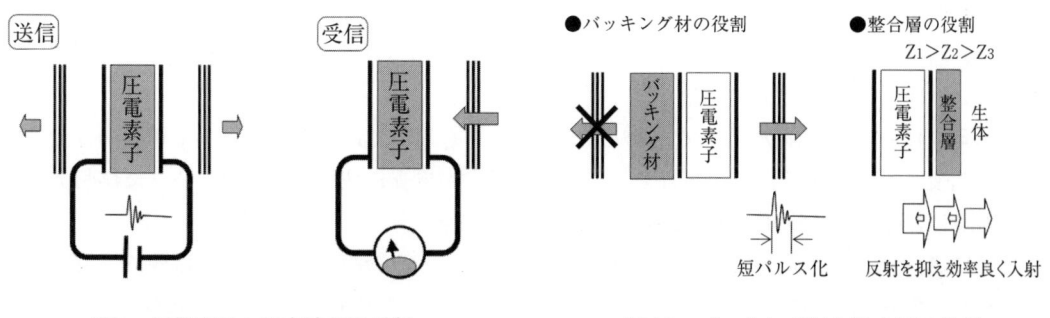

図9　圧電素子と超音波の送受信

図10　バッキング材と整合層の役割

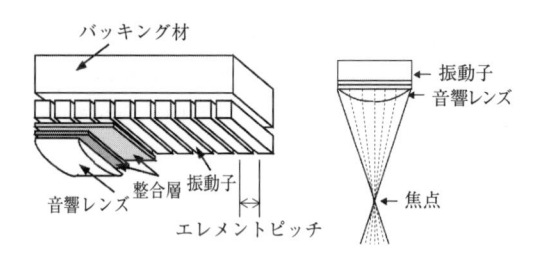

図11　配列型振動子と音響レンズ

えてパルス幅を短くする役目もある。一方，振動子はセラミック材料であることから音響インピーダンスが高く生体の音響インピーダンスは低いため，振動子を直接生体に接触させた場合には体表でほとんどの超音波が反射してしまい生体内に超音波を伝えることができない。そこで中間的な音響インピーダンスの整合層を間に入れると，音響インピーダンスの差が小さくなり反射が少なくなるため効率よく超音波を生体内に伝えることができる。整合層はその両面での反射による影響を最小にするため，厚みを $\lambda/4$ に設定している（図10）。

3）配列型振動子，音響レンズ

一般的な電子スキャンプローブのなかには多数の短冊状にカッティングされた振動子が並んでいる。このような振動子を配列型振動子（アレイ振動子）と呼ぶ。送受信を行うときには複数の素子を組にして使用し，超音波ビームの走査や電子フォーカスを行っている。隣り合う素子の中心の間隔をエレメントピッチといい，0.1～1mm程度である。

また，電子スキャンプローブの生体との接触面には凸状の音響レンズが貼り付けられている。これは平面の配列型振動子では奥行き方向のビーム幅をコントロールすることができないので，音響レンズを使用して超音波ビームを集束させることを目的としている。音響レンズの音速を生体よりも低く設定すると，凸状の接触面で超音波が屈折し集束することを利用している（図11）。

4）特殊プローブ

超音波検査はさまざまな部位の検査や治療のガイドに利用されており，目的に合わせていろいろな形状のプローブが用意されている。

a) **穿刺用プローブ・穿刺アダプタ**：穿刺用のプローブを用いて超音波ガイド下で穿刺を行えば小さな病変でもより確実に穿刺が行える。また，通常の検査に使用されるプローブに穿刺アダプタを取り付けて超音波ガイド下穿刺を行うこともできる。

b) **体腔内プローブ**：経腟的に子宮や卵巣，胎児を観察できる経腟プローブや経直腸的に前立腺を観察し穿刺も行える経直腸プローブで，より近くから高周波の超音波を使って観察が行える。

c) **経食道プローブ**：経食道的に胃の中にプローブを挿入し，胃壁や周囲臓器を高周波で観察できる消化器用のプローブと，食道内から肺に邪魔されずに心臓を観察できる循環器用のプローブが用意されている。

d) **術中プローブ**：滅菌しやすく，小型で，術中に直接臓器にあてて観察が行えるプローブ。

e) **細径プローブ**：胆道などに挿入して壁や周囲の状態を観察するIDUSや，血管内に挿入して狭窄部の状態や治療後の血管壁の状態を確認するIVUSに用いる細径のプローブ。ワイヤの先端に振動子が取り付けてあり，ワイヤをモーターで回転させることでラジアル走査を行う方式のものが多い。

5）アニュラアレイプローブ

アニュラとは環状という意味で振動子が同心円状に配列されたプローブである。電子スキャンプローブのように電子フォーカスが行え，同心円状に配列されていることからどの方向から見ても超音波ビームを細く絞り込むことができる特長をもつ。しかし走査はモーターによる機械走査方式なのでリアルタイム性は高くできない。

2.2　走査方式の種類

Bモードの走査方式には，走査線の移動の仕方によって名称が付けられている（図12）。

1）リニア走査

振動子を直線状に移動しながら送受信を行い，走査線を平行に移動させる走査方式。超音波ビームのコントロールが比較的単純で高周波化が容易なことから，表在臓器の観察に使用されることが多い。

2）セクタ走査

1点から超音波を送信し，走査線の方向を変えながら走査し扇形の画像を得る走査方式。肋骨や肺の影響を避けて狭いエコーウインドウから深部で広い視野が得られることから，主に心臓を観察する場合に使用されている。

3）オフセットセクタ走査

一般にはコンベックス走査と呼ばれている走査方式。凸状に配列した振動子から，振動子面に垂直な走査線を扇状に走査する走査方式。セクタ走査の扇形の要に近い部分を取り除いた形をしていることからオフセットセクタという名称が付けられている。主に腹部臓器を観察する場合に使用されているが，特殊プローブでもよく用いられている。

図12　Bモードの走査方式

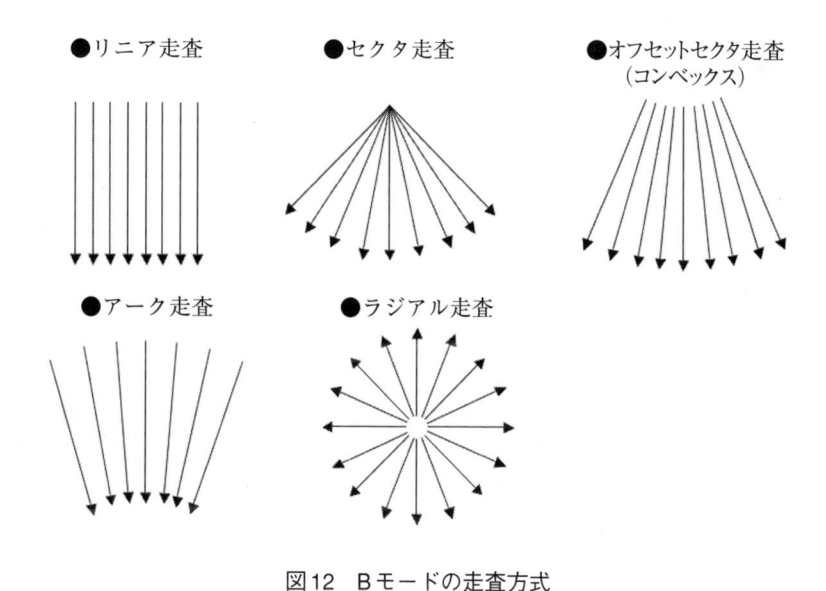

4）ラジアル走査

放射状の走査線を回転させる走査方式。管腔内から壁や周囲臓器を観察する場合に使用されている。

5）アーク走査

振動子を弓状に動かし，内側に向かって送受信を行いながら走査する方式。首や乳房のように凸状の体表に垂直に超音波を入射できる特長がある。

2.3　距離分解能

超音波のビーム方向に並ぶ2点の反射体からの反射エコーを2つと識別可能な最小の距離を距離分解能という。一つひとつの反射体からは送信パルス波と同じ形状のパルス波が反射するため，パルス幅が短いほど2つの反射エコーが重なり難く距離分解能が向上する。パルス幅は波長をλ，波数をnとしたとき$n\lambda$となるので，距離分解能Δxは，$\Delta x = n\lambda/2$で表される。

2.4　方位分解能

超音波ビームに直角な方向の2点の反射体からの反射エコーを2つと識別可能な最小距離を方位分解能という。一つひとつの反射体からは走査によって超音波ビームの位置が移動していくので，反射体が超音波ビームのなかに入っている間反射エコーが生じる。一方の反射体が超音波ビーム内にあるうちに他方の反射体も超音波ビーム内に入ると2つの反射体からの信号を識別することができなくなる。したがって，超音波ビームの幅が狭いほど方位分解能が向上する（図13）。

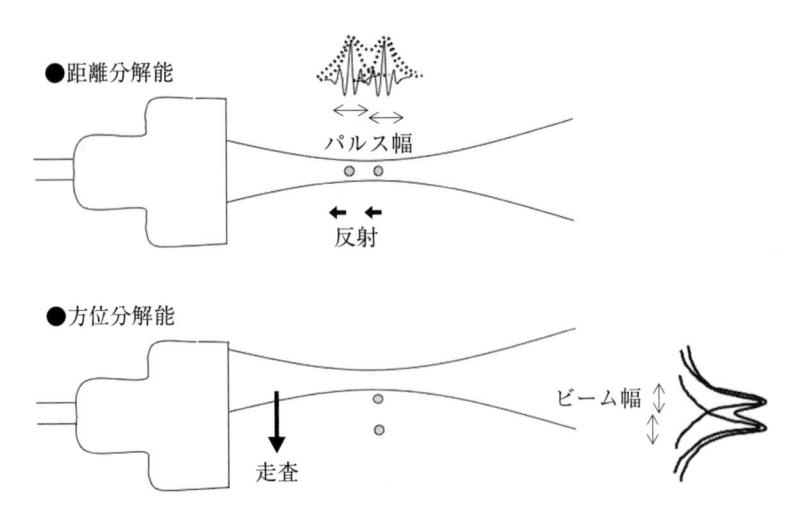

図13 距離分解能と方位分解能

3. 画像の基礎

3.1 Bモード方式

1) リニア電子スキャン

　リニア電子スキャンプローブには多数の振動子が直線状に配列され，それぞれの振動子を駆動するパルス信号をON/OFFできるスイッチが設けられている。今，一定数の振動子群のスイッチをONにして駆動パルスを印加すると，その振動子群で超音波の送受信が行われ，次に1振動子分ずらした振動子群のスイッチをONして駆動パルスを印加すれば，1振動子分ずれた位置で送受信が行われる。このように順次使用する振動子群をずらすことにより超音波ビームを平行移動させていくことでリニア走査が行える（図14）。

2) セクタ電子スキャン

　セクタ電子スキャンプローブにも多数の振動子が配列されているが，それぞれの振動子には駆動パルス信号のタイミングを遅らせることのできる遅延回路が設けられている。今，一方の端から他端の振動子にいくに従って順次タイミングを遅らせた駆動パルスを印加すると，早く送信された超音波が先に進むことから合成された波面は振動子の配列に対して斜めになり，超音波ビームは波面に垂直な方向つまり振動子に対して斜め方向に送受信される。このように各振動子に印加する駆動パルスのタイミングをコントロールし，±45°の範囲で超音波ビームの角度を変えていくことでセクタ走査が行える。

3) 電子フォーカス

　リニア電子スキャンでも1回の送受信で使用する振動子群に同時に駆動パルスを印加するのではなく，遅延回路を用いて両端の振動子には早く中央の振動子には遅く駆動パルスを印加すると，波面を凹面状にすることができる。このようにすると超音波は波面の曲率中心に向かって集束し，超

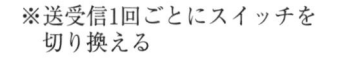

図14　電子スキャン

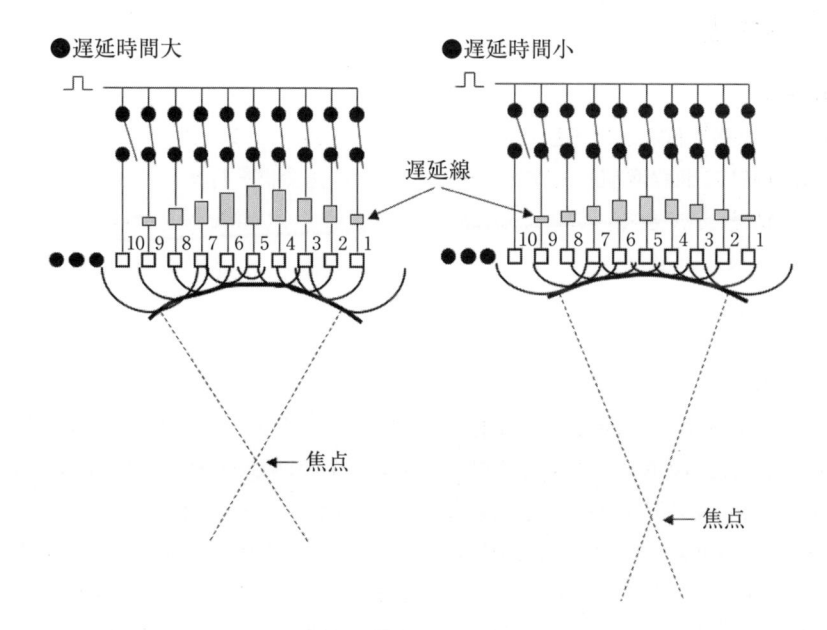

図15　電子フォーカス

音波ビームを細く絞り込むことができる。電子フォーカスは駆動パルスの遅延時間をコントロールすることで波面の曲率を変えることができ，フォーカス深度を任意に変えることができることが特長である（図15）。

4）多段フォーカス，ダイナミックフォーカス

画像の広い範囲で方位分解能を向上させるためには超音波ビームを1点ではなく連続的に絞り込むことが必要である。このため送信では多段フォーカス，受信ではダイナミックフォーカスという方法が用いられている。送信フォーカスは1回の送信で1点にしかかけられないため，多段フォーカスでは同じ位置・方向でフォーカス深度を変えながら数回の送受信を行い，それぞれの送受信でフォーカス近傍の反射信号のみを切り出しメモリ上で繋げて1本の走査線として表示する。このため多段フォーカスでは，フォーカス段数を増やすとそれだけ画像を描出するための送受信回数が増えてしまうためリアルタイム性が低下してしまう。これに対し受信時には深さごとの反射信号が時間とともに順次受信されるので，装置のフォーカス設定も時間とともに変化させていけば連続的に超音波ビームを絞り込むことができる。この方法をダイナミックフォーカスといい，リアルタイム性を低下させずに連続的にフォーカスをかけることができる。

5）走査と時間（フレームレート）

1枚の断層像を得るために必要な時間Tは，視野深度をD，音速をC，走査線の数をNとし1本の走査線では1回ずつ送受信を行うとすると，$T = N(2D/C)$ となる。このとき1秒間に表示される断層像の枚数Rは，$R = 1/T$である。これをフレームレートと呼ぶ。これより走査線数を少なくしたり，視野深度を浅くするほどフレームレートが高くなり，リアルタイム性が向上することがわかる。

3.2 Mモード方式

1）時分割スキャン

電子スキャンでは送受信ごとに任意の走査線を選択できる。そこでBモードの送受信を順次行いながら，送受信4回に1回程度Mモードの走査線位置での送受信を行えば，BモードとMモードを同時にリアルタイム表示できる。このように時間的に収集する情報を振り分けながら走査を行う方法を時分割スキャンという。

3.3 Dモード方式

1）ドプラ法の種類

血流のように動きの速い反射体からの反射波に含まれているドプラシフト周波数を検出し，それをドプラ波形や二次元の画像として表示し検査・診断を行う方法をドプラ法（Dモード）という。ドプラ法の種類にはパルスドプラ法，連続波ドプラ法，カラードプラ法がある。

a) パルスドプラ法（PWD）：パルス送信を行い，FFT（高速フーリエ変換）法によりドプラシフト周波数の成分を解析してドプラ波形を表示する方式。検出位置を特定でき，Bモード／Dモードの同時リアルタイム表示が可能という特長があるが，高速な血流の測定には向かない。

b) 連続波ドプラ法（CWD）：振動子を送信用と受信用に分割し，連続して送受信を行い，FFT法によりドプラシフト周波数の成分を解析してドプラ波形を表示する方式。高速な流れの測定が行えることが特長であるが，検出深度を特定することができず，Bモード／Dモードの同時リアルタイム表示は行えない。

c) カラードプラ法（CDI）：断層像の画素ごとの平均速度を自己相関法により解析し，リアルタイ

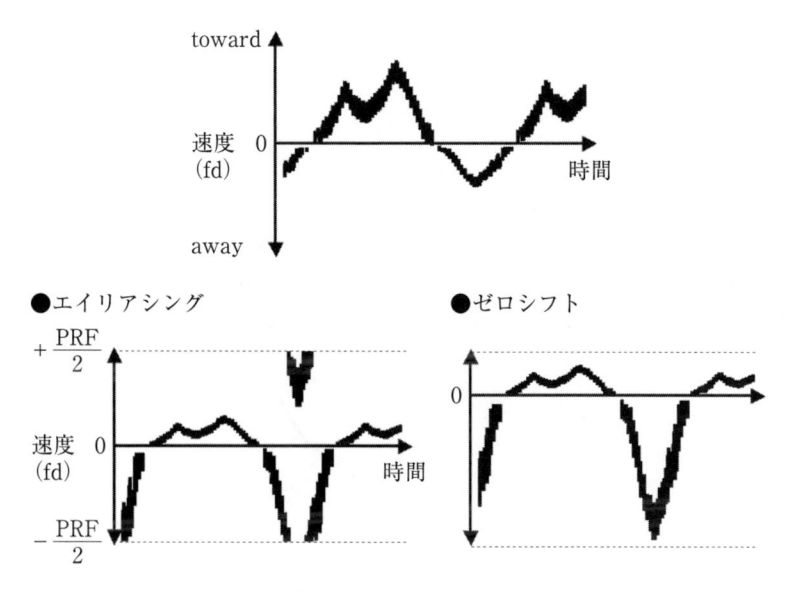

図16　ドプラ波形の意味とエイリアシング

ム画像として表示する方式。異常な流れの発見に向いているが，速度の計測には向かない。
2）ドプラ波形の意味

　ドプラ波形は縦軸が速度，横軸が時間である。速度はドプラシフト周波数をドプラの式で換算して求める。縦軸の中央のラインをゼロレベルまたはベースラインといい，速度0を表す。通常ゼロレベルより上にプローブに向かう流れ（動き）の速度を，下にプローブから遠ざかる流れ（動き）の速度を表示する。FFT法によりドプラシフト周波数の成分を解析し，それぞれの成分の強さを点の明るさに変換し対応する速度の位置に表示するので，速度成分がそろっているとドプラ波形は細く，速い速度から遅い速度まで速度成分が分散している場合にはドプラ波形は太くなる（図16）。

3）検出可能最高速度とエイリアシング

　FFT法で周波数解析を行うためには，受信信号を一定の周期でサンプリングし，一定の時間（回数）のデータがそろった時点で演算を行う。このときサンプリング定理により検出可能な最高周波数はサンプリング周波数（周期の逆数）の1/2になる（ナイキスト周波数という）。パルスドプラ法では通常送受信ごとに1回サンプリングを行うので，サンプリング周波数はパルス繰り返し周波数（PRF）となり，検出可能な最高速度はドプラシフト周波数が±PRF/2に相当する速度である。カラードプラにおける検出可能最高速度も同様に±PRF/2に相当する速度である。連続波ドプラの場合には連続的に送受信を行っているので任意の周波数でサンプリングを行うことができるが，この場合のサンプリング周波数も通常PRFと呼び，±PRF/2が検出可能最高速度となる。

　パルスドプラや連続波ドプラで検出する速度が速くなり最高速度を超えると，ドプラ波形は反対側に折り返って表示される。これを折り返し現象（エイリアシング）という。カラードプラの場合には折り返った部分の色が反転する現象として観察できる。折り返し現象の発生は，ゼロレベルを

図17 角度補正誤差（5°エラー）

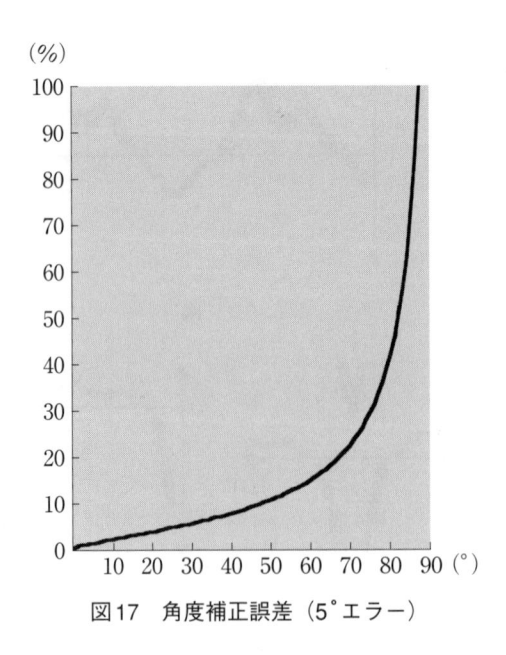

上下にシフトする方法，PRFを高くして検出可能最高速度を上げる方法，送信周波数を低くしてドプラシフト周波数を小さくする方法により軽減できる。

パルスドプラではPRFを高くするほど検出可能最高速度を高くすることができるが，PRFを上げるとパルス繰り返し周期が短くなり受信時間が短くなってしまうので，視野深度が浅くなる。したがってPRFの設定は，速度を測定する血流などの深度によっても制限される。

4) 角度補正

ドプラの基本式で明らかなように，速度を計測する場合には超音波ビームの方向と血流（動き）の方向とのなす角度で補正を行う必要があり，これをドプラの角度補正という。実際の超音波診断装置では角度マークを血流（動き）の方向に合わせることで補正を行うが，5°程度の設定誤差を見込む必要がある。角度が大きくなるに従いこの誤差は大きくなり，60°を超えると急速に大きくなるため，60°以下で測定しなければならない（図17）。

5) サンプリングボリューム（SV）

パルスドプラ法でドプラ信号を検出するために設定する測定の対象となる領域をサンプリングボリューム（SV）という。血流速度を測定するためにサンプリングボリュームの長さを設定するとき，短く設定するとその領域の速度のばらつきが少なくなるのでドプラ波形は細くなり，長く設定するとその領域の速度のばらつきが大きくなるのでドプラ波形は太くなる。

6) HPRF法

パルスドプラ法と連続波ドプラ法の中間的な特徴をもつドプラ法としてHPRF法がある。HPRF法はパルスドプラ法の視野深度による制限を無視してPRFを高く設定する方法で，検出位置を数点に特定して，ある程度高流速までの測定が可能である。

7）CDI法

CDI（color Doppler imaging）法では同じ走査線上に十数回程度送受信を行い，画素ごとに自己相関による解析を行う。その結果，方向，平均速度，パワー，分散の情報が得られるので，これらの情報を色に変換して画像として表示する。代表的な表示法には次のものがある。

a）速度分散表示：方向を赤系・青系の色相の違いで，速度を彩度の階調で，分散を緑の加算による色相の変化で表現するCDI表示。心臓の弁狭窄や弁逆流など高速で乱れている血流の観察に適した表示であり，心臓のドプラ検査に用いられる。

b）速度表示：方向を赤系・青系の色相の違いで，速度を赤から黄，青からシアンへの色相の変化もしくは明度の変化で表現するCDI表示。遅い速度でも明るく表示されるので，腹部や末梢の血流検査に用いられる。

8）PDI法

速度を表示するCDI法ではドプラの角度依存性によって血流を連続的に表示し難い。そこでCDI法のパワー情報を基に，加算平均処理を行うことで微細な血流や超音波ビームと直交する血流も表示できるようにしたドプラ法がPDI（power Doppler imaging）法である。PDI法を使用すると血流の存在を高感度に観察できる。

3.4 画像の特徴

超音波検査ではプローブを体表に密着させ超音波を生体内に効率良く入射するとともに，腸管ガスや肺の空気，骨などが超音波ビーム内に入らないような経路を選ぶ必要がある。このため患者の体位や呼吸のコントロール，プローブの体表での走査への技術者の技量により得られる画像が大きく左右される。また，断面の描出の仕方の自由度が高く，描出される画像の視野が狭く臓器全体を一度に表示できないため，全体像をイメージしながらくまなく断面を移動させて検査を行わなくてはならない。

3.5 検査目的

腹部では肝臓，胆嚢，膵臓，脾臓，腎臓などの臓器が主な検査対象で，腫瘍などの限局性疾患の検出やびまん性疾患の観察に利用されている。最近では消化管の検査にも利用されるようになってきている。心臓では弁や壁運動の観察，心機能の測定に利用されている。そのほか，乳腺・甲状腺などの表在臓器の検査，産婦人科では胎児の発育観察や子宮・卵巣の観察，泌尿器では前立腺の肥大や癌の検査，頸動脈・上肢・下肢の血管では壁状態やプラークの有無，静脈弁の機能評価などの検査が行われている。特殊な領域としては経頭蓋ドプラ（TCD）法による脳血管の血流評価などにも利用されている。

3.6 検査の特徴（他のモダリティとの比較）

超音波検査の最も大きな特長は，X線装置やCTのようにX線による被ばくがなく生体に対して無侵襲なため，繰り返し検査が行える点である。さらに，リアルタイム性の良い動画像で観察が行えるので，心臓の動きの観察や穿刺のガイドに適している。また，心臓のドプラ検査で圧較差の推

定が行えることも特長としてあげられる。

3.7 検査計画

1) 始業前点検

　装置の電源コードが正しく壁面のアース付3Pコンセントに接続されているか確認する。装置を移動して使用する場合には，コンセントの電源容量が装置を動作させるのに十分かどうかも確認する。使用するプローブが正しく接続されていることを確認し，電源を投入し画像に欠損などの異常がないかどうか確認する。装置を移動して使用する場合には，通常の設定条件で観察しやすい画像が表示できるようにモニタの条件を調整する。超音波ゼリー，心電図の電極，記録紙などの消耗品がそろっていることを確認する。

2) 装置の調整

　検査中にはゲイン，STC，ダイナミックレンジ，視野深度などの条件を，最良の画像が得られるように調整する。

3) 終業時点検

　プローブについた超音波ゼリーをきれいに拭き取り，プローブのレンズ面にキズなどの異常がないかどうか確認する。必要に応じて取扱説明書に記載されている方法でプローブや穿刺アダプタなどの消毒・滅菌を行う。消耗品の補充を行っておく。また，ときどき装置背面などの吸気口やファンの部分のホコリを清掃する。

4) 電気安全

　超音波診断装置は漏れ電流により被検者や検査者がショックを起こさないように設計されている。一般的な超音波診断装置はB型または入力部がフローティングされているBF型の機器に分類されている。この場合の患者漏れ電流の許容値は正常時で0.1mA，単一故障時で0.5mAとなっている。

5) 音響安全

　超音波診断装置は無侵襲であるが，超音波を強くしていくと有意な生体への作用が見られるようになる。そこで超音波診断装置の出力はFDA（米国食品医薬品局）の規格値（Track3）に従って上限がI_{SPTA}（空間ピーク時間平均強さ）が720mW/cm^2，MIが1.9までに制限されており，使用者がALARA（as low as reasonably achievable）の原則に則って使用するようになっている。ALARAの原則とは，「検査が十分に行える範囲で最小の超音波出力で装置を使用し，検査はできるだけ短時間で行う」ということである。超音波の生体への影響を判断するために超音波装置ではMI（mechanical index）とTI（thermal index）の値を表示することになっており，それぞれ1.0以下が安全使用範囲とされている。なお，MIはキャビテーションの発生程度を表す指標で，超音波パルスの負のピーク音圧を中心周波数の平方根で割った値であり，TIは生体組織の温度を1℃上昇させる超音波の出力を1として，超音波出力の強さをその比率で表したものである。

3.8 アーチファクト

　超音波断層像には反射体による真の画像のほかに虚像が表示されることがあり，これをアーチファクトと呼んでいる（図18）。

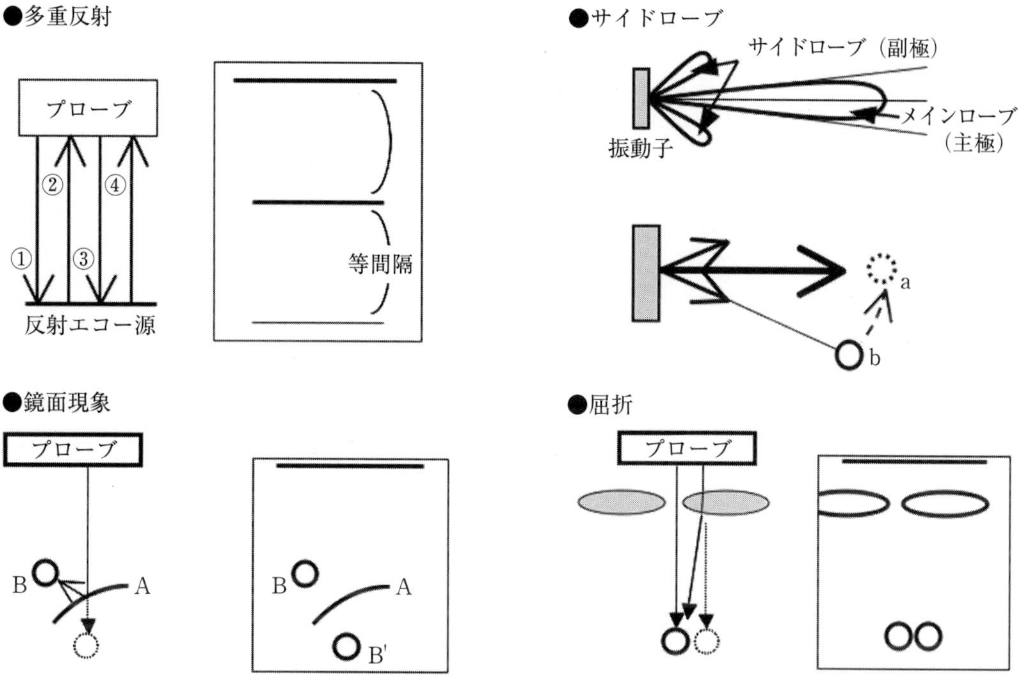

図18 アーチファクト

1) 多重反射
　超音波がプローブと強い反射体との間を何回も往復したり，強い反射体同士の間を何回も往復することにより表示されるアーチファクト。真のエコーの距離と等間隔に表示されるのが特長である。

2) サイドローブ
　送信した方向に放射される超音波ビームをメインローブ（主極）というが，その周囲にも弱いサイドローブ（副極）という超音波ビームが放射されている。サイドローブの超音波が強い反射体で反射し受信されると，超音波装置はメインローブ上の同じ距離に反射体が存在したものとして表示を行う。このようにして表示される虚像をサイドローブエコーと呼ぶ。

3) 鏡面現象
　鏡面状の強い反射体があると，この反射体で進行方向が変えられた超音波ビームで別の反射体からの反射信号を受信してしまうことにより，鏡面状の反射体を挟んで対称の位置に虚像が表示される現象。

4) 屈折によるアーチファクト
　音速の異なる媒質の境界に斜めに入射すると超音波ビームは屈折する。超音波装置は超音波が直進するものとして表示を行うので，反射体の真の位置とは別の位置に虚像が表示されることがある。

参考文献

甲子乃人著．コンパクト超音波シリーズVol.6．超音波の基礎と装置　三訂版．ベクトル・コア．

第11章 骨密度測定装置

1. 動作原理

1.1 はじめに

　骨密度測定装置（以下，本装置）は骨塩量測定装置とも呼ばれ，人体の骨中に含まれるカルシウムを主体とするミネラル成分を g/cm² を単位として非侵襲的に定量することを目的とした装置である。

　本装置の歴史は比較的新しく，1969年にCameron，Sorensonらにより開発されたものに起源を発する。当時の装置は線源として放射性同位元素である ^{125}I を使用し，水バッグなどで覆われた前腕部，特に橈骨のカルシウム量を定量するものであった。その後，線源として ^{153}Gd を使用し，腰椎などの体幹部および全身を測定対象とする装置も開発され一定の評価を受けたが，広く普及するには至らなかった。この理由として，①測定時間が比較的長く，腰椎測定の場合で約20分，全身測定に至っては約1時間も要したこと，②測定精度（測定再現性）が腰椎測定の場合で3〜5％と臨床要求に対して必ずしも十分であるとはいえなかったこと，③線源として比較的半減期の短い放射性同位元素を使用していたため，定期的に線源を交換する必要があり，装置の維持・管理の面で煩雑さがあったことなどがあげられる。

　前述の放射性同位元素を使用した装置は，水バッグを使用する前腕部用のものはSPA（single photon absorptiometry，単一光子吸収法），腰椎用のものはDPA（dual photon absorptiometry，二重光子吸収法）と呼ばれる方法論に基づいており，いずれも放射線が骨および軟組織を透過する際に生ずる減弱をその論拠としていた。

　これに対し，1986年ころ，日本と米国でほぼ同時に，基本原理としては前述のDPAに基づきながら線源としてX線源を使用した装置が開発され，国内では1988年に橈骨専用機が製造承認を受け，次いで翌年，腰椎専用機が輸入承認を受けた。これらの装置はDPAに対してDEXA（dual energy X-ray absorptiometry，二重エネルギX線吸収法）あるいはDXAと呼ばれ，前述の放射性同位元素を使用する方法と比較して短時間で高精度の測定を可能としたため急速に普及し，現在では国内で約8000台の装置が稼動しているといわれている。

　ここでは，この骨密度測定装置，特にDEXA装置を中心として，その概要および使用方法などについて概説する。

1.2 基本原理

　本装置は，前述のとおり，X線などの放射線が人体を透過する際に生ずる減弱をその論拠としている。人体は，放射線の減弱という視点に立ったとき，骨および軟組織からなる二成分系と考える

ことができる。これら各成分の線吸収係数（単位長さあたりの放射線の減弱率）は放射線のエネルギーに依存して相違しており，この相違の程度もまたエネルギーに依存している。この性質に着目すると，2種のエネルギーをもつ放射線を交互にあるいは同時に人体に照射しながら被検体を走査し，透過放射線量を計測することにより，各走査点における各成分の厚み，さらには平面密度（厚み×物理密度）を決定することができる。

　図1において，人体を透過する2種のエネルギーの放射線の全減弱量は，骨および軟組織の各成分の減弱量の積として下式で表すことができる。

$$I_L = I_{0L} \cdot EXP(-\mu_{BL}X_B) \cdot EXP(-\mu_{SL}X_S)$$
$$I_H = I_{0H} \cdot EXP(-\mu_{BH}X_B) \cdot EXP(-\mu_{SH}X_S)$$

ここで，各記号の意味は下記のとおりである。

　　B：成分が"骨"であることを表す添字
　　S：成分が"軟組織"であることを表す添字
　　L：放射線のエネルギーが"低い"ことを表す添字
　　H：放射線のエネルギーが"高い"ことを表す添字
　　I_{0L}, I_{0H}：入射放射線の強度（任意単位：cpsなど）
　　I_L, I_H：出射放射線の強度（任意単位：cpsなど）
　　X_B, X_S：各成分の厚み（cm）
　　μ_{BL}, μ_{BH}, μ_{SL}, μ_{SH}：各成分の線吸収係数（cm^{-1}）

上式において，両辺の自然対数をとると下記の二元一次連立方程式が得られる。

$$\ln(I_{0L}/I_L) = \mu_{BL}X_B + \mu_{SL}X_S \quad (1)$$
$$\ln(I_{0H}/I_H) = \mu_{BH}X_B + \mu_{SH}X_S \quad (2)$$

これをX_Bについて解くと下式が得られる。

$$X_B = C \cdot (R_L - a \cdot R_H) \quad (3)$$

ここで，

$$R_L = \ln(I_{0L}/I_L)$$
$$R_H = \ln(I_{0H}/I_H)$$
$$a = \mu_{SL}/\mu_{SH} \quad (4)$$
$$C = 1/(\mu_{BL} - a \cdot \mu_{BH})$$

　式（3）は減算の形をしていることから，この演算を"エネルギーサブトラクション"と呼ぶ。また，式（4）のaは，軟組織のみの領域では式（3）の左辺が0になることから，

$$a = R_L/R_H \quad (5)$$

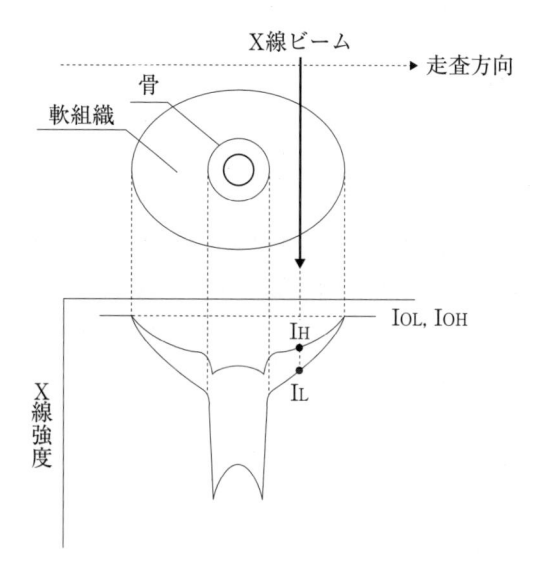

図1 走査概念図

と定義することもできる．式（5）では実測値によりaが定義されるため，軟組織のキャンセルという点では，この定義によるほうがより実際的であるといえる．

式（3）で定義されるX_Bに骨の物理的密度ρ_Bを乗じて骨部関心領域内で積分すると，骨塩量であるBMC（bone mineral content）を下式にて求めることができる．

$$BMC = \iint \rho_B \cdot X_B(x, y) dxdy \,(g)$$

また，上記BMCを骨面積で除すことにより，最終的に，平面骨密度であるBMD（bone mineral density）を下式にて求めることができる．

$$BMD = BMC/\iint dxdy \,(g/cm^2)$$

骨密度算出のための基本演算の概略は前述のとおりである．しかし，放射線がX線である場合には，人体中でのX線の減弱が，線質硬化現象（ビームハードニング）のため，厳密には指数関数では記述できないことから，正確な骨密度を算出するにはこの点を考慮した何らかの補正が別途必要である．現在臨床で用いられている装置はこのための補正機構を備えているが，その原理・方法は装置ごとにかなり異なっている．しかし，この補正機構により，直線性などに代表される骨密度測定装置としての基本性能はきわめて良好に保たれており，このことが骨密度測定装置においてDPAからDEXAへの遷移，すなわち放射性同位元素からX線への転換を促した大きな要因となっている．

2. システムの構成

2.1 装置の分類

1）用途別分類

　本装置は測定対象部位の相違により，①全身用骨密度測定装置，②腰椎／大腿骨用骨密度測定装置，③末梢骨用骨密度測定装置（橈骨用，踵骨用）の3種に分類することができる。これらの装置間には本質的な差はなく，目的とする部位に応じて，装置の大きさ，走査機構，実効エネルギーなどが異なるのみである。図2および図3に各々の装置の外観を示す。

2）特性別分類

　本装置は前述の用途別分類のほかに，次に示すように，その特性や方式などによっても分類することができる。

　　　　①X線出力方式による分類
　　　　　　・X線回折法　　　　　：末梢骨用
　　　　　　・管電圧切換法　　　　：全身用，末梢骨用
　　　　　　・Kエッジフィルタ法　：全身用，末梢骨用
　　　　②X線ビームの幾何学形状による分類
　　　　　　・ペンシルビーム形　　：約2〜4mm直径
　　　　　　・ファンビーム形　　　：約2×200mm
　　　　③実効エネルギー
　　　　　　・低エネルギービーム
　　　　　　　　・全身用　　　　　：約40〜45keV
　　　　　　　　・末梢骨用　　　　：約25〜35keV
　　　　　　・高エネルギービーム
　　　　　　　　・全身用　　　　　：約70〜110keV
　　　　　　　　・末梢骨用　　　　：約45〜 60keV

2.2 システムの構成

　現在市販されている装置は，走査装置および制御処理装置の二種の装置により構成されている（図4）。走査装置はX線発生装置，X線検出器，駆動部などにより構成され，検査対象部位の各画素におけるX線の強度を0次元データ（ペンシルビームの場合）あるいは1次元データ（ファンビームの場合）として計測し，それらを制御処理装置へ転送する。制御処理装置は，ほとんどの場合汎用のパーソナルコンピュータに専用ソフトウエアを組み込んだもので，走査装置から転送されたX線計測データを用いて前項「基本原理」にて記述された方法で骨密度を解析し，CRT，プリンタなどの外部出力装置にその結果を出力する。

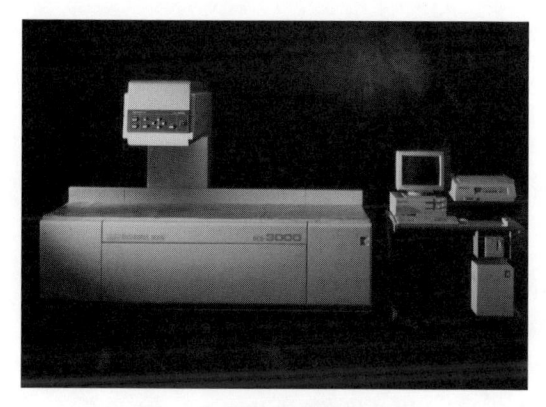

図2　全身用骨密度測定装置

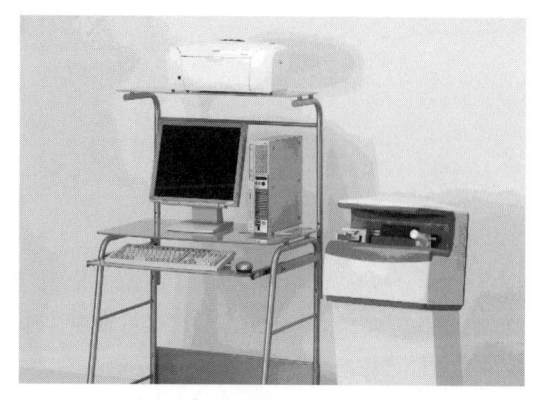

図3　橈骨用骨密度測定装置

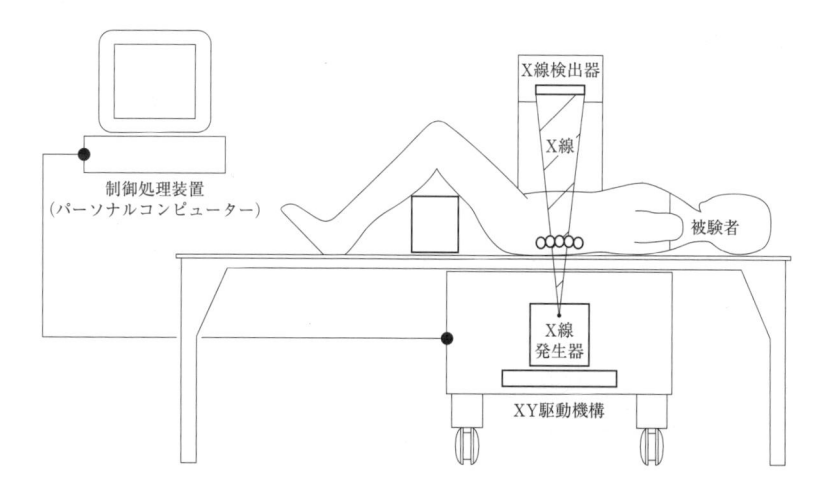

図4　システム構成の例（腰椎／大腿骨用骨密度測定装置）

3. 検査方法

3.1 検査の目的

　本装置は人間の成長・退行過程に応じさまざまな用途があり，その代表的なものとして，①小児，学童期における骨成長の評価，②若年成人期の最大骨量の評価，③退行期における骨粗鬆症の検診，④退行期における骨粗鬆症の診断，⑤投薬効果の判定，などがあげられる。このほか，二次的に骨密度の増減をきたす他の諸疾患，例えば，腎疾患（人工透析などを含む），副甲状腺疾患，胃切除に伴う骨軟化症，ステロイド剤の長期投与などにおいても骨密度をモニタすることを目的として用いられる。

　また，検査の対象となる部位には，腰椎（L2～L4），大腿骨（頸部，ウォード三角，大転子，近

表1 装置の被ばく線量

全身用（腰椎／大腿骨用を含む）	
ペンシルビーム形：	10～24μSv
ファンビーム形　：	4～35μSv
末梢骨用	
ペンシルビーム形：	4～35μSv

位部全体），橈骨（1/3部位，1/10部位など），踵骨がある。これ以外の部位が検査対象となるのはまれである。このうち，臨床的に最も重視される検査部位は，骨折の発生頻度，臨床症状の出現頻度，骨折時の重篤性などから，腰椎（L2～L4）であるが，65歳を超える高齢者の場合には椎体の強度の変形が観察されやすく，検査結果の信頼性に疑問がもたれる場合もある。こうした場合には，大腿骨および橈骨が検査部位として推奨されている。

3.2　検査の特徴

　本装置による被ばく線量はきわめて低く，概ね数十μSvであり，胃の透視および胸部間接撮影などと比較して数十分の一から数百分の一に相当する。このため，投薬効果の判定など，繰り返しの検査が可能である。現在臨床で使用されている装置の被ばく線量を表1に示す。

　また，装置は本質的には画像診断装置ではなく定量装置であるため，検査が繰り返される際の検査精度（測定精度）の確保が重要である。この検査精度の確保のためには，①検査部位に応じた被検者の体位の再現性の確保，②日常の装置の精度管理，が重要である。また，①著しい疼痛を伴う症例，②骨折および強度の変形などを伴う症例，③血管，リンパ節の石灰化などを伴う症例，④直前に他の検査（造影検査，核医学検査など）を受けた症例など，検査自体が不向きである症例も存在するため，これら被検者の状況をあらかじめ確認しておく必要がある。これらが認められた場合には検査を中止するか，または，これらが認められない検査部位に切り替えるなどの配慮が必要である。

3.3　検査方法

　本装置を用いて実際に測定を実施する場合の手順・方法は，基本的には各々の装置に付属する取扱説明書などによるべきであるが，装置の運用面，特に測定再現性の確保等の面で共通して注意を払わなければならない事項もまた存在するため，これらについて概説する。

3.3.1　腰椎の検査

1) データの収集

　以下に腰椎の検査の基本的手順，注意事項などについて概説する。

a) 走査条件の決定：走査速度が可変である装置の場合は，患者の体厚，検査目的（スクリーニング，精検）などに応じて適切な速度を選択する。
b) 被検者の体位：仰臥位とし，生理的彎曲の矯正のため専用足台などを用いて下肢を挙上させ，ベッドに腰部が密着するよう注意する。また，被検者の体軸が装置の長軸と平行となるよう注

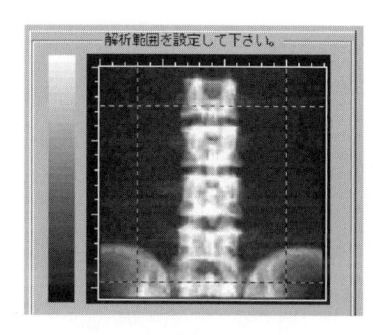

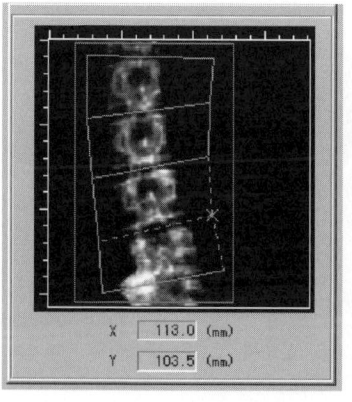

図5 解析範囲の設定例　　図6 椎間線斜方修正の例　　図7 関心領域欠損修正の例

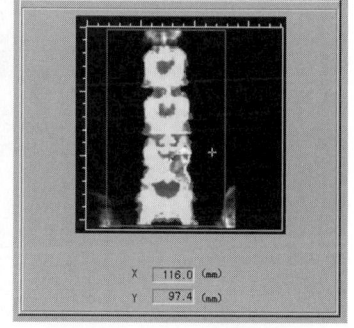

　意を払う。
c) 走査開始位置の決定：装置に内蔵されている照光器を用いて，両腸骨稜または剣状突起などを目標として決定する。
d) 走査中の注意事項：被検者の体動の有無，被服などに含まれる異物の有無，表示される椎体位置などに注意を払い，不適切な場合は再走査を行う。

2) データの解析

　解析の手順は装置によりかなり相違するため，ここでは一般的注意事項についてのみ述べる。

a) 解析対象椎体の選択：腰椎全5椎体のうち，L1およびL5を除くL2～L4椎体が臨床では多用される。また，各種診断基準などにおいて「腰椎骨密度」という場合には暗黙のうちにこの「L2～L4骨密度」を指している場合がほとんどである。したがって，特別な事情がないかぎり，これらの椎体を解析対象椎体として選択すべきである。

b) 解析範囲の決定：骨密度解析においてこの解析範囲の決定は重要である。1.2項の「基本原理」の中で述べられているように，骨部領域以外の軟組織にて定義される a（式（5）の定義による）は骨密度のオフセット調整（$0g/cm^2$の定義および調整）の役割を果たすため，この a を適切に，また再現性良く決定するためには，同じくこの解析領域を適切に，再現性良く設定する必要がある。

　この設定は手動または半自動で行われるのが通常で，このための基準／方法については各々の装置の取扱説明書に従う必要がある。図5にこの設定例を示す。この例ではL2～L4の解析を実施することを想定して，上下2本のカーソルをL2，L4の上方および下方約1cmに設定し，左右2本のカーソルを椎体長軸線を挟んで対称に約12cmの距離を隔てて設定している。

c) 自動認識された椎体の確認および修正：ほとんどの装置において椎間部および骨部領域は自動認識される。しかしながら，側彎症などの症例では椎間線が正しく描画されない場合も生ずる（図6）。また，骨密度が著しく低下している場合や体厚が著しく大きい場合などでは椎体の一部に欠損を生ずるなどの骨部認識異常が発生する場合がある（図7）。こうした場合には骨密度画像を

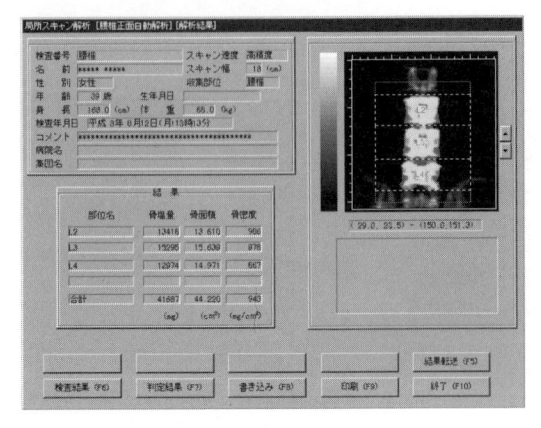

図8　解析結果表示例

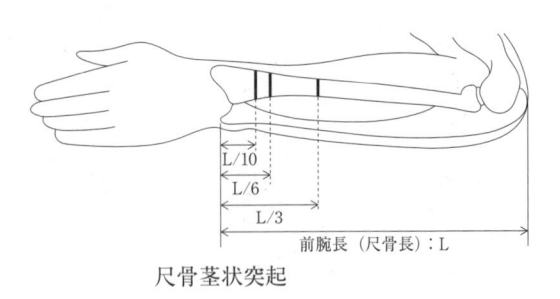

図9　測定部位の定義

よく観察する，あるいはX線フィルムを参照するなどの手段により該当部位を手動で修正する必要がある。また，こうして修正された椎間線，骨部関心領域（ROI）は次回測定の際にも参照し，関心領域の再現性を確保することが重要である。このようにして図8に例示されるような解析結果が得られる。

3.3.2　橈骨（とうこつ）の検査

橈骨専用機は小形で扱いやすいため臨床では多用されている。DEXA装置全体の約77％を占めているともいわれている。本装置は，腰椎専用機以上に取り扱いの面で各装置間で相違があるため，ここでは基本的注意事項についてのみ述べる。

1）測定対象部位の選択

橈骨それ自身は全体として1本の長管骨であるため，橈骨測定とはそのなかでどの部位の測定を指すのかということを明確に定めておくことはきわめて重要である。この測定部位に関する定義は装置により若干の相違が存在するが，最も一般的な定義は，図9に示すように尺骨長と尺骨茎状突起を基準とする方法である。すなわち，尺骨長の1/3，1/6，1/10だけ尺骨茎状突起から近位側に離れた部位に対応する橈骨の部位として，橈骨の測定部位を定義する方法である。このなかで1/3部位は主として皮質骨骨密度を反映し，1/10部位は海綿骨骨密度と皮質骨骨密度の両方を反映している。1/6部位は，特殊な例を除き，ほとんど測定対象とはならない。装置によっては上記のいずれでもない方法で測定部位を定義するものもある。

2）位置決め

前述のとおり，尺骨茎状突起が測定の開始基準位置となるため，この位置を正確に指示することが重要である。この方法として，骨密度画像に基づく方法，照光器を利用してデータ収集時に直接被検者の前腕にて指示する方法などがあるが，いずれの場合でも位置決めは慎重に行う必要がある。

3）尺骨長（前腕長）の測定

測定に先立って被検者の尺骨長を測定しておく必要があるが，この測長も専用治具などを使用し

て慎重に行う必要がある。装置によってはこの測長を含めて自動的に行うものもある。過去に測定履歴がある場合には，尺骨長は毎回実測せず，前回値を使用するほうが測定再現性の確保という点で有利である。

4）前腕の体位

装置にもよるが，多くの場合，前腕は非利き腕を回内位にて測定する。

3.4 検査結果のスコア化

本装置による検査結果は，平面骨密度，すなわち単位面積あたりの骨重量（g/cm^2）として得られる。しかしながら，実際の診療に際し，この結果のみから診断を下すにはかなりの困難を伴うのが実態である。なぜなら，その数値の妥当性を性別，年齢，病態などを考慮に入れ，総合的に判断するにはかなりの熟練と経験を必要とするからである。

このため，得られた測定値を，データベースとしてあらかじめ装置に蓄えられている標準値（正常値）と比較してスコア化して用いることが広く行われている。また，学会，公的機関などから提示されている診断基準，検診基準なども多くはこのスコアに基づいている。この意味で測定結果のスコア化はきわめて重要な概念といえる。

1）Zスコア

「被検者の測定値」と，「同性別，同年齢の標準値」の比較により定義されるスコアである。具体的には次の2種がある。

(1) Zスコア　＝（測定値－標準値）／標準偏差

(2) ％Zスコア＝（測定値／標準値）×100（％）

このZスコアは，若年成人において，骨密度を同年齢の標準値と比較して，食生活，運動の指導などに役立てる場合によく用いられる。

2）Tスコア

これに対して，Tスコアは，同年齢の標準値ではなく，「同性別の若年成人の標準値」と「被検者の測定値」の比較によって定義されるスコアである。具体的には次の2種がある。

(1) Tスコア　＝（測定値－標準値）／標準偏差

(2) ％Tスコア＝（測定値／標準値）×100（％）

このTスコアは，退行期の被検者の若年期からの骨密度減少を評価する場合によく用いられ，前述したように，学会，公的機関などから提示されている診断基準，検診基準なども多くはこのTスコアに基づいている。この意味で本スコアは最も重要性の高い骨密度の指標であるといえる。

3）各種診断基準

本装置を用いて骨粗鬆症の検診，診断を行う場合の基準については，学会，公的機関などからいくつか提示されている。これらについて詳述することは本書の目的とするところではないため，ここでは説明を省略し，代表的基準の名称を例示するのみにとどめる。詳しくはそちらを参照されたい。

(1) '96年度原発性骨粗鬆症診断基準[3]

(2) 老人保健法による骨粗鬆症検診マニュアル[4]

4. 精度管理

　本装置は本質的には画像診断装置ではなく，定量装置（分析装置）であるため，日常的に，あるいは定期的に管理・点検を行い，測定精度などを確認しておくことが望ましい。点検すべき項目のなかには，装置が自動的に校正を行うため使用者側では実施が不要なものもあるが，使用者側で定期的に，また独自に行うことが有効であるものも少なくない。ここではこれらの管理・点検項目のうち，使用者側で実施可能な事項について概説する。こうした目的のため，JIS Z 4930（X線骨密度測定装置用性能評価ファントム）が制定されているので，そちらも参照されたい。

4.1　日常的精度管理

　原則的には毎日，使用前に下記にあげる校正および測定を実施しておくことが望ましい。装置の校正については，通常は装置に付属している専用ファントムを使用し，専用プログラムを実行することにより必要事項は自動的に行われる。これ以外の事項については，使用者側で適切なファントムを選択し，これを測定して測定値のドリフトの有無などを観察しておくことが望ましい。もしこれらに異常がある場合には，装置の軽微な故障などを示唆している可能性がある。

a）専用ファントムによる校正：装置の自動校正機能を利用して実施する。
b）測定再現性（同時再現性）：あらかじめ選択したファントムを同日内に繰り返し測定し，測定値の再現性を変動係数などで評価する。

4.2　定期的精度管理

　毎月1回または半年に1回くらいの割合で，適切なファントムを使用して，下記にあげる項目の測定，確認を実施しておくことが望ましい。

a）測定再現性（日差再現性）：あらかじめ選択したファントムを定期的に測定し，それらの経日的変化を変動係数などで評価する。
b）骨密度直線性：骨密度の数値が既知であるファントムを使用して，測定値との比例関係を相関係数などで評価する。
c）骨密度均一性：骨密度が均一であるファントムを使用して，複数の局所的（部分的）測定値が撮影領域内で均一であることを変動係数などで評価する。
d）骨密度の体厚非依存性：同一骨密度で厚みの異なるファントムの組を使用して，ファントム厚に依存せず，常に一定の測定値が得られることを変動係数などで評価する。

5. その他の骨密度測定装置

　骨密度測定装置は，厳密には（狭義には）光子吸収法に基づく装置，すなわち，DEXA（DXA）装置，SEXA（SXA）装置およびQCT装置のことを指す。しかし，広義には類似した目的で使用される他の骨評価装置もこの範疇に含めて考えることができる。また近年ではこうした装置も多数商

品化されつつある。ここではDEXA装置以外の装置のなかでpQCT装置とQUS装置を採り上げ，その概要を簡単に紹介する。

5.1 末梢骨用定量的CT装置（peripheral quantitative CT：pQCT）

基本原理は現在汎用CTを用いて実施されているQCT法と同一であるが，本装置は末梢骨の骨密度測定に特化した装置である。骨密度をg/cm^3を単位として得るための基準ファントムを装置に内蔵しており，測定にあたって特別なファントムを必要としないことや，一般の画像診断に供されることがまれであることなど相違点も多い。このため，汎用CT装置とは一線を画した装置と考えるべきである。ここではQCT法との相違点および骨密度測定上でのDEXA装置との相違点について列記する。

(1) 測定対象部位は前腕などの末梢骨である。
(2) 測定再現性が汎用QCTと比べて高い（具体的には，汎用QCTでは3～5％であるのに対し，pQCTでは0.5～1.5％である）。
(3) 被ばく線量が汎用QCTと比べて低い。
(4) 小形であり，操作が比較的簡単である。
(5) DEXA装置では得られない体積骨密度（g/cm^3）が得られる。
(6) 海綿骨と皮質骨の分離測定が可能である。
(7) 骨の力学的強度に関するパラメータを計測することができる（具体的には，断面二次モーメントなどがその例である）。

DEXA装置の出現により，汎用QCT法による骨密度検査件数は減少したが，pQCTは，汎用QCT法やDEXA装置にないその特長によって，将来の有力な骨密度検査法のひとつとして期待されている。

5.2 超音波骨評価装置（quantitative ultra sound：QUS）

さまざまな種類のものが出現しつつあるが，多くは踵骨を測定対象としており，踵を透過する超音波の音速と減衰を測定し，それらを複合した骨評価指数を最終結果としている。この骨評価指数は，さまざまなものが提案されているが，一例として下記を紹介する（図10）。

$$OSI = BUA \times SOS^2$$

ここで，

　　OSI ：音響的骨評価指数
　　BUA ：踵を透過する超音波の減衰
　　SOS ：踵を透過する超音波の音速

この種の装置はDEXA装置などとは異なり，骨中のミネラル成分を定量するものではない。この意味では骨密度装置の範疇には含まれず，またその生理的・臨床的意味についてもいまだ不明確である。しかしながら，その簡便性からスクリーニング装置として用いられることが多くなりつつある。

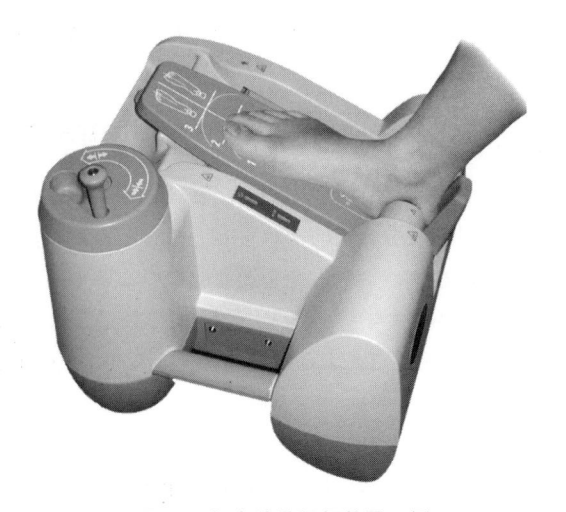

図10　超音波骨評価装置の例

超音波骨評価装置の主な特長を下記に示す。
(1) 小形であり，操作が簡単である。
(2) X線を使用しないため，①被ばくがない，②設置場所を選ばない，③小児にも適用しやすい。
(3) 検査時間が短い。

5.3　その他の装置

臨床において，骨密度測定を中心とした骨評価の究極的目標は，被検者の現在の骨強度の評価や将来的骨折リスクの評価にある。骨密度はこれらに対する最大因子と考えられているがすべてではなく，現在これらに関するさまざまな研究が各方面で行なわれている。

例えば，①骨梁のX線学的二次元画像に対してフラクタル解析を適用する方法，②X線学的手法により求められた骨断面から力学的骨強度指標（せん断応力，ねじれ応力など）を算出する方法，③X線学的方法により求められた三次元骨構造に対して有限要素法を適用し，骨強度を推定する方法，④3点曲げ試験と同様の手法にて，単位応力あたりの骨変位を超音波にて計測する方法などがある。

これらの方法は未だ実用段階には達していないが，骨密度測定を補う方法論として研究動向が注目されている。

参考文献

1） Genant H K, et al. Bone Densitometry and Osteoporosis. Springer.
2） 日本放射線技術学会 学術交流委員会班報告．胸・腰椎X線撮影法と骨塩定量法の基準化．日本放射線技術学会雑誌．1999；55（2）：165-187．
3） 日本骨代謝学会 骨粗鬆症診断基準検討委員会．原発性骨粗鬆症の診断基準．Osteoporosis Japan. 1996；4（4）．
4） 厚生省老人保健福祉局老人保健課．骨粗鬆症検診マニュアル．日本医事新報社．2000．
5） （財）骨粗鬆症財団．骨塩定量分析装置設置医療機関名簿．2000．
6） 藤田，他．オステオポローシス．診断と治療．ライフサイエンス．
7） 松本 淳，渡辺，他．骨塩量測定法の発達．西村書店．1992．
8） 日本ラジオアイソトープ協会．やさしい放射線とアイソトープ．P32-33．

第12章　無散瞳眼底カメラ

　無散瞳眼底カメラは，主として検診のための眼底のスクリーニングとして用いられることが多い。眼底は体のなかの血管を直接観察できる唯一の部位であり，動脈硬化などの全身の血管変化を推測し，高血圧，糖尿病，脳卒中などの早期発見，診断，経過観察に役立てることができる[1]。

1. 動作原理[2]〜[5]

　眼球のなかは瞳孔以外から光が入らないため，暗い部屋を鍵穴から覗き込むことと同じである。このとき，鍵穴からなかを照らすために入る光と覗き込む視線は同一軸にないとなかをよく見ることはできない。このため無散瞳眼底カメラは照明系と撮影系があり，それらは同軸である。眼底を対物レンズから出た目に感じない赤外線である照明光で照明し，その像をCCDカメラで撮像し，モニタで観察する。眼底を撮影するうえで大事なのはカメラと眼球の位置関係をしっかり保つことである。つまり，眼球とカメラの光学中心（アライメント）が一致し，カメラの対物レンズと瞳孔との距離（ワーキングディスタンス）が保たれることが必要である。そのためにモニタ上には正しい位置を示す指標が現れるが，この指標は形や現れ方が異なり，眼球とカメラの正しい位置関係を示すもの（2輝点合致式，輝点誘導式）とピント合わせのためのもの（スプリット輝線合致式，輝点合致式，オートフォーカス）がある。撮影は可視光線（フラッシュ）によって，35mmフィルムやインスタントカラーフィルム，最近ではディジタルカメラで撮影するものもある。さらに，眩しさを低減するため，従来の1/50程度の撮影光量で3板式CCDカメラを用いて撮影を行うことにより，カラービデオプリンタに出力したりMOなどに画像を保存したりすることができ，ネットワークを構築してサーバに送ることもできる。

2. システムの構成[1], [6]

　図1は無散瞳眼底カメラの基本構造である。ハロゲンランプを出て赤外線透過フィルタを通過した照明光（赤外線）は，プリズムを経てリングスリットによりドーナツ状の光となり，有孔ミラーにより曲げられ対物レンズに達する。対物レンズを出た照明光は眼球内に入り眼底を写す。眼底からの反射した赤外光は再び対物レンズを通り有孔ミラーの穴を通して撮像系に入り，フォーカッシングレンズによるピント合わせや変倍レンズによる画角変換が行われ，TVカメラで映像化してTVモニタに写し出される。撮影のときは可視光線（フラッシュ）が発光し，クリックリターンミラーが跳ね上がり，撮像系のフィルムに眼底像が結像する。
　最近の無散瞳眼底カメラの特徴を表1に示した。このような無散瞳眼底カメラは低光量で撮影が

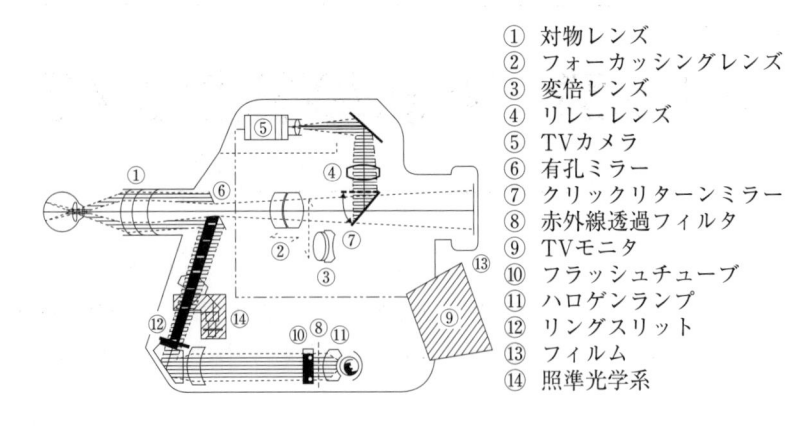

① 対物レンズ
② フォーカッシングレンズ
③ 変倍レンズ
④ リレーレンズ
⑤ TVカメラ
⑥ 有孔ミラー
⑦ クイックリターンミラー
⑧ 赤外線透過フィルタ
⑨ TVモニタ
⑩ フラッシュチューブ
⑪ ハロゲンランプ
⑫ リングスリット
⑬ フィルム
⑭ 照準光学系

図1　無散瞳眼底カメラの構造

表1　無散瞳眼底カメラの特徴

	C社	T社
画角	45°	45°，ディジタルズーム（2倍，4倍）
撮影可能瞳孔	φ4mm	45°時：φ4mm，ディジタルズーム時：φ3.7mm
ピント合わせ	スプリット輝線合致式	スプリット輝線合致式
作動距離合わせ	輝点結像式	2輝点合致方式
モニタテレビ	5型白黒モニタ	5.6型カラー液晶モニタ
記録方法	ディジタルカメラ，カラービデオプリンタ，PC転送	カラービデオプリンタ，PC転送
特徴	低光量撮影可	低光量撮影可

可能であることから，連続して両眼撮影が可能で，その場ですぐ撮り直しも可能である。また，画像ファイルをDICOMサーバに転送可能であるものは，院内ネットワークとの連携が可能である。

3．撮影法[4]

　撮影時は4mm以上の瞳孔径である必要があり，検査室内をある程度暗くする（新聞が読める程度）。次に，被験者が座る椅子の高さや本体，顎台の高さを適切な位置に合わせ，リラックスした姿勢で苦痛なく撮影する必要がある。額と顎を離さないように注意を与え，固視ランプを見るように指示し，ジョイステックによりカメラを前後左右に動かし，作動距離合わせやピント合わせを行い，撮影位置が決まりしだいすばやくシャッターを押す。照明光路に眼瞼や睫毛がかかっていると，ぼやけた画像になることがある。また，散瞳径が4mm以下の場合は画面の中心近くが暗くなることがある。

参考文献

1）三嶋　弘，山田信博，山下英俊．眼底写真から学ぶ全身疾患と病態．メディカルレビュー．2001．
2）青柳泰司，安部真治，小倉　泉，清水悦雄．新版　放射線機器学（I）．コロナ社．2006．
3）立入　弘，稲邑清也，山下一也，速水昭宗．診療放射線技術　上巻．南江堂．1997．
4）大久保善郎，川良徳弘，椎名晋一．臨床検査学講座　生理機能検査学．医歯薬出版．2002．
5）金上貞夫，丸尾敏夫．眼科診療プラクティス．眼底写真撮影法．文光堂．1999．
6）菅野剛史，松田信義．臨床検査技術学　7生理検査学・画像検査学．医学書院．2003．

第13章　医用機器の安全と性能評価

　この章では，すでに刊行されているJISの範囲内で，主に使用者が注意すべき安全と，使用者が責任を負って行う性能評価を記述する．必要に応じて既存のIEC基準を参考として引用する．ただし，JIS化前のIEC規格は除外した．

1. 安　　全

1.1　電気的安全

1.1.1　電撃に対する保護の形式による分類（JIS Z 4701）

　電撃に対する保護の形式による分類を表1に示す．
　医用接地方式の模式図を図1に示す．複数の機器がある場合には，すべての機器や金属物体は0.1 Ω以下の保護接地線（P.E.）で接地センタに集めて等電位化を行う．施設の接地抵抗は第三種接地工事に該当し100 Ω以下と決められているが，医用接地極には建物の鉄筋や鉄骨を利用し，原則として10 Ω以下と規定されている．等電位化が完備している場合は100 Ω以下でもよい．
　機器のクラス別分類と装着部のフローティングを図2に示す．絶縁の方法には，①基礎絶縁，②補強絶縁，③二重絶縁，がある．基礎絶縁とは，電撃に対する基礎的な保護のために，生きている部分に施す絶縁のことである．補強絶縁は，基礎絶縁の不良時における電撃に対する保護のために，基礎絶縁に追加して使用する独立した絶縁．二重絶縁は基礎絶縁と補強絶縁で構成した絶縁である．また，フローティングとは，患者に直接触れる入力部を構造上電源部から分離させて漏れ電流を流れにくくし，患者をアースから浮かした状態にすることをいう．

1.1.2　電撃に対する保護の程度による分類

　電撃に対する防護の程度は，①体表面が機器に接触するB型機器（Bはbodyの略）（例えばX線機器）が最も低く，②装着部（患者に接触する充電部）をもつBF（body floating）型機器（例えば超音波プローブ，CTのガントリも含まれる），③心臓に適用できるほど高いF機能をもつCF型機器（例えば心電計）の順に強化される（表2）．
　患者漏れ電流は，体表面で感じるマクロショックと心室細動を生じるミクロショックに分類する．マクロショックでは最小感知電流の1/10で0.1mA，単一故障ではその5倍の値，CF型では心室細動発生の恐れのある0.1mAの1/10の0.01mAで，単一故障ではその5倍の値が許容値．
　通常，機器は2重安全対策（冗長性）が講じられ，その一方が故障した場合を単一故障と呼ぶ．例をあげると，保護接地線の断線，一方の線のヒューズの溶断などがある．双方の同時故障は対象外．

表1　電撃に対する保護の形式による分類

保護形式分類	保護手段	追加手段	備考
クラスⅠ機器	基礎絶縁	保護接地	保護接地端子を設ける大型機器（例：X線機器）
クラスⅡ機器	基礎絶縁	補強絶縁	筐体を絶縁で保護する小型機器（例：ECG）
内部電源機器	基礎絶縁	内部電源	充電可能内部電源をもつ機器（例：CT装置）

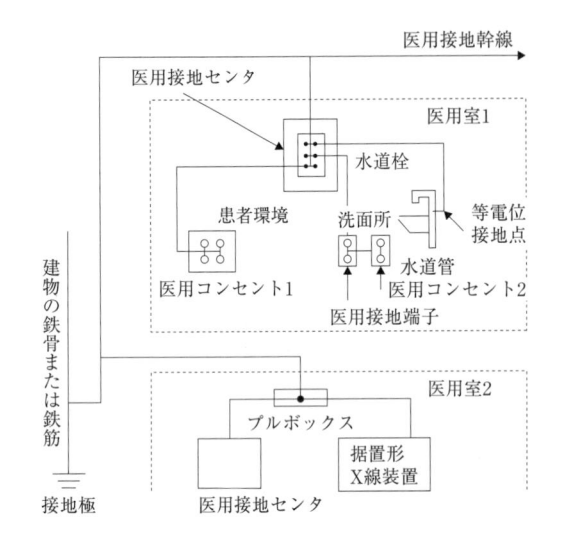

図1　医用接地方式の模式図

図2　機器のクラス別分類と装着部のフローティング

表2　電撃に対する保護の程度による分類

	患者漏れ電流		外部からの流入	保護形式
BF型機器	0.1mA	マクロショック	保護なし	体表のみに適用可
BF型機器	0.1mA	マクロショック	フローティング	体表のみに適用可
CF型機器	0.01mA	ミクロショック	フローティング	直接心臓に適用可

1.1.3　接地の形式

　接地の形式には，保護接地，機能接地，等電位化がある（表3）。等電位化（equipotential patient reference：EPR）とは，すべての露出金属部分を0.1Ω以下の導線で一点に集中することにより，すべての金属表面間の電位差を10mV以下に抑えることである。人体の最小等価抵抗を1kΩとすると，どんな状況下でも患者には10mV/1kΩ＝10μA以上の電流は流れない。

　図3に保護接地抵抗の測定法とその基準値を示す。図4に絶縁トランスによる非接地配線方式を示す。接地をすることは，患者に最大で1/10万の漏れ電流が流れることになるので，CF形機器では接地方式は不適で，絶縁的に患者を大地より浮かせて安全を守る。絶縁が破壊された場合は接地に頼るが，このときはフローティングは機能しない。

表3　接地の形式

保護接地	電撃に対する保護のために用いる。0.1Ω以下，末端の金属からは0.2Ω以下
機能接地	機能上の目的（制御回路一点の等電位化）のために用いる接地
等電位化	設置センタと各設置用具（接地端子，医用コンセント）間の等電位化

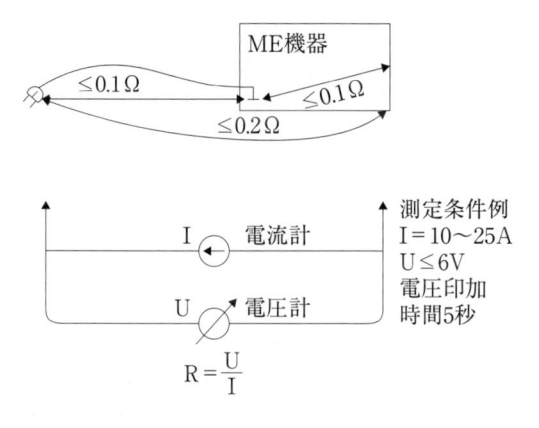

図3　保護接地抵抗の測定法とその基準値
　　　導線とその接点から機器の最遠端までの抵抗の合計は0.2Ω以下である。

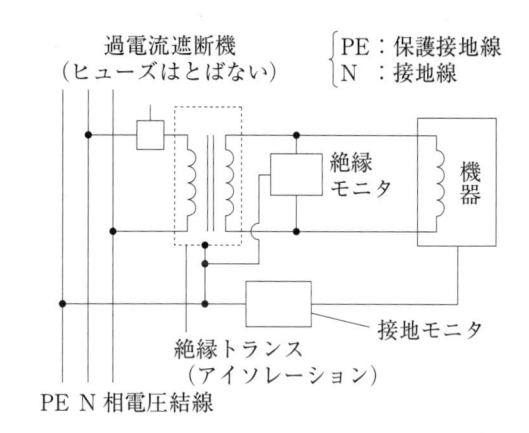

図4　絶縁トランスによる非接地配線方式

表4　クラスⅠ機器の漏れ電流

装置の形式	電流の経路	正常状態	単一故障状態
永久設置型X線高電圧装置	接地漏れ電流	10mA	10mA
	外装漏れ電流	0.1mA	0.5mA
移動形X線高電圧装置	接地漏れ電流	2.5mA	5mA
	外装漏れ電流	0.1mA	2mA

1.1.4　クラスⅠ機器の漏れ電流

　表4にクラスⅠ機器の漏れ電流を示す。人体透過抵抗は周波数に依存し，1k～1.6kΩの純抵抗に周波数依存性が加わり，高周波に伴い合成抵抗は減少するが（破線では1kHzで－20dB，すなわち1/10減衰と示す），1kΩまでは純抵抗とみなす（図5）。すべての漏れ電流は，この等価抵抗MDを通して測定する。図6～図8に漏れ電流の測定法を示す。

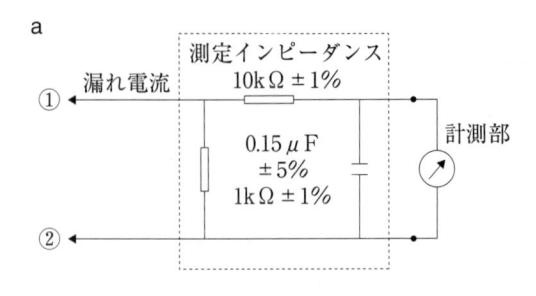

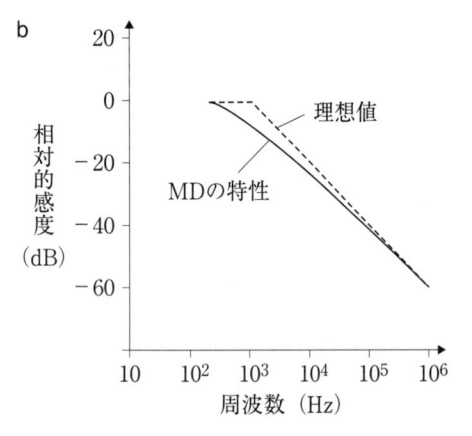

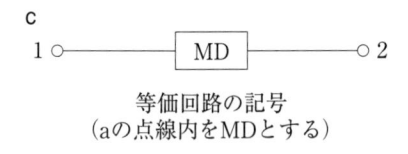

図5　患者等価回路

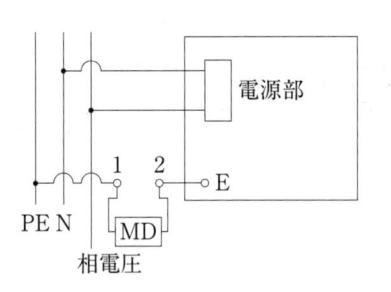

図6　接地漏れ電流の測定法

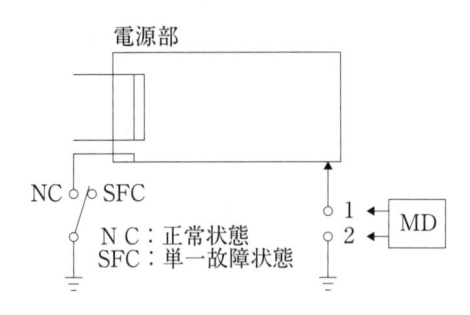

図7　外装漏れ電流の測定法

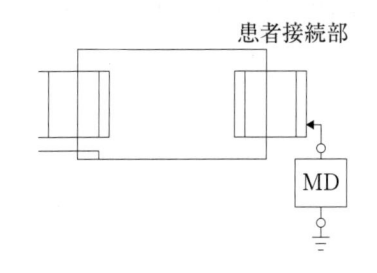

図8　患者漏れ電流の測定法

1.2　機械的安全（JIS Z 4703-1995）

1.2.1　性　　能

1）負荷質量

　患者の支持および固定については，成人を対象とする装置では，少なくとも100kgの体重まで正常に動作しなければならない。

2）安定性

　（1）装置は，装置の質量に相当する力の25％，または220Nのどちらか小さいほうの力を，最も不利な方向に加えたとき転倒しないこと（例：固定，可搬形装置）。

　（2）装置は，正常な使用時に10°以下の角度で転倒しないか，または，次の規定をすべて満たすこと。

(a) 装置は，正常な使用時のどのような姿勢においても，5°以下の傾斜で転倒しないこと。
(b) 装置は指定した移動時の姿勢においては，10°以下の角度で転倒しないこと。
(c) 移動時の姿勢については取扱説明書に記載し，装置には注意銘板で図示すること。
（回診用装置では，スロープ，段差をわたるときはアームを所定の位置に戻す）

3）懸垂機構

a）多重懸垂：複数のロープまたはチェーンで構成されている多重懸垂保持機構は，構成要素の1つが破損した場合には，操作者がその故障に気づくようになっていなければならない。多重懸垂でも滑車が1軸に固定されている場合は冗長性ありとみなさない。

b）安全装置：落下開始後30mm以内で停止しなければならない。この範囲内で機械的に落下部を圧迫固定する（safety catch）。

この安全機構がない場合は，十分に大きな総加重に耐えうるワイヤやチェーンを用いる（静止安全率4〜8）。

4）動く部分

a）保護カバー（JIS Z 4703およびT1011）
（1）身体または着衣が引き込まれる恐れのある場所に保護カバーまたはガードを設ける。
（2）外傷防止のため，表面が滑らかで鋭利な角がなく，かつ十分な強度や剛性のあること。
（3）工具を使用しないと取り外せないが，サービス時に容易に着脱できること。

b）すきま
（1）操作時に，患者や操作者に危害を与える恐れのあるときは危害を防止する手段（力の制限，ガードの設置，すきまを設けるなど）をとる。
（2）隙間は動く部分に指が入らないよう9mm以下とする。また天板移動から危害を防止するため，指（2mm以上），つま先（40mm以上），腕および足（100mm以上）のすきま，または間隔を設けなければならない。

c）構造
ワイヤーロープなどの磨耗しやすい部分の点検が容易な構造とする（例：目視可能）。

5）動く部分の制御

危害とは機器が人体に接触するか，または診断のために圧迫することによって人体に生じる害である。操作者や患者の意図せぬ動きによる障害は，装置側では対応できない場合がある。そのようなときは，装置製造者が使用者に取扱説明書や装置に銘板をはる記述的安全の対策を施す。

（1）デッドマン形制御：患者に危害を与える恐れがある部分の操作は，デッドマン形制御にすること（デッドマン形制御とは，操作者がスイッチを押している間だけ回路を閉路状態に保ち，力を取り去ればただちに回路が解放状態になる制御方式）。

（2）操作スイッチ：操作スイッチを「切り（OFF）」にしたとき，「反転（reverse）」にしたとき，同一方向に動き続けないこと。
　（a）非常用スイッチの設置：赤色のデッドマンスイッチ（押すと停止，引くと再開）。
　（b）速度制限および制御：操作スイッチをOFFにした後の動き，オーバーランは10mmを超えないことが望ましく，20mmを超えないこと。動力駆動部の患者患者方向への動きは，

患者支持用テーブルの上方から300mm以内，および側方から10mm以内に接近した場合には，その速度を半減することが望ましい。
- (3) 圧迫時に，天板のインターロックを解除した場合は，警告燈（黄色，だいだい色），警告音で操作者に危険を認識させる。
- (4) 取扱説明書に，患者の肋骨を折る恐れがあるとの表示を目立つように記載（記述的安全）。

6) 動力駆動部による圧迫

特に，胃部透視撮影検査に重点を置いて記述する。
- (1) 透視撮影台の圧迫筒の圧力の強さは，80Nを超えないこと。そのほかの，患者と機器の接触による圧力は，最大70kPa，圧力は200N以下に制限すること。
- (2) デッドマン操作：透視寝台の逆傾斜，高線量率透視に適応される。
- (3) 動力によって補助される圧迫機構は，患者の反力に逆らって10N以上上回る力が加わらないことが望ましい。
- (4) 圧迫中は，必要のない動きはインターロックすること。元来，同時2方向の電動駆動は禁止であったが，日本使用者側の要望で，いわゆる"しごき圧迫"（同時2方向動作）を特例として，「診断に支障を来たす場合にはこの限りではない」との文言で容認を得た。この安全対策として，この操作を行うと特別な警告が出される。

7) その他
- (1) 停電時には圧迫を手動で解除できること。
- (2) 電磁ロックは，停電時にロックが外れても患者または操作者に危害を及ぼす恐れがないような手段を講じること（Cアームの暴走回転を機械的に防止するoff-lock system〈電気回路が解除されたとき作動する機械的ロック機構〉など）。
- (3) エンドストッパー：患者に危害を与える恐れがある場合の動きには，十分な強度の機械的手段を講じなければならない（過圧迫防止ストッパー）。

1.2.2　撮影用X線装置

1) X線ビーム制限（JIS Z 4701，4702）
- a) 通常撮影装置：両端のX線照射野および受像面との縁との交点間距離の和がそれぞれSIDの3％を超えず，交点間距離の総和がSIDの4％を超えない。
- b) 乳房用X線装置：X線照射野が患者の胸壁に近い患者支持器縁まで広がり，縁から広がりが5mmを超えず，かつ，受像面の縁を超えるX線照射野が，それぞれの縁においてSIDの4％を超えない。

2) X線ビーム制限（照射野限定器）（JIS Z 4701，4702）
- (1) 利用線錐が角錐形で受像面を超えないような照射野限定器を備える。
- (2) 両端のX線照射野および受像面との縁との交点間距離の和はそれぞれSIDの3％を超えず，交点間距離の総和がSIDの4％を超えない。

1.2.3 X線高電圧装置，X線源装置，X線機械装置の性能と安全基準

1）X線高電圧装置（JIS Z 4702）

管電圧の許容差	±10％以内
管電流の許容差	±20％以内
撮影用タイマの許容差	±（10％＋1ms）以内
管電流時間積の許容差	±（10％＋0.2mAs）以内
X線出力の再現性（変動係数）	0.05以下

自動制御システムの X線出力の安定性		
	管電圧被写体圧の変化に起因する濃度変化	20％以内
	被写体，管電圧のどちらかが変化する場合	0.20以内
	被写体厚一定，管電圧変化に対する濃度変化	0.15以内
	双方とも変化しない場合	0.1以内

2）X線源装置（JIS Z 4701, 4702, 4704）

焦点の呼び*f(mm)および焦点寸法	焦点が小さいほど大きな許容％誤差となる。
可動絞りの照射野	最大照射野はSID65cmにおいて35×35cmを超えない。最小照射野はSID1mにおいて5×5cm以下。
可動絞りの光照度	焦点から1m離れた平面の照度は100lx以上（160lx以上が望ましい）。
照射野のずれ	焦点から光照射野（SID）までの距離の2％を超えない（実際の頭部撮影では，正中線を2cm外れた撮影は許されない：1992年版日放技学QC班基準参照）。

1.2.4 乳房撮影装置および乳房撮影定位装置の安全 （JIS Z 4751-2-45 - 2001）

1）圧迫機能
(1) 動力による圧迫において，150Nの加圧ができ，200Nを超える加圧ができない。
(2) 操作可能な圧迫厚は70N以下まで調整できるものとする。
(3) 圧迫の値の精度は±20Nとする。
(4) 圧迫板底面が患者指示器の表面から10mm以内となる乳房に接触しなければならない。
(5) X線装置は圧迫圧の微調整および圧迫解除の手段を備え，停電時は手動解除ができる。
(6) 圧迫試験は規定の軟性ゴムをはさみ，少なくとも5か所の圧迫圧の指示値を記録する。

2）X線装置のろ過
モリブデン以外のターゲット材質についてもJIS Z 4701に順ずる。

3）半価層の試験
圧迫板をX線ビーム内に入れないで測定する。

＊ 呼びは過去には公称と呼ばれ，定格と異なり製造業者の呼称規格で，ある程度の誤差を容認する。

4) 1次防護遮へい体および迷X線に対する防護

日本では撮影室と制御室が別に設けることになっているので，制御器と撮影部が一体形の乳房撮影において，この条項採用の前提条件が解除されたのかが不明である。

5) 乳房撮影定位装置 (mammographic stereostatic device)

ステレオ撮影により，病巣のX，Y位置に加え深さZの位置を決定する装置。穿刺吸引細胞診，針生検における針の位置決めおよび術前指標の留置する位置を機械的に行う。この装置には専用システム（患者腹臥位）と，組織生検銃 (core biopsy gun) を固定できる付属機構がある。

a) 装着部の精度：一定の加圧状態では，患者支持器と圧迫板の間における互いの変位は，±0.5mmおよび±0.5°以下とする。患者に関するそれらの変位は，±2mmおよび2°以下とする。

b) 穿刺針の位置決め精度：針先におけるX，YおよびZ方向の精度は，規定された定位の生検容積内で±1mmとする。

1.3 CTの安全 (JIS Z 4751-2-44 - 2004)

CTやMR装置の画像の質に関するJISはない。これは使用者が，画質とコストパフォーマンスのどちらかに重点を置くかによって決めるもので，また，診断に支障のきたすような装置は市場原理によって淘汰されるためJISは関与しない。JISでは画質測定用ファントムを準備するのみで，測定法も使用者側で決めるものである。したがって，JISの役目は安全規格を制定することである。以下の安全規格は主に製造業者が機器納入時に課せられる規格であるが，使用者側も受け入れ試験の前に契約仕様を把握しておく必要がある。

1.3.1 目 的

照射される電離放射線の質，量の点から，再現性，直線性，安定性，精度を規定し，安全のための危険性の制限を行う。高電圧の安全に関しては，性能の小さな差異にあまり影響がない観点で，適合性試験のレベルを規定している。

1.3.2 CT動作条件

対象となるのは，公称スライス厚，ピッチファクタ，ろ過，最高X線管電圧，X線管電流およびX線時間，管電流時間積を一例とするCT装置の操作を調整する選択可能なすべてのパラメータ。

線量プロファイルとは線に沿った位置の関数としての線量表示のことである。感度プロファイルは，スライス面に垂直な線に沿った位置の関数としてのCT装置の相対的応答をいう。線量プロファイルは感度プロフィルと同じ尺度に基づき提示する。Z方向における幾何学的効率は，感度プロファイルの半値幅を，線量プロファイルの半値幅に対する百分率で表すためである。もし，この効率が70％以下のスライスではZ方向において実際の幾何学的効率を操作卓上へ表示しなければならない。スライス面とは，回転軸（z軸）に直交する幾何学的面のことをさす。

1.3.3 CT線量指数 (CTDI)

スライス面に対する垂直線上の線量プロファイルの－50mmから＋50mmまでの範囲の積分値を，

単一スキャンで生成されるスライスの数Nと公称スライス厚Tとの積で，除したもの。

$$CTDI_{100} = \int D(z)dz / N \times T$$

　D(z)はスライス面に対して垂直な線に沿った線量プロファイル。線量は空気カーマとして測定される。Nは放射線源の1回転において生成されたスライスの数。

(1) $CTDI_{100}$ はFDAで定義された－7T～＋7Tの範囲を積分した伝統的なCTDIより，より適切な線量値として導入している。
(2) 線量はポリメチルメタクレート（PMMA）に対する吸収線量値との混乱を回避するため，上記のように要求されている。

1.3.4　被ばくの観点からのCTピッチ係数

　X線管1回転あたりの水平方向への患者天板の移動量Δdを公称スライス厚Tで除した値がCTピッチ係数であり，これはマルチスライスにも同様に適応される。なお，被ばくの観点からDd/Tでなく，Δd/NxTが最終的に採択された。

　1回転で2またはそれ以上のスライスを収集する装置については，隣接するスキャン間のスキャン増分をNTとし，螺旋スキャンについては，1回あたりの水平移動が，公称スライス厚と同じとしている。

1.3.5　線量測定結果の記載

(1) 周辺値（表面から10mm内側）で$CTDI_{100}$が最大になる位置にファントムの位置を調整する。
(2) CT作動条件は製造業者の推奨されている代表条件でなければならない。
(3) 中心$CTDI_{100}$の値を1として周辺値を正規化した値とする。
(4) Tの作動状態が3つ以上選択可能な場合は，少なくとも，最小，中間，最大の数値を表示しなければならない。
(5) 上記に従って与えられた数値からの偏差値は最大偏差値の値を超えてはならない。
(6) ある周辺CTDIの最大値で正規化した値。
(7) これらの値を確認するためのファントムの直径は頭部用で160mm，体幹部用で320mmで，長さは少なくとも140mmのPMMAとする。使用しない孔は同材料の円柱で埋める。
(8) 重み付け$CTDI_{100}$（$CTDI_w$）は次の式により求め，検査の種類や部位ごとに操作卓に上に表示しなければならない。

$$CTDI = 1/3 CTDI_{100}(中心値) + 2/3 CTDI_{100}(周辺値)$$

　もし，公称スライス厚が1回転あたりのテーブル送りの増分に等しくない場合は，補正された$CTDI_w$を表示しなければならない。補正の内容は，スキャン領域の平均化を意味しており，ピッチ1が$CTDI_{100}$に対応，ピッチ0.5のスキャン時の$CTDI_w$は$CTDI_{100}$の2倍となる。

1.3.6 ガントリおよび患者支持器（天板）および緊急停止機構
(1) チルト動作は緊急停止装置が作動する場合，0.5度以内で停止なければならない。
(2) 患者支持天板は10mm以内で停止しなければならない。
(3) 電動駆動操作は操作者が継続して慎重にしなければならない。緊急停止装置は天板，ガントリ近くに設ける。
(4) 遮断時間は0.5秒を超えてはならない。
(5) X線照射開始を防ぐことが可能な外部インターロックの接続手段を設けなければならない。インターベンション診断ではやむを得ない場合にのみに使用する。

公称電力：高電圧装置が管電圧120kVで4秒間発生しうる最大電力をキロワット（kW）で示す。もしこれが選択できない場合は，120kVに最も近い電圧で4秒以上の付加時間を選ぶ。CT装置は，X線装置の公称最高電圧より高電圧が加えられるよう設計しなければならない。

1.3.7 総ろ過
120kVにおける最小許容第一半価層は3.8mmAl以下であってはならない。管電圧が3段切り替え可能な場合は3点の値に適応したフィルタとする（例：100kV時3.0mmAl，140kV時4.6mmAl）。

1.3.8 過度のX線に対する対策
(1) タイマが故障の場合，何らかの手段によってX線源装置の設定値の110％か，もしくは1回の回転数のいずれか短い時間内に全スキャンを停止しなければならない。
(2) データ収集に影響ある装置の故障が生じた場合，放射線源への通電を自動的に1秒以内に停止しなければならない。
(3) 0.5秒を過ぎた一連の複数スキャン中のいかなる時点においても，操作者がX線を終結できるような適当な手段を設けなければならない。
(4) 中断前に得られたデータは，画像の再構成に利用できることが望ましい。

1.3.9 連続漏れ電流および患者測定電流（上記以外の項目）
(1) CT高電圧装置は，クラス1機器または内部電源装置として分類する。接地電流の許容値は，電源（商用）または集中接続点にそれぞれ接続されるCT装置の各々の単位機器ごとに適用する。
(2) 他の単位機器または関連機器を保護接地線に接続する場合，この集中接続点と外部保護系との間の接地漏れ電流は各々の機器に対する許容値を超えてもよい。機器間の等電位を重視する。
(3) 高電圧回路と低電圧回路との間に保護設地端子に接続した保護層または導電性のシールドを設ける。

1.3.10 電磁両立性（electromagnetic compatibility：EMC）
機器および/またはシステムが存在する環境で，許容できないような電磁妨害をいかなるものに対しても与えず，かつ，その電磁環境で満足に機能するための機器および/またはシステムの能力を備

表5 傾斜磁場システムの種類別の基電流値

傾斜磁場システムの種類	E (V/m) で表した rb	dB/dt (T/S) で表した rb
全身用傾斜磁場システム	2.2	20
特殊目的の傾斜磁場システム	2.2	使用しない

E (V/m) は誘導電場，rb は T/S

える（JIS T 0601-1-2）（JIS C 60050-161）。

1.4 磁気共鳴画像診断装置 (JIS Z 4951 - 1999および2004)

MR装置の安全規約は装置の操作モードごとに異なるが，2004改訂版では，特に傾斜磁場による心臓または末梢神経への刺激（PNS）が強調されている。現段階では，多くの成書には旧規約が掲載されていると想定し，過去のJIS（1999）の記述に，2004で変更された数値をボールド字体で記し，さらに，改訂された制限値表を附表として加えた（表5）。JISでは改訂後の規約が優先するので，詳細は新規JIS（2008年版）を参照されたい。

1.4.1 機器の操作モードと使用者への注意の喚起

1）通常操作モード

すべての操作パラメータが上限値以内，通常の監視だけで安全確保の操作モード。このモードのみ使用するMR装置には特別な指示は不要。JIS Z（4951-2004）では静磁場の制御として，2T以下の静磁場の値で構成される。

2）第一次水準管理操作モード

一部の操作パラメータが患者にはなはだしい生理学的ストレスを起こす可能性のある値に達するMR装置の操作モード。通常操作モードの上限値を超えるdB/dtまたはSAR値で動作することが可能なMR装置は，次の要求事項を満足しなければならない。これらの要求事項への適合性は，試験によって確認しなければならない。

(1) 撮像を開始する前に，最大dB/dtにより決まる操作モードと撮像時に実際使用するSAR値の予測値を，操作コントロール上に表示する。

(2) この操作モードに入る場合は，操作コンソール上にわかりやすく表示して，操作者の注意を喚起しなければならない。

3）第二次水準管理操作モード

一部の操作モードが著しい生理学的ストレスを起こす可能性のある値に達するMR装置の操作。国家規制に従って承認された人体に関する調査研究のプロトコールのもとでのみ許可。要求事項についてはJIS Z 4951参照。

1.4.2 高dB/dt値に対する保護

dB/dtは磁場の時間変化率のことで，磁束密度の時間的変化率（T/s）で表される。

サーチコイル（X, Y, Z方向の傾斜磁場変化の測定小コイル）の使用法を以下に示す。
(1) 3000μsの場合dB/dt＜20T/s：台形傾斜磁場。
(2) τ＜45μsのときdB/dt＜60000T/s：正弦波傾斜磁場。

取扱説明書には，特に，末梢神経と心臓に与える可能性のある影響の注意勧告をしなければならない，またdB/dtが通常操作モードを超えたときに，MR装置は相当する操作モードを表示することを説明すると記されている。

1.4.3 比吸収率（SAR）の上限値

SAR（比吸収率）は物体に吸収される単位質量あたりの高周波電力（W/kg）のこと。

1) 全身SAR値（任意の6分間における平均）
   (1) 通常操作モード 2W/kg以下。
   (2) 第一次操作モード 4W/kg以下。
   (3) 第二次操作モード 4W/kgを超えてもよい。

2) 頭部SAR値（頭部全体の6分間おける平均値）。次の2種類に限定する。
   (1) 通常操作モード 3.2W/kg以下。
   (2) 第二次操作モード 3W/kgを超えてもよい。

3) 局所組織のSAR値

次の2種類に限定する。

a) 通常操作モード：頭部または体躯の場合は任意の6分間において平均した組織のどの10gについても，局所組織SAR値は10W/kg以下。四肢の場合は20W/kg以下。
b) 第二次操作モード：局所組織SARは通常操作モードの上限を超えてもよい。
c) 取り扱い説明書：SAR値が患者に与える影響を説明しなければならない。特に体温上昇に敏感な患者（例えば，熱病および心不全などで発汗能力が危うくなっている患者，妊婦など）（表6）。

1.4.4 その他の取扱説明書

原文の勧告文は，強制を意味する"ねばならない"で終わる。
(1) 緊急医療処置：磁場の存在を考慮して患者に適用する緊急処置の手順を定め，かつ実行できるようにしておく。
(2) 磁場の影響から速やかに患者を解放する（必要な場合には，減磁装置を使用する）手段を確立しておくことを勧告事項に含む。
(3) 緊急減磁装置：取り扱い説明書には，いつ，どのように緊急減磁装置を操作すべきかについて，状況の例をあげて説明する。磁石の減衰特性には，磁石中心の磁場強度が20mTに低下するまでの時間を示す。
(4) 振動および雑音：99dBを超える場合は，聴力保護が必要であることを記載する。
(5) MR検査前の患者事前チェック，患者の医療管理，および緊急医療処置。

表6 SAR上限値

平均化時間	6min					
	全身SAR	身体部分SAR	頭部SAR		局所SAR	
身体領域→	全身	照射を受ける身体部分	頭部	頭部	体幹部	四肢
操作モード↓	(W/kg)	(W/kg)	(W/kg)	(W/kg)	(W/kg)	(W/kg)
通 常	2	2〜10 a)	3.2	10 b)	10	20
第一次水準管理	4	4〜10 a)	3.2	10 b)	10	20
第二次水準管理	>4	>(4〜10) a)	>3.2	>10 b)	>10	>20
短期SAR	任意の10s間にわたるSAR上限値が既定値の3倍を超えてはならない。					

注a) 上限値は "照射を受ける**患者**部分体重／**患者**の体重" に比例して動的に変動する。
　　― 通常操作モード：
　　・ 身体部分SAR = 10W/kg − (8Wkg × 照射を受ける**患者**部分体重／**患者**の体重)
　　― 第一次水準管理操作モード：
　　・ 身体部分SAR = 10W/kg − (6Wkg × 照射を受ける**患者**部分体重／**患者**の体重)
　b) 小さな局所RF送信コイルの領域内に眼か（窩）を配置する場合は，温度上昇が常に1℃に制限されるように注意しなければならない。

1.4.5 使用者側への注意

使用者は，漏洩磁場強度が0.5mT以上の領域を立ち入り制限区域としてMR装置周辺に明記する。

1.4.6 電磁両立性（個別規格）

(1) 電磁両立性については，立ち入り制限区域をMRシステムの一部とみなす。
(2) 特別なインターフェイスの要求事項は，MR装置の製造業者が指定してもよい。

1.5 放射線の安全 (JIS Z 4701)

1.5.1 線質

1) X線装置の総ろ過値と半値層（JIS Z 4701）
　表7に，各種X線装置の総ろ過値と半値層を示す。
2) 負荷状態における漏れX線（1m・1hあたりの積算線量）
a) 口内法（定格125KV以下）：X線焦点から1mの距離で0.25mGy/h（28.8mR）以下。
b) 上記以外のX線装置：X線焦点から1mの距離で1.0mGy/h以下。
c) コンデンサ式X線装置：充電状態で照射時以外のとき，X線装置の接触可能表面から5cmの距離で20μGy/h以下。

1.5.2 透視用X線装置 (JIS Z 4701, JIS Z 4702)

毎分あたり患者入射線量は，通常透視で50mGy/min以下，高線量率透視制御で125mGy/min以下となっている。

表7　X線装置の総ろ過値と半値層

	管電圧（kV）	総ろ過（mmAl）	第1半値層（mmAl）
口内法撮影X線装置	（定格70kV以下）	1.5以上	
乳房用X線装置	（定格50kV以下）	0.5以上または0.03mm Mo当量以上	0.3以上
上記以外のX線装置	50	2.5mmAl当量以上	1.5以上
	100		2.7以上
	150		4.1以上

　余剰X線については，受容器透過後の余剰X線は（蛍光板，I.I.などの）接触可能表面から10cmの距離で150μGy/h以下。受像機辺縁の余剰X線は，透視時最大視野を3cm超える部分を透過した場合，接触可能表面から10cmの距離で150μGy/h以下。間接装置の余剰X線は，接触可能表面から10cmの距離で1曝射につき1.0μGy以下。連続して10minの透視を行ったときは自動的に10minで停止すること。

2. 保　　全

2.1　品質維持の評価および日常試験方法　(JIS Z 4752-1 - 2001)

　品質保証計画（QA）は品質管理（QC）の適正性および有効性に関する継続的評価を含む。有効性を維持するために両者は，見直しおよび修正をすることが望ましい。引用規格のうちで発行年を付記してあるものは，記載の年の版だけが有効である。しかし，X線部分の機器の予防保全および修理の責任は使用者にある。したがって，以下の規格に示した試験方法は，機械的および電気的な安全事項は取り扱わない。また，診療上の事項には関与しない。品質管理の個別の試験方法は，個別規格による。用語の定義を以下に示す。

(1) 受け入れ試験（acceptance test）：契約仕様書を満たしているかどうかを管理するために，新しい機器が設置されるかまたは既存の機器に大幅な改造が行われた後に実施する試験。
(2) 現状試験（status test）：特定の時点における機器の性能を確認するために実施する試験。
(3) 不変性試験（constancy test）：①機器の基準が設定基準を満足することを確認する，②機器の構成要素の性能変化を早期に発見するために実施する一連の試験。
(4) 基礎値（baseline value）：性能パラメータの基準値で，①現状試験後の最初の不変性試験で得られたパラメータの値，②対応する個別規格に規定されている場合は現状試験直後の最初の一連の不変性試験で得られた値の平均値，のどちらかの値。
(5) 設定基準（established criteria）：品質保証計画において，試験機器の満足な状態で行った不変性試験の結果の許容される変動幅。

　表8にMR装置・CT装置用ファントムを用いた測定項目を示す。

2.2　CT装置の不変性試験　(JIS Z 4752-2-6 - 2001)

　共通注意事項では，次回の測定条件と一致するよう位置決め，撮像条件に工夫を要する。要望事

表8　MR装置およびX線CT装置用ファントムを用いた測定項目

MR装置試験項目	X線CT装置試験項目
1) SN比：画像信号と雑音の比 2) 均一性：関心領域内の画像強度変化の割合 3) スライス厚：スライスプロファイルの半値幅 4) 空間分解能：画像上で測定用のスリット幅を識別できる能力 5) 幾何学的ひずみ：実寸法に対する画像上測定された寸法と実寸法と差の割合	1) CT値 2) ノイズ 3) コントラストスケール 4) スライス厚 5) 空間分解能 6) 高コントラスト分解能 7) 低コントラスト分解能 8) CT線量指数（CTDI） 9) 線量
模擬物質（ファントム）の特性	
純水はT1値が3000msと長いので、純水に常磁性イオンを含む物質を溶解させ、T1, T2値を短くして使用する。ただし双方を単独に調整できない。PVAゲルは（高含水ゴム）は含水量に応じてT1, T2値を調整でき、その値は生体組織にきわめて近い。 NEMA基準は下記の条件である。 T2>50ms。スピン密度＝H₂O±20％。 AAPM基準では 100ms<T1<1200ms。50ms<T2<400ms。 プロトン密度≒H₂O密度	骨の線吸収係数μは人体(水)の2倍でCT(水)をゼロとするとCT(骨)＝2000となり、空気の吸収係数はゼロとみなせるのでCT(空気)＝-1000となる。メタクリル樹脂（PMMA）は水に比べ密度がかなり高いので(1.19)管電圧が上がるとμが大きくなり水に比べCT値が上昇する。

項は「望ましい」と表現される。

2.2.1　CTDI

CTDIはスライス厚Tの-7倍から+7倍までの線量プロファイルの積算値を用いる。この場合、JIS安全と測定範囲が異なることに注意（筆者注）。

2.2.2　ノイズ・平均CT値・均一性

関心領域中の画素の（少なくとも100画素）の平均CT値、標準偏差。

a) 基礎値との偏差：
　(1) 平均値：中央部の値が±4HU以内。
　(2) 均一性：中央部の関心領域とそのほかの関心領域との平均CT値の差が、平均HUに対して、2HUを超える変化がないこと。
　(3) ノイズ：基礎値から±10％または0.2HUのどちらか大きいほうを超えていない。

b) 試験頻度：少なくとも月に1回（筆者注：線量が増加しているとノイズが減少し、また管電圧が上昇しているとCT値が減少する現象を生じるので[5]、上記パラメータの変動が著しいときは線量（mA），管電圧測定を現状試験として行うことを勧める[6]）。

c) 空間分解能：周期的パターンの変調を測定して評価する。
　(1) 棒と間隙を構成している物質の平均CT値の差は、最低100HU。
　(2) 典型的な空間周波数は、3サイクル/cmから10サイクル/cmの間で評価される。

(3) 棒と間隙の長さは，少なくとも周期的パターンの周期の5倍。
　(4) ファントムは，棒および間隙とそれぞれ同じ材料で作られた1cm以上の2つの参照領域を，パターンの近くに設けなければならない。
　(5) 周期的パターンが水平軸に対して45°の角度で，患者支持器の長手方向に対して直角になるように置く。
　(6) 適用する基準：変調は基礎値の±15以内。
　(7) 試験の頻度：少なくとも3か月に1回。
参考：MTF（%）= 222×変調（0.2変調がおよそ45％MTFに相当する）。

2.2.3 スライス厚

1枚以上のアルミ傾斜板を用い，そのイメージの幅を，傾斜板とスキャン面との交点で計り，その幅の半値幅で定義する。測定法は，JISの評価法と異なるので別途後述。

a) 基準値との偏差：
　(1) 2mmを超える場合　　　±10mm
　(2) 2mm以下の場合　　　　±50％
　(3) 試験頻度：少なくとも月に1回

b) 線量：
　(1) 放射線検出器は長さ10cm以上の挿入孔にぴったりはまること。
　(2) 放射線検出器は2mm幅の放射線照射野（スライス幅2mmに相当）を用いて測定したとき，有効容積部分の全長にわたって±3％を超える変動があってはならない。
　(3) 12時の位置，また最大線量の位置に放射線検出器を挿入する。
　(4) 中心位置についても測定する。
　(5) データの評価：2か所で測定したCTDIを記録する（測定範囲は＋7T〜－7Tでも可）。
　(6) 基準値との偏差：±20％以内でなければならない。
　(7) 試験の頻度：少なくとも半年に1回，加えて大きな保守作業の後にも行う。

c) 患者指示器（天板）の位置決め：
　(1) 位置精度は，位置決めとバックラッシュ（あそび）の双方を含む。
　(2) できれば，放射線照射を伴わないで，スキャンモードのステップ送りと，スキャンモード外の連続送りについて行う
　(3) 移動距離：長手方向にL（for）まで移動する。初期位置に戻しC（for）を測定し，距離の差（バックラッシュ）を比較する。
　(4) 反対方向にもL（back）をC（back）に相当する距離を求める。
　(5) スキャンモードでは8mm単位で，長手方向に合計30cmまで，コンピュータ操作で移動を繰り返す。
　　適用する基準：L(for)とL(back)は指示した規定距離からの差は±2mmを超えてはならない。
　　　C(for)とC(back)のバックラッシュも同じ基準。
　　試験の頻度：少なくとも毎月行う。

2.3 画像表示装置の不変性試験 (JIS Z 4752-2-5 - 2001)

2.3.1 適用範囲

デジタル画像グラフィ，DSA装置，医用X線CT装置，磁気共鳴画像診断装置，核医学診断装置。

測定する性能パラメータを以下に示す。

(1) グレースケールの再現性
(2) 画像の幾何学的ひずみ
(3) 空間解像度および低コントラスト解像度
(4) 画像の安定性および画像のアーチファクト
(5) カラー関連事項（色調）

2.3.2 試験画像

デジタルまたは電子的に発生した技術的テストパターンおよび代表的な臨床試験画像で構成するのが望ましい。この臨床試験画像は基準臨床画像と呼ばれる。技術的テストパターンは，画像表示装置の不変性を試験するための標準信号を発生する。テストパターンの画素数は，代表的な臨床画像の画素数と同じでなければならない。試験画像は，上記の項目を測定できるものでなくてはならない。

1) テストパターン

a) グレースケールテストパターン：試験画像はフルダイナミックレンジの画像入力信号をデジタルスケール上で，16段階から32段階の等間隔レベルとしたグレースケールによって規定される（図9）。しかし，等間隔レベルを11段階に減らしたグレースケールでも，最小ステップ+1/2と最大スケール-1/2ステップの2つのレベルを追加すれば使うことができる。グレースケールのそれぞれのセグメントの高さは，画像高の1/16以上でなければならない。この試験は，グレースケールの目視検査および試験画像の2個の正方形の輝度測定を行う。基礎値を確立するためには，少なくとも1週間は毎日，試験しなければならない。

b) 解像度テストパターン：縦と横の高さコントラストパターンは，5か所になければならない（図10）。パターンの変調度は，100％でなければならない。画像入力信号のデジタルスケールで測った最大値の50％レベルを中心とした変調度25％および6.25％の低コントラストパターンもまた，テストパターンの中心に置く。すべてのパターンは，例えば，1つの画素がON，1つの画素がOFFというように最高周波数を持っていなければならない（参考；最高周波数において，水平方向の白黒バーはリアルタイム表示でフリッカーを生じるかもしれない。これは表示モードをインターレース〈飛び越し操作〉で使用しているからであり，システム設計に固有のもので使用者にとっては問題にされるべきはない）。

c) 画像ひずみパターン：正方形の格子パターン（クロスハッチパターン）で評価する。格子パターンは全画面に11本から17本（奇数が望ましい）なければならない。横および縦の線は均一な背景に対してよく見えるように100％変調度で2画素の大きさがなければならない（図11）。背景

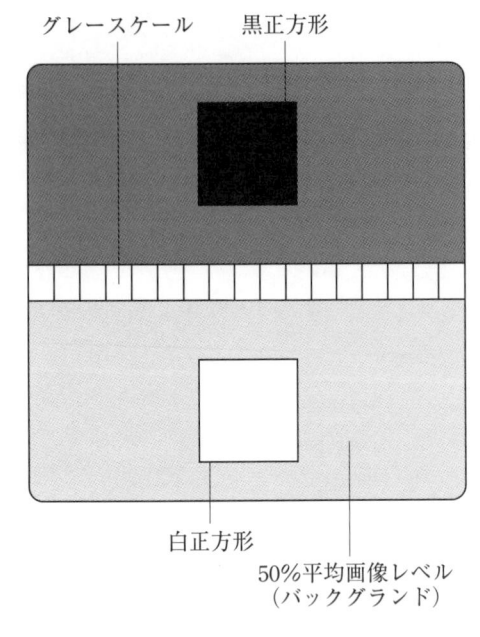

図9　グレースケールテストパターン

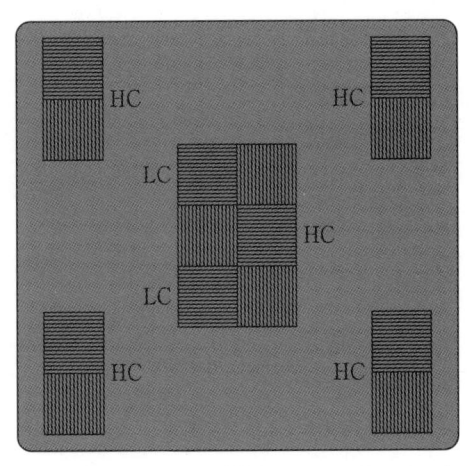

図10　解像度テストパターン

HC＝高コントラスト（備えなければならない）
変調深さ100％

LC＝低コントラスト（備えることが望ましい）
変調深さ25％

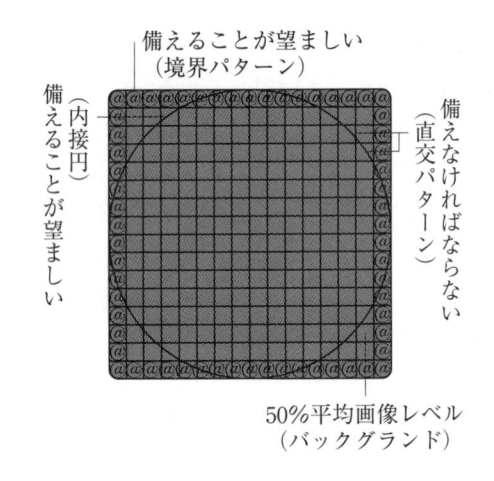

図11　幾何学的ひずみと線状構造テストパターン

　は均一なグレー画面とするため，画像入力信号がデジタルスケールで測った50％平均画像レベルでなければならない。境界パターンは，ひずみやフレーミングの判断を容易にするため，テストパターンの境界に設ける。同様にテストパターンの境界内側に，サークルを設ける。

画像パターンの意味は次のとおりである。
(1) 画像の境界の認識。
(2) 画像の位置変化および回転の確認。
(3) 画像がすべて表示され欠けがないことの確認。

格子パターンを目視検査し，画像最上端（線T），最下端（線B），最左端（線L），および最右端（線R）を確認する（図12）。

d) カラーテストパターン：テストパターンは，白信号強度の50％の背景上に，異なった3色，理想的には赤，青，緑を備えていなければならない（図13）。
(1) 適用される基準（試験頻度）
　　観察条件の一定性：表示輝度の偏差は，基礎値の25％以内でなければならない。
　　グレースケールの再現性：黒四角形の輝度の偏差は，基礎値の25％以内でなければならない（測定頻度：通常年4回）。
　　画像の幾何学的ひずみ：目視検査の結果は，最初の不変性試験の結果から明らかに逸脱してはならない。長さの偏差は，基礎値の±5％以内でなければならない（測定頻度：目視検査は毎日，測定は年4回）。
　　空間解像度および低コントラスト解像度：明らかに逸脱していない，特に低コントラストを確認（試験頻度：年4回）。
　　カラー関連事項：明らかに逸脱しない（試験頻度：毎日）。

2.4　フィルム・増感紙の密着および相対感度の不変性試験 (JIS Z 4752-2-2 − 2001)

直接X線撮影によって撮影フィルム上にX線パターンを記録するために用いられ，増感紙の取り付けられたX線用カセッテとフィルムチェンジャに適用する（乳房用や歯科用カセッテなどの特殊カセッテには適用しない）。

2.4.1　密着試験

カセッテおよびフィルムチェンジャの前に置いた試験器具のX線像の鮮鋭さと，黒化度の均一性を観察して評価する。

a) **試験器具**：一連の試験には同じタイプのフィルムを使用する。カセッテまたはフィルムチェンジャの受像面より十分大きく，金属製の直線ワイヤメッシュ（原子番号26以上の金属，例えば銅か亜鉛）を使用する。JIS Z 4905 5.3の試験板を使用してもよい。
b) **形状**：試験中に得られるX線像の光学濃度の測定を容易にするために，一辺が1cm角または1cmの穴の開いていることが望ましい。
c) **ワイヤの直径**：0.5mm程度，隣接したワイヤの中心間距離は直径が約6倍が望ましい。
d) **濃度計および他の器具**：反復測定精度が±0.02以内である濃度計で光学濃度を測定する。シャーカステンと現像機はJIS規格を満たしていること。

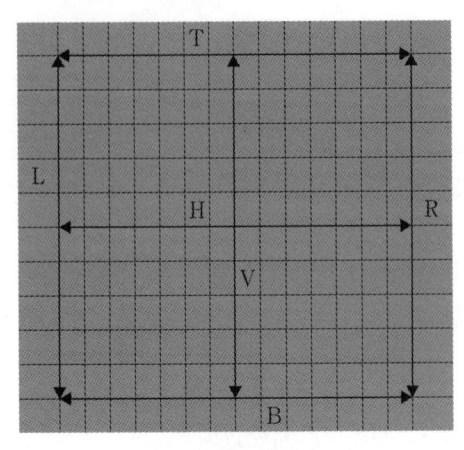

```
            L＝左端の境界高
            R＝右端の境界高
            T＝上端の境界幅
            B＝下端の境界幅
            V＝中央高
            H＝中央幅
```

図12　画像ひずみテストパターン　　　　図13　カラーテストパターン

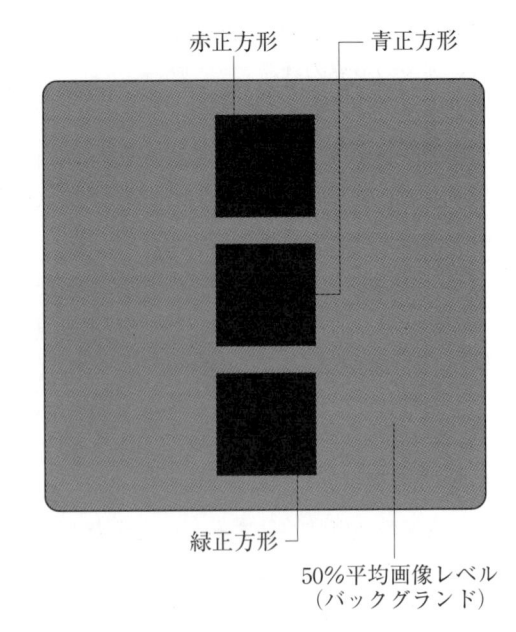

e) **試験手順**：試験の結果に影響を与える器具はすべて同一であること。
　(1) グリッドが試験結果に影響を及ぼす場合は，これを取り外す。
　(2) カセッテにフィルムを充填してから，少なくとも15分以上経過してから試験を行う。
　(3) フィルムチェンジャの場合は静的な状態で試験をする。
　(4) 増感紙の識別には不滅インクで標識する（注：製造業者に相談する）。
　(5) ワイアメッシュ開口部の光学濃度（ベース濃度を除いて）およそ2となるようにX線照射をする。
　(6) メッシュが鮮鋭に描出される幾何学的条件を選び，X線管電圧を70kV以下に選定する。
f) **評価**：シャーカステンから2～3m離れた場所から試験器具のX線像を見て，濃度むら，密着不良によるぼけ（注：離れて見るとぼけた部分が墨状に見える）を判定する。
g) **対策**：上記の欠陥が見られる場合は，増感紙・カセッテの交換か修理をする。
h) **試験の頻度**：次の時点で行うのが望ましい。
　(1) 初期に受け入れた時点。
　(2) 使用中少なくとも年1回。
　(3) 密着不十分が疑われるとき。

2.4.2　感度比較試験

　各グループ（3枚の試験用カセッテ）ごとに，1枚の基準の増感紙を使って同一乳剤番号のフィルムを撮影する。増感紙・カセッテは，同一の濃度ごとに，同一の感度のグループとして分類する。

a）判定の基準：同一のグループの濃度差で，0.2を超えてはならない。
  (1) 全使用カセッテの試験手順：フィルムを4つに切り，基準カセッテと3枚の試験カセッテのコーナーに入れる。フィルムのコーナー同士が四角を形成するように4枚のカセッテを並べ，同時曝射をする。
  (2) 焦点カセッテ間距離は1m以上でカセッテ群の中央を照準，画像濃度は0.8～1.5となる負荷条件。管電圧は消化管検査に用いる場合は90kV，四肢に用いる場合は55kV。
  (3) 同時現像で，同じ場所の濃度を測定し基準カセッテは同一場所においてすべてのカセッテを検査する。
b）対策：同一公称感度グループの複数のカセッテが，上記の基準を超えた濃度差を示したならば，それらを同じ相対感度のグループに分類編成する。グループの相対感度が許容値外の場合，それらを外すことが望ましい。
c）試験の頻度：上記（1），（2）の頻度は同じで，（3）では，相対感度の変化が疑われるとき。

参考文献

1) JISハンドブック放射線（能）．日本規格協会．2004．
2) JISハンドブック放射線機器の安全．日本規格協会．2004．
3) ME技術講習会テキスト編集委員会・編．MEの知識と安全管理．改訂第4版．南江堂．2002．
4) Per Ask, ke Oberg・編．医用安全工学．福本一朗・訳．金芳堂．1990．
5) 佐藤伸雄・編．画像診断機器工学Q＆A．改訂版．医療科学社．2001．
6) 佐藤伸雄・編．放射線診療における品質管理．稲田哲雄・監．医療科学社．1997．
7) 日本放射線技術学会．放射線医療技術学叢書（18）MR撮像技術．日本放射線技術学会．2000．

和文索引

【あ】

アーク走査 …………………………245
アイソトロピックボクセル …………142
アクティブシールド …………………219
アクティブシールド傾斜磁場コイル ……227
アクティブマトリクス型TFT液晶
　ディスプレイ ……………………105
アクリライト ………………………114
圧電素子 ……………………………242
圧迫板 ………………………………113
安全基準 ……………………………279
アンダーテーブルX線管形 …………121
イオンタイマ ………………………83
位相エンコード方向 ………………227
位相コントラストマンモグラフィ ……117
一体形X線装置 ………………………52
一般撮影装置 ………………………109
一般撮影用カセッテ ………………123
イメージングプレート ……………166
医用X線管装置 ………………………36
医用接地方式 ………………………274
陰極 …………………………………6, 8
インバータ式X線高電圧装置 ………42, 66
インバータ式装置 …………………109
ウインドウ幅 ………………………144
ウインドウレベル …………………144
ウィンドミルアーチファクト ………160
受入試験 ……………………………120
運動グリッド ………………114, 128, 129
永久磁石 ……………………213, 216
永久磁石方式 ………………………221

映像分配器 …………………………100
液晶ディスプレイ …………………105
エネルギーサブトラクション ………256
エネルギーサブトラクション処理 ……172
エネルギー蓄積形インバータ式X線
　高電圧装置 ………………………42
遠距離音場 …………………………237
オーバーシュート …………………179
オーバーテーブルX線管形 …………121
オープンタイプ ……………………221
オフセットセクタ走査 ……………244
折り返し現象 ………………………249
音響インピーダンス ………………236
音響レンズ …………………………243
温度制限領域 ………………………15

【か】

カーブドMPR ………………………146
カーボンカセッテ …………………123
解像力法 ……………………………21
階調処理 ……………………172, 176
回転陽極X線管 ………………………2, 6
ガスX線管 ……………………………2
カセッテ ……………………………123
カセッテ後面検出方式 ……………88
カセッテ前面検出方式 ……………88
仮想内視鏡 …………………………149
カッピング現象 ……………………160
可変視野形 …………………………98
カラードプラ法 ……………………248
患者支持器 …………………………282
患者等価回路 ………………………276

患者漏れ電流	276
間接変換方式	118
管装置熱容量	31
管装置冷却率	31
管電圧	41, 43
管電圧指数	41
管電圧図表	56
管電圧前示機構	56, 57
管電圧調整器	56
管電圧特性	85, 87
管電圧リプル百分率	46, 60, 62
管電流	41, 43
管電流時間積	44
管電流選定器	56
管電流調整器	56
管電流特性	14, 17, 56
感度	169
ガントリ	213
ガンマ変換	207
輝尽発光	166
基礎絶縁	274
共振形インバータ	72
共振形インバータ式X線高電圧装置	72
鏡面現象	253
曲フード形	95
距離分解能	245
均一性	159
緊急停止機構	282
近距離音場	237
空間電荷制限領域	15
空間電荷電流	16
空間分解能	158
クライオスタット	218
クラスⅠ機器	275
グリッド除去処理	172, 198
グリッド比	130
グリッド密度	130
クルックス管	2
グレースケール	238
クロスグリッド	130
蛍光量	41
傾斜磁場コイル	214, 225, 228
傾斜磁場電源制御部	214
限時装置	57
検出器	154
現状試験	120
格子制御形X線管	77
格子制御形（三極）X線管	9
高周波送受信系制御部	214
公称最高管電圧	43
公称最大エネルギー	46
公称最大管電流	44
公称最大管電流時間積	44
公称最大電力	45, 60, 62
公称最短撮影時間	44, 89
公称陽極入力	27, 28, 30
高線量率透視	46
高電圧切換器	49
高電圧ケーブル	49
高電圧発生装置	42, 46
高電圧変圧器	47
光電子増倍管	116
光電子放出形撮像管	101
光伝導形撮像管	101
後面増感紙	125
コーンビームアーチファクト	160
骨塩量	257
骨塩量測定装置	255
骨粗鬆症	259
骨密度均一性	264
骨密度測定装置	255
骨密度直線性	264
骨密度の体厚非依存性	264
固定視野形	98

固定陽極X線管	5	実効スライス厚	144
固有ろ過	38	実効線量	160
混合負荷	26, 32	実焦点	13
コンデンサー式X線装置	3	実焦点面積	26, 28
コンデンサ式X線高電圧装置	43, 77	自動感度調整機構	168, 169
コントラスト依存非線形関数変換	179	自由誘導減衰信号	225
コントラスト改善度	132	自動露出機構	110, 115
コントラストスケール	156	自動露出制御装置	82
コントラスト比	99	磁場ロック	221
コントラスト分解能	158	遮光性	124
コンボリューションバックプロジェクション法	139	集束距離	130
		集束グリッド	130

【さ】

		周波数	236
サーフェイスコイル	230	周波数処理	172, 176
サーフェスレンダリング法	148	主磁石	213
最高速度	249	受信コイル	214
採光野	88	主変圧器	47
最小値投影	146	使用距離限界	130
最大X線管装置熱容量	32	照射口	111
最大骨量	259	照射野限定器	110, 113
最大単発負荷定格	30	照射野認識	170
最大値投影法	146	照射野ミラー	113
最大陽極熱容量	8, 26, 31	焦点外X線	18
サイドローブ	253	常電導磁石	216, 219
撮影時間	41, 44	照明光	269
撮影台	135	診療画像機器学	1
雑音	158	スイープ速度	240
撮像シーケンス	213	垂直磁場方式	220
撮像視野	229	水平式撮影台	135
撮像パラメータ	213	水平磁場方式	220
サドル型コイル	229	スキャン方式	150
散乱X線除去用グリッド	128	スターパターンカメラ法	21
直フード形	95	ステレオ撮影	12
時間分解能	159	スピンエコー信号	225
自己整流X線装置	50	スライス厚	144
自己相関法	248	スライス感度プロフィール	144
実効焦点	6, 13, 28	スリットカメラ法	21

スロットスキャン方式 …………………210
静止グリッド ………………128, 129
セクタ走査 ……………………………244
セクタ電子スキャン …………………246
セファログラフィ ……………………118
全歯列撮影装置 ………………………118
選択度 …………………………………131
先点火方式 ……………………………118
前面増感紙 ……………………………125
増感紙 …………………………………124
走査ガントリ …………………………154
走査線 …………………………………239
送信コイル ……………………………214
総ろ過 ……………………………38, 282
ソレノイド型コイル …………221, 229
ソレノイド型受信コイル ……………221

【た】

ターゲット ………………………………5
ターゲット角度 ………………13, 20, 28
ダイナミックフォーカス ……………248
ダイナミックレンジ圧縮処理 …172, 176
タイマ制御方式 …………………………82
多重反射 ………………………………253
多段フォーカス ………………………248
多断面変換 ……………………142, 145
縦波 ……………………………………235
ダブルヘルムホルツ型 ………………219
短時間定格 ………………………………44
短時間特性 ………………………………85
短時間負荷 …………………………26, 31
断層撮影装置 …………………………110
単巻変圧器 ………………………………53
長時間定格 ………………………………44
長時間特性 ………………………………87
長時間負荷 …………………………26, 31
超電導磁石 ……………………213, 216
直接変換方式 …………………………118

直線グリッド …………………………129
直角度 …………………………………123
チルト機能 ……………………………154
チルト動作 ……………………………282
低周波ドロップ …………………………99
ディテクタピッチ ……………………156
定電圧形X線高電圧装置 ………………43
デジタルX線撮影装置 …………………91
デジタルトモシンセシス ……………111
デッドマン形制御 ……………133, 277
テトロード管 ……………………………62
電気的安全 ……………………………273
電撃 ……………………………………273
電源設備 …………………………………91
電源電圧調整器 …………………………55
電源電圧変動率 …………………………91
電磁石 …………………………………213
電子フォーカス ………………………246
同時再現性 ……………………………264
透視撮影装置 …………………………120
同時多層断層システム ………………110
同時点火方式 …………………………118
ドプラ法 ………………………240, 248
取扱説明書 ……………………………284

【な】

軟部組織撮影用X線管 …………………10
二次側制御方式 …………………………62
日差再現性 ……………………………264
入射X線ビームの減弱 ………………124
乳房撮影用カセッテ …………………123
乳房支持台 ……………………………114
乳房石灰化強調処理 …………172, 196
乳房用X線装置 ………………………111
熱陰極X線管 ……………………………2
ノイズ …………………………………158
ノイズ抑制処理 ………………172, 198

【は】

パーシャルボリューム効果 …………145
バードケイジコイル …………232, 233
ハイパスフィルタ …………………206
配列型振動子 ………………………243
薄膜トランジスタ …………………105
バック増感紙 ………………………125
発光スペクトル ……………………128
パナグラフィ ………………………118
パラメータ …………………………176
パルスドプラ法 ……………………248
パルス波 ……………………………238
ハレーション ………………………205
半値幅 ………………………………144
半導体検出器 ………………………116
バンドパスフィルタ ………………206
パントモグラフィ …………………118
ピークピクセル ……………………207
ヒートユニット ……………………31
ビームハードニング ………………160
ビームピッチ ………………………156
ヒール効果 ……………………20, 28
比吸収率 ……………………………284
ピクセル ……………………………140
ピクセルシフト ……………………207
被写体厚特性 ………………………85
ヒストグラム解析 …………………171
非線形変換処理 ……………………179
表面コイル …………………………230
品質管理 ……………………………286
品質保証計画 ………………………286
ピンホールカメラ法 ………………21
フィードバック制御 ………………109
フィラメント・管電流特性 ………12
フィラメント加熱回路 ……………72
負荷時間 ………………………26, 29
付加フィルタ ………………………112

付加ろ過 ……………………………38
ブッキーシステム …………………115
ブッキーブレンデ …………………128
部分体積効果 ………………………145
不変性試験 ……………………120, 286
フラットパネルディテクタ ………110
ブルーミング効果 …………………14
ブルーミング値 ……………………26
フレームレート ……………………248
プローブ ……………………………242
ブロックダイヤグラム ……………227
フロント増感紙 ……………………125
分割認識 ……………………………169
分光感度 ……………………………128
平行グリッド ………………………130
平行度 ………………………………124
平面骨密度 …………………………257
平面度 ………………………………123
ベーリンググレア指数 ……………99
ヘリカルスキャン …………………150
変圧器形インバータ式X線高電圧装置 …42
変圧器式X線高電圧装置 …………42
変圧器式高電圧発生装置 …………46
変動係数 ………………………44, 98
方位分解能 …………………………245
方形波インバータ ……………69, 72
方形波インバータ式X線高電圧装置 ……69
放射線技術学 ………………………1
補強絶縁 ……………………………274
ボクセル ……………………………140
ボケマスク処理の手法 ……………173
保護カバー …………………………277
保護接地線 …………………………273
保護接地抵抗 ………………………275
保持装置 ……………………………133
ポストプロセス処理 ………………205
ホトタイマ ……………………83, 87

ポリカーボネート …………………114
ボリュームレンダリング法 ……………148

【ま】

マルチ周波数処理 ……………172, 179
マルチプルコイル ……………………230
ミスレジストレーション ……………205
密着性 …………………………………124
ミラーカメラ間接撮影装置 ………95, 119
無散瞳眼底カメラ ……………………269
無侵襲 …………………………………235
モリブデンターゲット ………………11
漏れ電流 ……………………252, 275

【や】

陽極 ……………………………5, 6
陽極加熱曲線 …………………………32
陽極最大冷却率 ………………………31
陽極蓄積熱容量 ………………………26
陽極入力 ………………………………30
陽極熱容量 ……………………………31
陽極熱量 ………………………………31

陽極冷却曲線 …………………………31
陽極冷却率 ……………………………31

【ら】

ラジアル走査 …………………………245
リアルタイム …………………………239
リカーシブフィルタ処理 ……………205
立位式撮影台 …………………………136
立体撮影形X線管 ……………………12
リニア走査 ……………………………244
リニア電子スキャン …………………246
リマスク ………………………………207
量子検出効率 …………………………99
利用ビーム ……………………………36
臨界電流密度 …………………………218
レンズカメラ方式 ……………………95
連続波ドプラ法 ………………………248
レンダリング …………………………148
ローパスフィルタ ……………………206
露出倍数 ………………………………131

欧文索引

【数字】
2ピーク形X線高電圧装置 ……………42, 52
6ピーク形X線高電圧装置 ………43, 58, 60
12ピーク形X線高電圧装置 ……43, 58, 60
180度対向ビーム補間再構成法 …………152
360度補間再構成法 ……………………152

【A】
AEC ……………………………82, 110, 115
automatic exposure control ……110, 115

【B】
birdcage ……………………………………232
BMC ………………………………………257
BMD ………………………………………257
Bモード方式……………………………238, 246

【C】
$CaWO_4$ …………………………………127
CCD…………………………………………206
CCDカメラ ………………………………102
CFRPカセッテ ……………………………123
CR ……………………………………………4
crayostat …………………………………218
CRTディスプレイ …………………………104
CTDI …………………………………160, 280
CT値 ………………………………………142
CT動作条件 ………………………………280

【D】
DAS…………………………………………155
DEXA………………………………………255
DF ……………………………………96, 202
digital fluoloscopy ………………………96
DLP…………………………………………160

DQE…………………………………………99
DR …………………………………………202
DSA …………………………………4, 202
DXA ………………………………………255
Dモード方式………………………………248

【F】
FF …………………………………………103
FFT…………………………………………248
field of view ……………………142, 229
FIT …………………………………………103
FOV ………………………………142, 229
FPD ………………………………110, 202
frame interline transfer ………………103
frame transfer …………………………103
FT …………………………………………103
full frame ………………………………103
FWHM ……………………………………144

【G】
$Gd_2O_2S:Tb$ ……………………………127

【I】
I.I. …………………………………………97
I.I.-TVシステム …………………………96
I.I.間接撮影装置 …………………………96
interline transfer ………………………103
IP …………………………………………166
IT …………………………………………103

【K】
k空間 ………………………………………227

【L】
LFD…………………………………………99
low frequency drop ……………………99

L値 …………………………………… 169

【M】
MDCT …………………………………… 154
mechanical index ……………………… 252
Min IP …………………………………… 146
MIP ……………………………………… 146
MPR ………………………………… 142, 145
MRI …………………………………… 4, 213
multiplanar reconstruction …………… 142
Mモード表示 …………………………… 240
Mモード方式 …………………………… 248

【N】
NMR信号 ………………………………… 221

【P】
phased array coil ……………………… 230

【Q】
QA ………………………………………… 286
QC ………………………………………… 286
QDコイル ………………………………… 230

【S】
SAR ……………………………………… 284
slice sensitivity profile ……………… 144
SMPTE …………………………………… 159
SSP ……………………………………… 144
surfaceコイル …………………………… 230
S値 ……………………………………… 169
S値，L値の決定 ………………………… 169

【T】
thermal index ………………………… 252
thin film transister …………………… 105
Tスコア ………………………………… 263

【W】
window level ………………………… 144
window width ………………………… 144
WL ……………………………………… 144

【X】
X線CT …………………………………… 139
X線可動絞り …………………………… 36
X線管 …………………………………… 111
X線管v-i特性 …………………………… 14
X線管空間電荷補償回路 ……………… 56
X線管最大連続入力 …………………… 32
X線管装置 ……………………………… 42
X線管装置熱量 ………………………… 32
X線管装置冷却曲線 …………………… 32
X線管フィラメント加熱変圧器 ………… 48
X線管負荷 ……………………………… 26
X線管負荷条件 ………………………… 26
X線機械装置 …………………………… 133
X線検出器 ……………………………… 83
X線源装置 ………………………… 36, 42, 110
X線高電圧装置 ………………………… 42
X線骨密度測定装置用性能評価
　ファントム …………………………… 264
X線撮影台 ……………………………… 110
X線条件 ………………………………… 44
X線制御装置 ……………………… 42, 53
X線装置 ………………………………… 2
X線発生装置 …………………………… 42
X線放射強度分布 ……………………… 19

【Z】
Zスコア ………………………………… 263

診療画像技術学
Ⅰ　診療画像機器

価格はカバーに表示してあります

2009 年 11 月 10 日　第一版 第1刷 発行

編　者	五十嵐 均・福士 政広・森 浩一・西尾 誠二 ⓒ
発行人	古屋敷　信一
発行所	株式会社 医療科学社
	〒113-0033　東京都文京区本郷 3-11-9
	TEL 03 (3818) 9821　　FAX 03 (3818) 9371
	ホームページ　http://www.iryokagaku.co.jp
	郵便振替　00170-7-656570

ISBN978-4-86003-405-4　　　　　（乱丁・落丁はお取り替えいたします）

本書の複製権・翻訳権・上映権・譲渡権・公衆送信権（送信可能化権を含む）は（株）医療科学社が保有します。

JCOPY ＜(社)出版者著作権管理機構 委託出版物＞

本書の無断複写は著作権法上での例外を除き，禁じられています。複写される場合は，そのつど事前に (社) 出版者著作権管理機構（電話 03-3513-6969，FAX 03-3513-6979，e-mail: info@jcopy.or.jp）の許諾を受けてください。

医用放射化学

編著者：福士 政広・大久保 恭仁・加藤 真介

放射性医薬品を扱う診療放射線技師および薬剤師を目指す学生のために，放射能の意味，放射線の性質，その測定法・利用法または応用といった領域の「医用放射化学」の基本的知識の習得を目的に企画。各項目を見開きにて講義内容とその「ポイント整理」で構成し，図や表などでわかりやすく編集。「知識を広げる」欄でより高度な学習の助けになるようにも配慮した。診療放射線技師および薬剤師の国家試験における関連項目を網羅。

第1章 放射性壊変と放射能
第2章 放射線と物質との相互作用
第3章 放射線の測定原理
第4章 天然放射性核種と人工放射性核種
第5章 放射性核種の分離
第6章 放射線・放射性同位元素の応用
第7章 放射線の生体への影響
第8章 その他参考項目

● B5判 240頁 2色刷り　定価（本体 4,300 円＋税）　● ISBN 978-4-86003-394-1

放射線安全管理学

〈付録〉関係法規・測定機器・国試精選問題

著者：福士 政広・三枝 健二

放射線の管理技術について，各項目ごとにわかりやすくまとめた『放射線管理学』を1999年3月に刊行した後，改正放射線障害防止関係法令が2001年4月から施行されるに伴い，これをふまえ2002年6月に本書の前身である『放射線管理学入門』が改題刊行された。

またその後も放射線障害防止関係法令の一部が改正され，2005年6月より施行されたことに伴い，このたび構成を変更し大幅に加筆・修正を行い，加えて，新たに過去17年分の国試精選（修飾）問題を収載し，書名も国試科目に合わせて改題した。

第1章 序 論
第2章 放射線障害
第3章 ICRP勧告の推移とその概要
第4章 放射線源からの被曝
第5章 放射線源の安全取扱い
第6章 放射線管理の実際
第7章 関係法規の概要
付録1.「医療法施行規則の一部を改正する省令の施行等について」（要約）（平成18年）
付録2.「医療法施行規則の一部を改正する省令の施行について」の一部抜粋とその概要（平成13年）
付録3. 放射線管理用測定機器
付録4. 診療放射線技師国家試験　放射線安全管理学・精選（修飾）問題

● B5判 188頁　● 定価（本体 2,600 円＋税）　● ISBN 978-4-86003-380-4

医療科学社

〒113-0033　東京都文京区本郷 3丁目 11-9
TEL 03-3818-9821　FAX 03-3818-9371　郵便振替 00170-7-656570
ホームページ　http://www.iryokagaku.co.jp

本の内容はホームページでご覧いただけます
本書のお求めは　●もよりの書店にお申し込み下さい。
●弊社へ直接お申し込みの場合は、電話、FAX、ハガキ、ホームページの注文欄でお受けします（送料300円）。

放射線生物学

編著者：窪田 宜夫　著者：岩波 茂・大西 俊之・村上 優子・阿部 由直

　診療放射線技師として習得すべき放射線の生物影響を，分子レベル，細胞レベル，組織レベル，そして個体レベルで，できるだけ平易に記述した。また，今後ますます重要になってくる放射線治療について，その基礎をなす腫瘍放射線生物学の教科書としても対応できるよう本文の半分近くを充てている。

第1章　放射線の細胞に対する作用：物理的過程／化学的過程／生化学的過程／生物学的過程／細胞死／細胞の生存率曲線／細胞の放射線感受性／突然変異　**第2章　放射線の人体への影響**：組織・臓器への影響／大線量全身被ばくによる死／確定的影響と確率的影響／放射線発がん／放射線の遺伝的影響／妊婦の被ばくと胎児への影響　**第3章　放射線の生物学的効果と放射線治療**：正常組織と腫瘍の放射線感受性／生物学的効果の修飾／分割照射と4R／分割照射／線質（LET）と生物学的効果／中性子捕捉療法／温熱療法

● B5判 128頁　● 定価（本体 2,000 円＋税）　● ISBN 978-4-86003-384-2

改訂版 放射線基礎計測学

著者：三枝 健二・入船 寅二・福士 政広・齋藤 秀敏・中谷 儀一郎

　放射線計測では放射線を正確に測定することが重要で，放射線の性質・強度等により，それらに適した検出器，計測器の選択が必要となる。それら放射線計測に必要な検出原理，検出器の特性，計測方法など基礎的な知識にもとづいて，医療放射線に関わる計測方法を中心にわかりやすく解説。
　2001年4月の本書刊行以来，診療放射線技師国家試験出題基準の策定や出題内容も改善が計られてきたことから，これらの項目にできるだけ準拠した内容に加筆・修正した最新版。

第1章　放射線計測の基礎／第2章　放射線計測の理論／第3章　放射線検出器の種類・構造および特性／第4章　測定値の取扱い／第5章　放射線の測定技術／第6章　放射線量（率）の測定／第7章　放射線治療時の線量（分布）測定／第8章　放射線防護関連機器による測定

● B5判 234頁　● 定価（本体 4,000 円＋税）　● ISBN 978-4-86003-383-5

基礎から学ぶ，医療技術者のための 放射線物理学

編著者：丸山 浩一　著者：喜多村 章一・鷲見 義雄・阿部 慎司・藤崎 達也・内田 勲

　本書の特色は，量を減らし学習しやすくし，将来医療において放射線を使う学生に誤解を与えない正確な記述を心がけた。「まる暗記」ではなく，「よく理解した」うえで記憶した知識は，医療にたずさわる者の基礎力として，必ず専門知識の獲得やその利用に役立つ。

第1章　放射線の基礎：放射線の定義と種類／放射線とは何か／電離放射線／電離放射線の発生源と種類／相対論　**第2章　原子物理**：電子の粒子性と波動性／原子のスペクトルと原子模型／水素原子のエネルギー準位／原子の構造　**第3章　原子核**：原子核の基本的性質／核の崩壊　**第4章　放射線と物質の相互作用**：X線および電子の発生／光子／電子線／重荷電粒子／中性子／種々の物理量　**第5章　医用物理**：X線CT／核医学検査技術／核磁気共鳴／超音波

● B5判 128頁　● 定価（本体 2,000 円＋税）　● ISBN 978-4-86003-351-5

医療科学社　〒113-0033　東京都文京区本郷3丁目11-9
TEL 03-3818-9821　FAX 03-3818-9371　郵便振替 00170-7-656570
ホームページ　http://www.iryokagaku.co.jp

本の内容はホームページでご覧いただけます
本書のお求めは　● もよりの書店にお申し込み下さい。
● 弊社へ直接お申し込みの場合は，電話，FAX，ハガキ，ホームページの注文欄でお受けします（送料300円）。